病態別薬剤選択早見表

①：第一選択候補薬（第二選択としてもよい）
②：第二選択以降候補薬　☆：特に推奨される
◇：条件つき（状況や製剤による，用量調整が必要など）
▲：慎重投与　×：禁忌または投与中止

病態・併存疾患・合併症	関連項目	経口薬 ビグアナイド薬 II章-1	チアゾリジン薬 II章-2	DPP-4阻害薬 II章-3	スルホニル尿素(SU)薬 II章-4
糖尿病の病態					
肥満，インスリン抵抗性	III章-1，IV章-1，IV章-2	①☆	②◇	②	②◇
高度肥満	III章-1，IV章-8	①	②▲	②	②▲
非肥満，インスリン分泌不全	III章-2，III章-12	①	②	①☆	②
年齢・年代					
妊娠糖尿病，糖尿病合併妊娠	III章-3，III章-11	×	×	×	×
小児糖尿病	III章-4	②◇	×	×	②◇
高齢者糖尿病	III章-5，IV章-5	②▲	②	①	②▲
合併症・併発症					
腎機能障害合併（糖尿病性腎症第2〜3期）	III章-6，IV章-3，IV章-6	②◇	②▲	①◇	②◇
腎機能障害合併（同第4期，腎不全期）	III章-6，IV章-3，IV章-6	×	②▲	②◇	×
腎機能障害合併（同第5期，透析中）	III章-6，IV章-3，IV章-6	×	×	②◇	×
虚血性心疾患合併（急性期）	III章-7	×	×	×	×
虚血性心疾患合併（慢性期）	III章-7，IV章-2	②▲	②▲	①	②▲
心不全（慢性期）	III章-7，IV章-9	②▲	×	②▲	②▲
急性肝機能障害合併	III章-8	×	×	×	×
慢性肝機能障害合併（MASLD）	III章-8	①▲	②	②◇/▲	②▲
慢性肝機能障害合併（MASLD以外）	III章-8	②▲	②▲	②◇/▲	②▲
その他の病態や状況					
ステロイド治療中	III章-9	②◇	②◇	②◇	②◇
1型糖尿病のインスリンの併用薬	III章-10	×	×	×	×
1型糖尿病のインスリン注射	III章-11				
2型糖尿病のインスリンの併用薬	III章-12	①	②	①	②▲
薬剤費軽減希望	III章-13	①	①	②	①
周術期・絶食検査時	III章-14，IV章-7	×	×	×	×
シックデイ	III章-15	×	▲/×	①▲	▲/×
初発の糖尿病	III章-1，III章-2，IV章-1，IV章-2	①	②	①	②
治療中断，多発合併症	IV章-3，IV章-6	②◇	②◇	①◇	②◇
シフトワーカー・アドヒアランス不良	IV章-4	②◇	①◇	①◇	②◇
災害時	III章-COLUMN	▲	▲	①☆	▲

表中の記号の記載の例：
　①☆：第一選択候補薬として特に推奨される
　②▲/×：第二選択以降の候補薬として慎重投与，もしくは，禁忌または投与中止
　▲/×：慎重投与，もしくは，禁忌または投与中止
　など．

本表の記載はあくまで一般的な目安であり，その条件の患者すべてに当てはまるものではない．処方に際しては患者ごとに個別の判断が必要である．

	経口薬							注射薬			
	速効型インスリン分泌促進薬（グリニド薬）	SGLT2阻害薬	グリミン薬	α-グルコシダーゼ阻害薬	GLP-1受容体作動薬（経口）	配合薬（経口）	GLP-1受容体作動薬（注射）	GIP/GLP-1受容体作動薬	インスリン	配合薬（注射）
	Ⅱ章-4	Ⅱ章-5	Ⅱ章-6	Ⅱ章-7	Ⅱ章-8	Ⅱ章-9	Ⅱ章-10	Ⅱ章-10	Ⅱ章-11	Ⅱ章-9
	②	①☆	①	②	①☆	②◇	①☆	②	②	②◇
	②	①	②	②	①☆	②◇	①☆	①	②	②◇
	②	②◇	①	②	②▲	②◇	②◇	②▲	①☆	②
	×	×	×	×	×	×	×	×	①◇	×
	×	×	×	×	×	×	×	×	①	×
	②	②▲	②	②	②	②◇	②◇	②▲	②◇	②▲
	②	①☆	②	②	①◇	②◇	①☆	②	②◇	②
	②◇	②◇/▲	②	②	②▲	②◇/▲	②◇	②	①◇	②
	②◇	×	②	②	②	×	②◇	②	①◇	◇/×
	×	×	×	×	×	×	×	×	①☆	×
	②▲	①☆	②▲	②	①☆	②▲	①☆	②	②▲	▲
	②◇	①☆	②▲	②	①	▲	①	②	②	▲
	×	×	×	×	×	×	×	×	①☆	×
	②▲	①☆	②▲	②	②	②▲	②	②	②▲	②▲
	②◇	②▲	②▲	②	②	②	②	②	①	②
	①	②◇	②◇	②◇	②◇	②◇	②◇	②◇	①☆	②◇
	×	①◇	×	①◇	×	×	×	×	①☆	×
									①☆	
	①	①	①	②	①☆	②	①☆	②		
	②	②	②	②	②	①	②	②	②◇	②
	×	×	×	×	×	×	×	×	①☆	×
	▲/×	×	②▲/×	▲/×	▲/×	◇/×	▲/×	×	①▲	×
	②	①	①	②	②	②	①◇	②	①◇	②
	②◇	①◇	②◇	②◇	②◇	②◇	②◇	②◇	①◇	②◇
	②◇	②◇	②◇	②◇	②◇	①◇	①◇	②◇	②◇	②◇
	▲	▲	▲	▲	①◇	▲	①◇	×	①◇	×

（薄井 勲）

著者，編集者，監修者ならびに弊社は，本書に掲載する医薬品情報等の内容が，最新かつ正確な情報であるよう最善の努力を払い編集をしております．また，掲載の医薬品情報等は本書出版時点の情報等に基づいております．読者の方には，実際の診療や薬剤の使用にあたり，常に最新の添付文書等を確認され，細心の注意を払われることをお願い申し上げます．

徹底解説!

糖尿病治療薬
選び方・使い方

第2版

患者に応じた処方のポイント

編集

麻生好正
獨協医科大学主任教授

薄井 勲
獨協医科大学教授

執筆者一覧

● 編集

麻生好正	獨協医科大学内科学（内分泌代謝）	主任教授
薄井　勲	獨協医科大学内科学（内分泌代謝）	教授

● 執筆 （執筆順）

薄井　勲	獨協医科大学内科学（内分泌代謝）	教授
麻生好正	獨協医科大学内科学（内分泌代謝）	主任教授
原　健二	獨協医科大学埼玉医療センター糖尿病内分泌・血液内科	准教授
登丸琢也	獨協医科大学内科学（内分泌代謝）	講師
城島輝雄	獨協医科大学内科学（内分泌代謝）	准教授
黒田久元	グリーンクリニック　院長／獨協医科大学	臨床教授（地域医療）
櫻井慎太郎	獨協医科大学内科学（内分泌代謝）	講師
橋本貢士	獨協医科大学埼玉医療センター糖尿病内分泌・血液内科	主任教授
竹林晃三	獨協医科大学埼玉医療センター糖尿病内分泌・血液内科	准教授
飯嶋寿江	獨協医科大学内科学（内分泌代謝）	講師
小山さとみ	獨協医科大学埼玉医療センター小児科	准教授
犬飼敏彦	西部総合病院　院長／獨協医科大学	前主任教授
中谷祐己	獨協医科大学日光医療センター糖尿病・内分泌内科	准教授
土屋天文	獨協医科大学埼玉医療センター糖尿病内分泌・血液内科	准教授
加藤嘉奈子	獨協医科大学内科学（内分泌代謝）	
相良匡昭	獨協医科大学内科学（内分泌代謝）	
松村美穂子	上都賀総合病院糖尿病センター	センター長
平尾菜々子	獨協医科大学内科学（内分泌代謝）	
齋藤昌大	獨協医科大学内科学（内分泌代謝）	
豊田　茂	獨協医科大学内科学（心臓・血管）	主任教授

序　文

　本書「徹底解説！ 糖尿病治療薬 選び方・使い方」は，2021年2月に初版を上梓させていただきました．初版では「各糖尿病治療薬の特徴を徹底的に解説し，個別化治療の完成を目指す」ことをコンセプトに，「選択するべき最適な薬物に最短距離でたどり着ける本」をつくりたいと考えました．そのために，薬物選択の際に考慮するべき様々な条件を既存の成書やガイドラインより多くあげ，各条件において選ぶべき薬物について根拠を示して分かりやすく解説したつもりです．様々な条件を典型的に持つ症例も多数提示し，処方に至る過程を実感できるように工夫しました．さらに，各条件において選択するべき薬物が一目で分かるような早見表を付録として添えました．本書の持つこのような特徴が，糖尿病診療に携わる多くの方にご評価いただいたことは大変ありがたく，この場を借りて感謝申し上げます．

　初版の上梓以降も，糖尿病の薬物治療には重要な変化や進歩がありました．まずは，GIP/GLP-1受容体作動薬や経口GLP-1受容体作動薬，グリミン系薬などの新薬が発売されたことで，薬物選択の幅がさらに広がりました．また，インスリンポンプ（持続皮下インスリン注入（CSII））や持続グルコース測定（CGM）の機能や利用法の改良が進み，最近インスリンのweekly製剤の使用が可能になったことなど，インスリン療法も大きな変化の時期を迎えたと言えます．さらには，これら新製品の発売やランダム化比較試験（RCT）による新たなエビデンスの発表などを受けて糖尿病治療薬に関する国内外のガイドラインが改訂され，なかでもSGLT2阻害薬とGLP-1受容体作動薬の位置付けが格段に高いものになりました．

　これら糖尿病の薬物治療に関する環境の変化を反映させるべく，このたび本書の改訂を行いました．第2版では，新薬や販売中止になった薬物などの情報を刷新したことに加え，国内外の新しいガイドラインの考え方にも矛盾しないように，本文全体の見直しを行いました．特に「IV章 症例から考える薬物療法」は，すべての症例を新たに書き直しました．また，災害時の糖尿病治療や糖尿病に合併する心不全など最近のトピックについても，新たに追記しました．さらには，早見表をさらに見やすく整理し，V章 付録から巻頭に移動させることで，「様々な状況において選択するべき最適な薬物に最短距離でたどり着ける」という初版からの本書の特徴をより実感しやすくなったと思います．

　本書が糖尿病診療に関わるひとりでも多くの方の手に届き，糖尿病患者さん一人ひとりの特徴にあった「個別化治療の完成」に貢献できることを願っております．

　最後に，第2版の企画から完成まで大変なご尽力をいただいた，文光堂の藤木仁真子氏，佐藤真二氏に深く感謝申し上げます．

2025年1月

麻生好正，薄井　勲

第1版 序文

　近年，新規糖尿病治療薬の発売が続いている．これら新薬の多くは，血糖降下作用に加え，心腎疾患に好ましい影響を与える，体重を増やさない，低血糖のリスクが少ない，など優れた特徴を持つ．良好な血糖コントロールを目指すうえで，優れたツールを使い分けることができるようになったのは大変良いことなのだが，一方で，薬物の選択方法は複雑かつ難しくなった．さて，たくさんの糖尿病治療薬の中からどのように最適な1剤を選んだら良いのか？
　わが国のガイドラインにはこれまで，患者ごとの病態を評価して，①インスリン分泌と②インスリン抵抗性を指標に糖尿病治療薬を選択するべき，と記載されていた．また，欧米のガイドラインでは，①動脈硬化性心血管疾患と心不全，慢性腎臓病のリスクまたは合併の有無，②低血糖のリスク，③体重増加の最小化，④コスト，などを基準に薬物を選択するべきと記載されている．
　一方実臨床では，患者ごとの多彩な情報すなわち，年齢や性，糖尿病の型や病態，罹病期間（2型糖尿病も進行性），多彩な糖尿病の合併症や併存症の有無，疾患や治療に対する思い，経済的状況を含む家庭環境など多くの情報をもとに，患者ごとに最適と思われる薬物を選択している．ガイドラインに記載されている数個の指標だけで糖尿病治療薬が選択されているわけではない．
　本書を作成するにあたりまず考えたのは，ガイドラインに記載されている一般的な原則と，臨床医の経験則をつなぐ役割をする材料を提供したい，ということであった．そのためには，薬物選択に用いる具体的な条件を多く挙げて，それぞれの条件における薬物選択の考え方や根拠を個別に提示するのが良いだろうと考えた．目の前の患者が複数の条件や特徴を持つ場合（例えば，高齢で腎機能障害を持つ，など），それぞれの項（高齢者糖尿病の項と，腎機能障害合併糖尿病の項）を読むことによって，一般的な原則と経験則を踏まえた薬物選択に最短距離でたどり着く．そのような本にしたいと考え，編集を行った．治療の個別化において，最適な第一選択薬が何か，そして第二選択薬，第三選択薬として何を追加すべきかを分かりやすく説明している．
　また本書では，様々な条件を持つ典型例も提示し，処方に至る過程をより実感できるような工夫もした．さらに，不完全ながら，様々な条件において選択するべき薬物が一目で分かるような早見表も付録として添えた．
　糖尿病診療では今後さらに，「個別化」や「オーダーメード診療」が重要なキーワードとなるはずである．上記のような特徴を持つ本書が，患者ごとに「個別化」された「オーダーメードの薬物選択」の助けになることを願ってやまない．
　最後に，本書の企画から完成まで大変なご尽力をいただいた，文光堂の佐藤真二氏に深く感謝申し上げます．

2021年1月

麻生好正，薄井　勲

contents

病態別薬剤選択早見表 …………………………………………………………………………… ii

I章 糖尿病薬物療法の基本 …………………………………………… 1

1. 糖尿病の病態 ……………………………………………………………… 2
2. 糖尿病の診断，分類，検査 ……………………………………………… 9
3. 糖尿病の治療戦略 ……………………………………………………… 18

   COLUMN Standards of Care in Diabetes ……………………… 36

II章 各種糖尿病治療薬の基本知識 ……………………………… 37

1. ビグアナイド薬 ………………………………………………………… 38
2. チアゾリジン薬 ………………………………………………………… 43
3. DPP-4阻害薬 …………………………………………………………… 47
4. スルホニル尿素（SU）薬，速効型インスリン分泌促進薬（グリニド薬） …………………………… 54
5. SGLT2阻害薬 …………………………………………………………… 61
6. イメグリミン塩酸塩 …………………………………………………… 68
7. α-グルコシダーゼ阻害薬 ……………………………………………… 73
8. 経口GLP-1受容体作動薬（経口セマグルチド） …………………… 78
9. 配合薬，配合注射薬 …………………………………………………… 83
10. GLP-1受容体作動薬およびGIP/GLP-1受容体作動薬（注射製剤） …… 87

    COLUMN GLP-1/グルカゴン受容体デュアルアゴニスト，GIP/GLP-1/グルカゴン受容体トリプルアゴニスト ……… 94

11. インスリン ……………………………………………………………… 96

    COLUMN インスリン イコデク ………………………………… 103

III章 病態・状況別の薬物療法 ……………………………………… 105

1. 肥満，インスリン抵抗性を伴う2型糖尿病 ………………………… 106
2. やせ，インスリン分泌不全を伴う2型糖尿病 ……………………… 112

- 3 妊娠糖尿病，糖尿病合併妊娠 119
- 4 小児糖尿病 —2型糖尿病を中心に 128
- 5 高齢者糖尿病 134
- 6 CKD・腎機能障害合併糖尿病 142
- 7 心疾患合併糖尿病 151
- 8 肝機能障害合併糖尿病 156
- 9 ステロイド治療中の糖尿病 162
- 10 1型糖尿病への経口糖尿病治療薬の選択 167
- 11 1型糖尿病へのインスリン治療 173
- 12 2型糖尿病へのインスリン治療 —経口糖尿病治療薬とインスリン注射との併用— 178
- 13 薬剤費や錠数を軽減したい場合 184
- 14 周術期・絶食検査時の薬剤中止と再開 189
- 15 シックデイ時の薬剤調整 196
  - COLUMN 災害時の糖尿病治療薬の考え方 203

IV章 症例から考える薬物療法 205

- 1 健診で初めて糖尿病を指摘された症例 206
- 2 初診時より微量アルブミン尿を認めた症例 209
- 3 長年放置された糖尿病症例 212
- 4 シフトワーカー 服薬アドヒアランス不良の症例 216
- 5 高齢者でサルコペニアと認知症を合併した症例 220
- 6 糖尿病性腎症を合併する症例 223
- 7 周術期に経口薬中断，インスリン管理，経口薬再開した症例 226
- 8 高度肥満の合併症例 231
- 9 心不全の合併症例 235

V章 付録 239

糖尿病治療薬一覧表 240

索引 250

I章 糖尿病薬物療法の基本

I 糖尿病薬物療法の基本

1 糖尿病の病態

ポイント
- 2型糖尿病の主な病態は，インスリン分泌不全とインスリン抵抗性で説明されてきた．
- 膵β細胞，膵α細胞，骨格筋，肝臓，脂肪細胞，腸管，尿細管，脳の機能不全が，2型糖尿病の病態を形成する．
- 糖尿病治療薬は，これらの8つの臓器（細胞）の機能不全を改善または補足することで，血糖値を低下させる．

Keyword
インスリン抵抗性，インスリン分泌不全，膵β細胞，膵α細胞，骨格筋，肝臓，脂肪細胞，腸管，尿細管，脳

A 糖尿病の病態形成に関わる臓器

- 2型糖尿病の主な病態は，インスリンの供給不足と感受性の低下（インスリン抵抗性）である．そのため，糖尿病の病態はインスリンの供給に関わる膵臓と，インスリンの標的臓器である筋肉および肝臓による糖代謝制御の異常で，長らく説明されてきた．
- 近年，これらの古典的な3つの臓器に加え，さらに多くの臓器（細胞）の機能異常が，糖尿病（主に2型糖尿病）の病態形成に重要な働きをしていることが明らかになった（図Ⅰ-1-1）．それらを標的とした糖尿病治療薬が既に使用されており，糖代謝制御における個々の臓器（細胞）の役割を理解することは，糖尿病診療においてきわめて重要である（図Ⅰ-1-2）．

B 各臓器（細胞）の機能不全と糖尿病

1 膵β細胞の機能不全と糖尿病

【正常機能】
- 膵β細胞は，インスリンの合成と分泌を行う．インスリン分泌に至る経路には，惹起経路と増幅経路がある（図Ⅰ-1-3）．
- グルコースやスルホニル尿素（sulfonylurea：SU）薬は，惹起経路の活性化を介してインスリン分泌を促進する．惹起経路の活性化は，それ単独でインスリン分泌を促す．一方，インクレチン（グルカゴン様ペプチド-1（glucagon-like peptide-1：GLP-1），グルコース依存性インスリン分泌刺激ポリペプチド（glucose-dependent insulinotropic polypeptide：GIP））やGLP-1受容体作動薬は，増幅経路の活性化を介してインスリン分泌を促進させる．増幅経路の活性化だけでインスリンを分泌させることはできず，惹

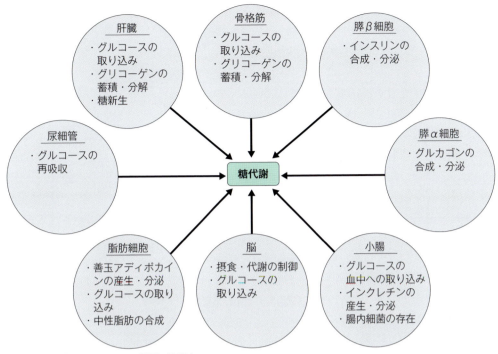

図Ⅰ-1-1 ● 糖代謝に関わる8つの臓器（細胞）

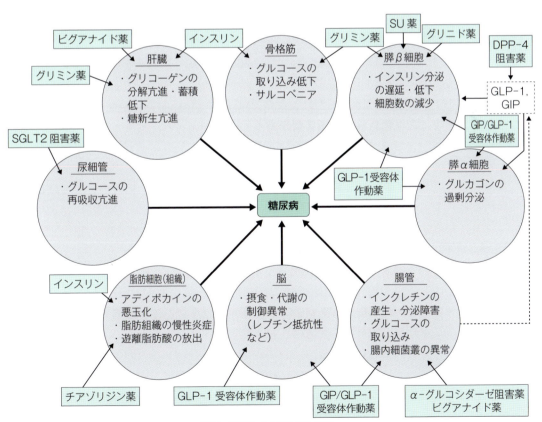

図Ⅰ-1-2 ● 糖尿病の病態に関わる8つの臓器（細胞）と糖尿病治療薬

1 糖尿病の病態　3

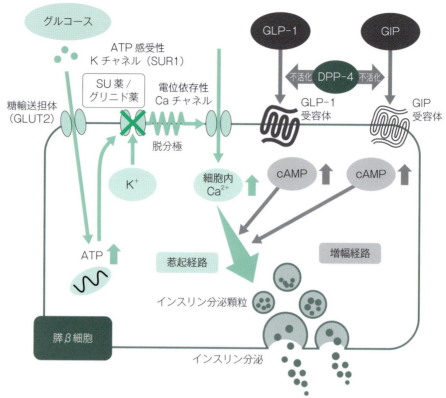

図Ⅰ-1-3 ● 膵β細胞内のシグナル伝達
インスリン分泌は、膵β細胞内にグルコースが流入しエネルギー（ATP）に変換され、ATP感受性Kチャネル（SUR1）が閉鎖し、細胞内Ca^{2+}濃度が上昇することによって惹起される（図中の➡、惹起経路と呼ぶ）。この作用は血中グルコース濃度依存性である。GLP-1、GIPはDPP-4によって分解され不活化されるが、一部は膵β細胞にある受容体に結合し細胞内cAMP濃度を上昇させ、インスリン分泌を増強する（図中の➡、増幅経路と呼ぶ）。

起経路が同時に活性化されている必要がある．

【機能不全】
- 正常耐糖能の者では、肥満などでインスリン抵抗性になっても膵β細胞が量的・機能的にそれを代償し、インスリンの産生・分泌が保たれる．しかし、糖尿病患者では遺伝的要因などによって初期にはこの代償反応が不十分であり、その後膵β細胞数も減少する．インスリンの分泌不全はインスリン作用の低下をもたらし、血糖値上昇の原因となる．

【糖尿病治療薬との関連】
- 膵β細胞からのインスリン分泌を促進する薬剤には、SU薬、速効型インスリン分泌促進薬（グリニド薬）、DPP-4（dipeptidyl peptidase-4）阻害薬とGLP-1受容体作動薬、およびそれを含むいわゆるインクレチン関連薬、それを含む注射製剤、グリミン薬がある．インスリンの不足量を補う薬剤はインスリン注射製剤である．

2　膵α細胞の機能不全と糖尿病

【正常機能】
- 膵α細胞は、グルカゴンの合成と分泌を行う．グルカゴンは肝臓での糖新生とグリコーゲン分解を促すことで、強力に血糖上昇作用を発揮するホルモンである．低血糖時にはグルカゴンの分泌を促進して血糖値を上昇させ、脳をはじめとする全身の臓器にグル

コースをエネルギー源として供給する．逆に食後には，血糖値の上昇や膵β細胞から分泌されるインスリン等に反応して，グルカゴン分泌は抑制される．

【機能不全】
- 糖尿病患者では，血糖値に応じた膵α細胞の反応性が障害されている．すなわち，高血糖時には膵β細胞からのインスリンの分泌不全などの機序によりグルカゴンの分泌抑制が不十分となり，血糖上昇に関与する．逆に，血糖値の低下に応じた適切なグルカゴン分泌が得られず，低血糖の遷延や重症化の原因となりうる．

【糖尿病治療薬との関連】
- 膵α細胞からのグルカゴンの過剰分泌を抑制する薬剤は，DPP-4阻害薬とGLP-1受容体作動薬，およびそれを含むいわゆるインクレチン関連薬である．
- また，グルカゴンは脂肪分解作用や食欲抑制作用をもつため，抗肥満作用を期待した創薬の標的としても注目されている．

3 骨格筋の機能不全と糖尿病

【正常機能】
- 骨格筋は，インスリン依存性にグルコースを細胞内に取り込み，血糖値を低下させる．骨格筋細胞のインスリンシグナルが活性化されると，インスリン依存性糖輸送担体である 4型糖輸送担体（glucose transporter type 4：GLUT4）が細胞表面に移動し，グルコースを取り込む．
- インスリン作用とは独立して，運動やアディポネクチンはAMPキナーゼの活性化を介してGLUT4を細胞表面に移動させ，グルコースの取り込みを促進する．
- 取り込まれたグルコースは，骨格筋細胞のエネルギー源として利用されるほか，グリコーゲンとして蓄積される．

【機能不全】
- 2型糖尿病では，インスリン分泌不全あるいはインスリン抵抗性により骨格筋のインスリンシグナルが抑制される．筋細胞へのグルコースの取り込みが低下して高血糖となる．
- 糖尿病ではインスリンによるタンパクの合成と分解抑制作用がともに低下する．筋肉量が減少すると筋細胞へのグルコースの取り込みが減少し，血糖値は上昇する．このように，糖尿病とサルコペニアは悪循環を形成する．

【糖尿病治療薬との関連】
- インスリン製剤とインスリン分泌促進薬であるSU薬，グリニド薬，DPP-4阻害薬，GLP-1受容体作動薬，GIP/GLP-1受容体作動薬は主にインスリン量の増加によって，インスリン分泌非促進薬であるビグアナイド薬とチアゾリジン薬は主にインスリン抵抗性の改善によって，グリミン薬は両方の機序を介して，骨格筋へのグルコースの取り込みを改善する．
- ビグアナイド薬は，骨格筋のAMPキナーゼの活性化によって，グルコース取り込みを直接的に促進する作用もある．

4 肝臓の機能不全と糖尿病

【正常機能】
- 肝臓は食事由来のグルコースを細胞内に取り込み，食後の血糖値の急激な上昇を抑制す

る．一方，空腹時にはグルコースを放出し，血糖値の維持（低血糖の抑制）に寄与する．肝臓からグルコースが放出されることを「肝糖産生」と呼ぶが，これは「グリコーゲン分解」と，糖質以外の栄養素からグルコースを産生する「糖新生」の和からなる．

【機能不全】

- インスリンは，グリコーゲン分解と糖新生のいずれも抑制する．グリコーゲン分解は門脈内の低濃度のインスリンでも抑制できるため，正常者と糖尿病患者の間でほとんど差がない．一方，糖新生の抑制には比較的高濃度のインスリンが必要である．そのため，糖尿病のようなインスリンの作用不全状態では糖新生の抑制不全が生じ，主に空腹時血糖が上昇する．
- また，糖尿病ではインスリンの作用不全により骨格筋からアミノ酸が，脂肪細胞からグリセロールが肝臓に過剰に供給される．これらが基質となり，さらに糖新生が亢進する．
- 一方，肝硬変などの肝臓の機能不全がある場合には，蓄積するグリコーゲンの量が減少し，空腹時の肝糖産生量が減少する．そのため，肝不全を伴う糖尿病では，食後の高血糖と比べて空腹時血糖が低いことが特徴である．

【糖尿病治療薬との関連】

- 肝臓の糖新生の抑制には，SU薬やグリニド薬，インクレチン関連薬など，インスリン分泌促進系の薬剤が有効である．これらは，膵臓からのインスリン分泌を促進することで門脈内のインスリン濃度を上昇させ，肝臓におけるインスリン作用を強く誘導する．これが，皮下から吸収され，まず大循環での濃度が上昇するインスリン注射とは異なる特徴である．
- 肝臓内のインスリン濃度を上昇させずに糖代謝を改善する薬剤には，ビグアナイド薬，チアゾリジン薬，ナトリウム-グルコース共輸送体2（sodium-dependent glucose transporter 2：SGLT2）阻害薬などがある．ビグアナイド薬は，肝細胞のAMPキナーゼの活性化など複数の機序を介して肝糖産生を抑制する．一方，チアゾリジン薬はアディポカインの善玉化や抗炎症作用，脂肪肝の改善などによって，SGLT2阻害薬は糖毒性の解除や脂肪肝の改善などによって，二次的に肝臓のインスリン作用を改善することが期待できる．

5　脂肪細胞の機能不全と糖尿病

【正常機能】

- 脂肪細胞は，インスリン依存性にGLUT4を細胞表面に移動させ，グルコースを取り込む．しかし，その量は一般に脳や骨格筋と比べて多くない（脳への取り込みはGLUT1を介する）．取り込まれたグルコースは中性脂肪（トリグリセリド）として蓄積される．
- 脂肪細胞由来の生理活性物質は，アディポカインと呼ばれる．若年者や非肥満者の脂肪細胞は小型であり，善玉アディポカインであるアディポネクチンを多く産生・分泌し，全身の糖代謝に好影響を及ぼす．

【機能不全】

- 脂肪細胞におけるインスリン作用が低下すると，脂肪分解が進み，遊離脂肪酸が放出される．遊離脂肪酸は肝臓でケトン体合成の材料となる．ケトーシスやケトアシドーシスの予防や治療には，脂肪細胞におけるインスリン作用が維持されている必要がある．
- 肥満や加齢に伴い脂肪細胞は大型化する．大型脂肪細胞ではアディポネクチンの産生が

低下する一方で，遊離脂肪酸や炎症性サイトカインおよびレプチンの放出が亢進する．
遊離脂肪酸や炎症性サイトカインは，インスリンシグナルを抑制し，全身のインスリン抵抗性を惹起する．一方，レプチンは食欲を抑制するなど，肥満・インスリン抵抗性の面からは善玉アディポカインとして働く．しかし，肥満状態ではレプチンの作用臓器（主に視床下部の摂食を制御するニューロン）で期待されるレプチン作用が得られず，いわゆるレプチン抵抗性となる．

【糖尿病治療薬との関連】
- 脂肪細胞機能を改善するには，脂肪細胞を小型化させる必要がある．チアゾリジン薬は，前駆脂肪細胞の核内受容体であるペルオキシソーム増殖因子活性化受容体（peroxisome proliferator-activated receptor：PPAR)-γに直接結合し，脂肪細胞の分化を促進する．その結果，小型脂肪細胞の数が増え，悪玉アディポカインが減少し，善玉アディポカインが増加することで，インスリン抵抗性が改善する．
- SGLT2阻害薬やGLP-1受容体作動薬，GIP/GLP-1受容体作動薬が体重を減少させる際にも，脂肪細胞が小型化し，アディポカインが部分的に善玉化する可能性がある．

6 腸管の機能不全と糖尿病

【正常機能】
- 小腸上部のK細胞からはGIPが，小腸下部のL細胞からはGLP-1が分泌される．これら小腸上皮由来の生理活性物質は，インクレチンと総称される．GLP-1は，膵β細胞からのインスリン分泌促進と膵α細胞からのグルカゴン分泌抑制によって血糖を低下させる．また，食欲抑制や上部消化管の蠕動抑制などによって体重を減少させる．一方，GIPは低血糖時にはグルカゴンの分泌を，高血糖時にはインスリンの分泌を促進する．
- 小腸は，糖輸送担体であるSGLT1やGLUT1/2を介してグルコースを吸収する．
- 腸管に存在する腸内細菌の働きも，全身の糖代謝制御に寄与する．

【機能不全】
- 2型糖尿病ではインクレチン作用が低下しており，これが食後血糖上昇の原因の一つとなる．
- 肥満や2型糖尿病で腸内細菌叢の異常がみられるとき，これも全身の代謝異常の病態形成に関与する．

【糖尿病治療薬との関連】
- α-グルコシダーゼ阻害薬は，二糖類の分解を抑制することで，腸管からのグルコースの吸収を緩やかにする．
- DPP-4阻害薬は内因性のGLP-1とGIPの分解を抑制し，それらの血中濃度を上昇させる．また，GLP-1受容体作動薬として投与された外因性GLP-1アナログは，GLP-1受容体を直接活性化することによって不足したGLP-1作用を補う．GIP/GLP-1受容体作動薬は，GIPとGLP-1の両方の受容体を活性化する．GLP-1は上部消化管の蠕動を抑制し，食欲低下に寄与する．
- α-グルコシダーゼ阻害薬は小腸下部の糖質を相対的に増やすことで，ビグアナイド薬は胆汁酸を増やすなどの機序によって，GIPに対するGLP-1の割合を増やすという，弱いインクレチン作用をもつ可能性がある．また，一部のSGLT2阻害薬はSGLT1に対する弱い抑制作用を併せ持つことで，小腸のグルコースの吸収を部分的に抑制する．

- ビグアナイド薬は，腸管からのグルコースの吸収を抑制する，腸管内にグルコースを排泄する，腸内細菌叢を改善するなどの報告がある．

7　尿細管の機能不全と糖尿病

【正常機能】
- 糸球体では，1日約180 gのグルコースが原尿中に濾過される．原尿中のグルコースは，近位尿細管上部（S1，S2セグメント）に発現するSGLT2が約90 %を，近位尿細管下部（S3セグメント）に発現するSGLT1が残りの約10 %を血中に再吸収する．そのため，正常者では尿中にグルコースはほとんど排泄されない．

【機能不全】
- 糖尿病患者では糸球体で濾過されるグルコースの量が多くなる．そのため，SGLT2とSGLT1が処理できる再吸収の閾値を超え，尿糖陽性となる．また，糖尿病患者の尿細管上皮ではSGLT2の発現が上昇しているとの報告もあり，再吸収の増加が血糖上昇に関与している可能性がある．

【糖尿病治療薬との関連】
- SGLT2阻害薬は尿細管のSGLT2活性を100 %阻害する．その結果，正常者では1日あたり約50 g（約200 kcal），糖尿病患者では約80〜100 g（約320〜400 kcal）のグルコースが尿中に排泄される．そのため血糖値の改善に加え，体重減少効果など多面的な効果が期待できる．

8　脳の機能不全と糖尿病

【正常機能】
- 脳は，インスリン非依存性にグルコースを最も多く利用する臓器である．
- 一方，脳は求心性の自律神経または液性因子などによって全身の代謝情報を感知し，摂食行動を制御する．また同時に，遠心性の自律神経などを介して末梢組織の代謝を制御する．例えば，視床下部弓状核のレプチン受容体は，レプチンによって活性化されると食欲を抑制し，末梢組織の代謝を活性化する．しかし，現時点で中枢神経系を介する代謝制御の全容が明らかになったわけではない．

【機能不全】
- 肥満状態では，血液中のレプチン濃度は上昇するが，中枢神経系におけるレプチンシグナルは減弱している．これを「レプチン抵抗性」と呼ぶ．

【糖尿病治療薬との関連】
- GLP-1受容体作動薬は，脳のGLP-1受容体の活性化を介して食欲を抑制する．GIP/GLP-1受容体作動薬では，GIP作用が加わることによってGLP-1作用単独よりもさらに強力に食欲を抑制する．
- また，ビグアナイド薬は腸管において迷走神経求心路を活性化させ，肝臓に至る迷走神経遠心路の活性化によって肝糖産生を抑制するとの報告がある．

（薄井　勲）

Ⅰ 糖尿病薬物療法の基本

2 糖尿病の診断，分類，検査

ポイント

- 糖尿病は，高血糖が慢性に持続していることを証明することで診断する．
- 糖尿病はその成因から，1型糖尿病，2型糖尿病，その他の特定の機序・疾患によるもの，妊娠糖尿病（GDM）に分類される．
- 糖尿病の治療方針の決定には，その成因と病態（インスリン抵抗性とインスリン分泌）を正確に把握することが重要である．

Keyword

1型糖尿病，2型糖尿病，その他の特定の機序・疾患によるもの，妊娠糖尿病（GDM），75g経口ブドウ糖負荷試験（75g OGTT），Cペプチドインデックス（CPI），HOMA-β，HOMA-IR

A 糖尿病の診断

- 糖尿病は，「インスリンの作用不足による慢性の高血糖状態を主徴とする代謝疾患群」である．そのため，糖尿病の診断には，慢性の高血糖状態にあることを証明する必要がある．図Ⅰ-2-1に，糖尿病の診断手順を示す．初回検査日以降の別の日に行った検査で血糖値が「糖尿病型」である，ヘモグロビンA1c（hemoglobin A1c：HbA1c）≧6.5％，糖尿病網膜症が存在する，糖尿病の典型的な症状（口渇，多飲，多尿，体重減少）がある，はいずれも慢性の高血糖が存在することを意味する（図Ⅰ-2-1）．
- 「糖尿病型」の診断のためには，必要に応じて75g経口ブドウ糖負荷試験（75g oral glucose tolerance test：75g OGTT）が行われる（図Ⅰ-2-2）[1]．

B 糖尿病の成因分類

- 日本糖尿病学会は，糖尿病をその成因から1型糖尿病，2型糖尿病，その他の特定の機序・疾患によるもの，妊娠糖尿病の4つの型に分類している（表Ⅰ-2-1）．
- 治療法（特に薬物療法）の選択には，個々の症例の糖尿病がどの成因によるものかを正確に判断する必要がある．糖尿病成因分類のために，どのような情報や検査が必要であるのかを以下に記す．

1 ● 1型糖尿病の診断のために必要な情報（表Ⅰ-2-1, 2）

- 1型糖尿病は，膵β細胞の破壊により生じる．成因として，自己免疫的機序（膵島関連自己抗体）が証明できる1A型と，証明できない1B型がある．発症様式から，急性発症1型糖尿病（典型的には高血糖症状出現後3ヵ月以内の経過でケトーシスやケトアシ

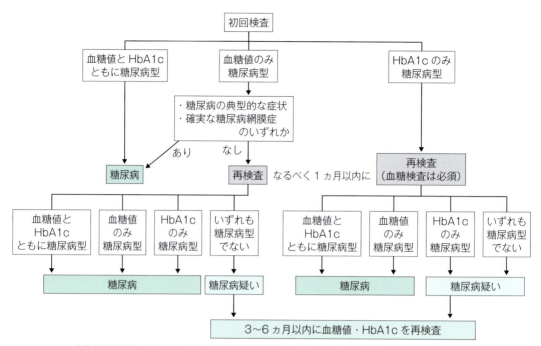

空腹時血糖値≧126 mg/dL，OGTT 2 時間値≧200 mg/dL，随時血糖≧200 mg/dL，HbA1c≧6.5%（NGSP）のいずれかが確認された場合，「糖尿病型」と判断する．

図Ⅰ-2-1 ● 糖尿病臨床診断のフローチャート
OGTT：75 g 経口ブドウ糖負荷試験，NGSP：National Glycohemoglobin Standardization Program.
(日本糖尿病学会 編・著：糖尿病治療ガイド 2024, 文光堂, p.16, 2024 より改変)

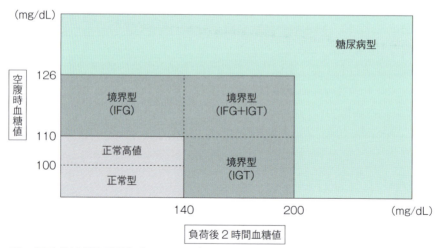

図Ⅰ-2-2 ● 75 g 経口ブドウ糖負荷試験（75 g OGTT）による判定区分
早朝空腹時血糖値 110 mg/dL 未満および 75 g OGTT で 2 時間値 140 mg/dL 未満の場合は「正常型」と判断する．このうち早朝空腹時血糖値が 100 mg/dL 以上のものを「正常高値」とする．早朝空腹時血糖値が 126 mg/dL 以上または負荷後 2 時間血糖値が 200 mg/dL 以上の場合は「糖尿病型」とし，「糖尿病型」「正常型」いずれにも入らない場合は「境界型」と判断する．
IFG：空腹時血糖異常，IGT：耐糖能異常.

(日本糖尿病学会 編・著：糖尿病治療ガイド 2024, 文光堂, p.18, 2024 より改変)

表Ⅰ-2-1 ● 糖尿病と糖代謝異常の成因分類

Ⅰ. 1型　膵β細胞の破壊，通常は絶対的インスリン欠乏に至る
　　A. 自己免疫性
　　B. 特発性

Ⅱ. 2型　インスリン分泌低下を主体とするものと，インスリン抵抗性が主体で，それにインスリンの相対的不足を伴うものなどがある

Ⅲ. その他の特定の機序，疾患によるもの
　　A. 遺伝因子として遺伝子異常が同定されたもの
　　　　① 膵β細胞機能に関わる遺伝子異常
　　　　② インスリン作用の伝達機構に関わる遺伝子異常
　　B. 他の疾患，条件に伴うもの
　　　　① 膵外分泌疾患　　　　　⑤ 感染症
　　　　② 内分泌疾患　　　　　　⑥ 免疫機序によるまれな病態
　　　　③ 肝疾患　　　　　　　　⑦ その他の遺伝的症候群で糖尿病を伴うことの多いもの
　　　　④ 薬剤や化学物質によるもの

Ⅳ. 妊娠糖尿病

(日本糖尿病学会 編・著：糖尿病治療ガイド2024，文光堂，p.6，2024 より改変)

表Ⅰ-2-2 ● 1型糖尿病と2型糖尿病の成因と特徴

	1型糖尿病	2型糖尿病
発症機序	主に自己免疫を基礎にした膵β細胞破壊．HLAなどの遺伝因子に何らかの誘因・環境因子が加わって起こる．他の自己免疫疾患（甲状腺疾患など）の合併が少なくない	インスリン分泌の低下やインスリン抵抗性をきたす複数の遺伝因子に過食（特に高脂肪食），運動不足などの環境因子が加わってインスリン作用不足を生じて発症する
家族歴	家系内の糖尿病は2型の場合より少ない	家系内血縁者にしばしば糖尿病がある
発症年齢	小児〜思春期に多い．中高年でも認められる	40歳以上に多い．若年発症も増加している
肥満度	肥満とは関係がない	肥満または肥満の既往が多い
自己抗体	GAD抗体，IAA，ICA，IA-2抗体，ZnT8抗体などの陽性率が高い	陰性

HLA：human leukocyte antigen, ICA：islet cell antibody, GAD：glutamic acid decarboxylase, IA-2：insulinoma-associated antigen-2, IAA：insulin autoantibody, ZnT8：zinc transporter 8.

(日本糖尿病学会 編・著：糖尿病治療ガイド2024，文光堂，p.7，2024 より改変)

ドーシスに陥る），劇症1型糖尿病（同1週間前後），緩徐進行1型糖尿病（数年の経過で進行し，発症直後にはインスリン治療を必要としない）の3種類に分けられる．

● 1型糖尿病は高血糖の証明のほか，小児期〜思春期の発症（中高年でも発症しうる），ケトーシスまたはケトアシドーシスの存在，膵島関連自己抗体陽性（急性発症，緩徐進行），インスリン分泌の著明な低下（急性発症，劇症）などの情報により診断する（表Ⅰ-2-2）（本項D「糖尿病の病態評価のための検査」参照）．1型糖尿病を疑った際には速やかに専門施設に紹介し，疾患感受性ヒト白血球抗原（human leukocyte antigen：HLA）遺伝子型などさらに詳細な検査を行う．

2　2 型糖尿病の診断のために必要な情報（表 I-2-1, 2）

- 2 型糖尿病にみられるインスリンの作用不全には，インスリン分泌不全とインスリン抵抗性がさまざまな割合で関与する（本項 D「糖尿病の病態評価のための検査」参照）．
- 一般に，インスリン分泌不全には遺伝因子が強く関与し，インスリン抵抗性には運動不足や肥満といった環境因子（生活習慣）が強く関与する．そのため，病歴聴取のなかで 2 型糖尿病の家族歴および肥満歴を詳しく聴く必要がある．

3　その他の特定の機序・疾患による糖尿病の診断のために必要な情報（表 I-2-1）

- この群には多彩な成因による糖尿病が含まれる．日常診療で遭遇する頻度が高いのは，膵疾患・肝疾患に伴うもの，ステロイド治療に伴うものなどであり，2 型糖尿病との鑑別が必要になる．
- いずれの場合も，そのような病態・疾患と糖尿病のどちらが先に診断されたのかが判断の重要な根拠となる．例えば，正常耐糖能者にステロイド薬が投与された後に初めて糖尿病になった症例（通称ステロイド糖尿病）はここに含まれる．一方，もとから 2 型糖尿病と診断されていた患者にステロイド薬が投与されて増悪した症例は 2 型糖尿病に分類され，ステロイド薬は増悪因子と考える．前者では，ステロイド薬の投与中止により耐糖能の正常化が期待できるが，後者では 2 型糖尿病が残る．

4　妊娠糖尿病の診断のために必要な情報（表 I-2-1）

- 妊娠中に取り扱う糖代謝異常は，「妊娠糖尿病（gestational diabetes mellitus：GDM）」，「妊娠中の明らかな糖尿病」，「糖尿病合併妊娠」に分類される．
- 「GDM」とは，妊娠中に初めて発見されるか，または発症するも糖尿病まで至っていない糖代謝異常を指す．「妊娠中の明らかな糖尿病」とは，妊娠中に初めて診断された明らかな糖尿病を指す．「糖尿病合併妊娠」とは，妊娠前から糖尿病と診断されている人が妊娠した状態である．
- 75 g OGTT による GDM の診断には，その他の糖尿病と比べて厳しい基準値が設定されている．母体および児の安全を確保するため，「GDM」「妊娠中の明らかな糖尿病」「糖尿病合併妊娠」のいずれの場合でも，妊娠中の血糖コントロール目標は通常のコントロール目標より厳格に設定されている[1,2]（Ⅲ章-3「妊娠糖尿病，糖尿病合併妊娠」参照）．

C　糖尿病の病態（病期）分類

- 図 I-2-3 に糖尿病の病態（病期）分類を示す．前述の成因分類の妊娠糖尿病以外の型は，すべて正常状態からインスリン依存状態までの病態（病期）となりうる．「インスリン依存状態」とは，生存のためにインスリン治療が必要な状態を意味する．血糖の是正のためにインスリン治療が必要な状態まで含むのではないことに注意が必要である．

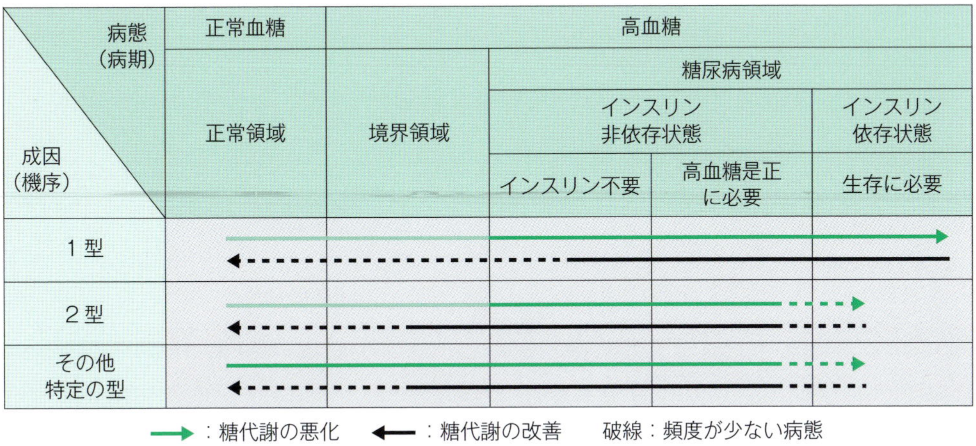

病態 (病期) 成因 (機序)	正常血糖	高血糖		
			糖尿病領域	
			インスリン 非依存状態	インスリン 依存状態
	正常領域	境界領域	インスリン不要 / 高血糖是正に必要	生存に必要
1型				
2型				
その他 特定の型				

→：糖代謝の悪化　　←：糖代謝の改善　　破線：頻度が少ない病態

図Ⅰ-2-3 ● 糖尿病の成因分類と病態（病期）分類の関係

(日本糖尿病学会 編・著：糖尿病治療ガイド2024, 文光堂, p.7, 2024 より改変)

D 糖尿病の病態評価のための検査

1 インスリン分泌の指標

- 膵β細胞からの内因性インスリン分泌は，空腹時も含め終日持続する基礎分泌と，食後の追加分泌からなる．基礎分泌は空腹時の，追加分泌はグルコース負荷後あるいは食後採血の，血中インスリン（免疫反応性インスリン（immunoreactive insulin：IRI））（空腹時基準値 1.8〜12.2 μU/mL）または血中Cペプチド（Cペプチド免疫活性（C-peptide immunoreactivity：CPR））（同 0.8〜2.0 ng/mL）により評価する．
- 75 g OGTT で負荷後30分の IRI 増加量を血糖値の増加量で除した値（インスリン分泌指数（insulinogenic index：II））は，追加分泌のなかでも初期分泌の指標として用いられる．
- 通常，インスリン分泌は血糖値の上昇に伴い増加する．そのため，IRI や CPR は同時に測定した血糖値とともに表記することが望ましい．また，IRI を血糖値で補正した HOMA-β（homeostatic model assessment of β-cell function）や，CPR を血糖値で補正したCペプチドインデックス（C-peptide index：CPI）により評価することもできる．

> **Pitfall**
> IRI は，外来性のインスリンと交差反応することがある，標的臓器におけるインスリン作用や抗インスリン抗体の影響を受けることがある，などがときに問題となる．そのため，インスリン分泌の評価には近年 CPR を用いることが多い．また尿中 CPR の測定も，蓄尿の不便さや衛生的な配慮などからあまり行われていない．

> **Memo**
> **インスリン分泌指数（II）**
> II＝⊿血中IRI（30分値－0分値）(μU/mL)÷⊿血糖値（30分値－0分値）(mg/dL)
> 0.4以下でインスリンの初期分泌低下．

> **Memo**
> **HOMA-β**
> HOMA-β（%）＝（360×空腹時IRI）(μU/mL)÷（空腹時血糖－63）(mg/dL)
> 40%未満でインスリン分泌低下．

> **Memo**
> **Cペプチドインデックス（CPI）**
> CPI＝血清CPR（ng/mL）÷血糖値（mg/dL）×100
> 空腹時（fasting）のCPIをfCPIと表す．0.8未満で治療にインスリン注射が必要．1.2以上で食事・運動療法または経口血糖降下薬で治療可能なことが多い．食後のCPI値を薬剤選択の参考にしてもよい．

2 インスリン抵抗性の指標

- 膵β細胞由来かインスリン注射由来かを問わず，血中のインスリン濃度から期待される作用（主に血糖降下作用）が得られない状態を**インスリン抵抗性**と呼ぶ．
- インスリン抵抗性を簡便かつ定量的に評価する指標として，HOMA-IR（homeostatic model assessment of insulin resistance）がある．下記の計算式からわかるように，HOMA-IRはインスリン濃度や血糖値が高い状態で高値となる．インスリン分泌がインスリン抵抗性を代償している範囲でこの計算式は成り立つため，インスリン分泌の低下した糖尿病（目安として空腹時血糖＞140 mg/dL）ではHOMA-IRを用いることができない．また，インスリン治療中や抗インスリン抗体陽性の症例にも用いることができない．
- さらに簡便にインスリン抵抗性を疑う指標として，空腹時IRI高値（＞15 μU/mL）や空腹時CPR高値（＞3.5 ng/mL）がある．しかし，HOMA-IRと同様の理由で，インスリン分泌の低下した糖尿病進行症例ではインスリン抵抗性の指標にならない．
- 肥満度やウエスト周囲長（腹囲），CTや体組成計による内臓脂肪蓄積などの臨床指標から，インスリン抵抗性の存在を半定量的に推測することも重要である．

> **Memo**
> **HOMA-IR**
> HOMA-IR＝空腹時IRI(μU/mL)×空腹時血糖(mg/dL)÷405
> 1.6未満で正常．2.5以上でインスリン抵抗性．

E 糖尿病の治療効果評価のための検査

1 平均血糖の指標

- 平均血糖の指標として，次のものが挙げられる．
  ① **HbA1c**：採血時から過去 1～2 ヵ月の平均血糖値を反映する．正常耐糖能者の基準値は 4.6～6.2 %．貧血や肝硬変などでは血糖値に対して低値となるため，それらを合併する症例では評価に注意が必要である．
  ② **グリコアルブミン**（glycoalbumin：GA）：採血時から過去約 2 週間の平均血糖値を反映する．基準値は 11～16 %．ネフローゼ症候群などでは血糖値に対し低値となるため，注意が必要である．
  ③ **1,5-アンヒドログルシトール**（1,5-anhydroglucitol：1,5-AG）：採血時から過去数日以内の血糖変化を反映する．尿糖排泄量と逆相関するため，血糖値の上昇に伴い 1,5-AG 値は低下する．基準値は 14.0 μg/mL 以上．腎性糖尿や SGLT2 阻害薬内服中では，1,5-AG 値は低下する．

2 血糖自己測定（SMBG）

- 血糖自己測定（self-monitoring of blood glucose：SMBG）は，自己検査用測定器を用いて，患者自身で自己の血糖値を測定する．インスリンまたは GLP-1 受容体作動薬の自己注射中の症例および妊娠中の症例にのみ保険が適用される．測定時間および回数は症例ごとに決める．

3 持続グルコース測定（CGM）

- 持続グルコース測定（continuous glucose monitoring：CGM）には，間歇スキャン式持続グルコース測定（intermittently scanned continuous glucose monitoring：isCGM）と，リアルタイム持続グルコース測定（real-time continuous glucose monitoring：リアルタイム CGM）がある．
- いずれのシステムも，皮膚に留置したセンサーが間質液のグルコース濃度を測定し，血糖値に換算する．
- isCGM は，リーダーをセンサーに近づけたときにのみグルコース値を知ることができる．アラート機能はもたない．
- リアルタイム CGM では，グルコース値が常に患者が携帯する専用機器ないしスマートフォンのアプリに送られる．そのため，随時グルコース濃度を把握できることに加え，低血糖などに対するアラート機能を併せ持つ．
- CGM では膨大な量のデータが得られるために，その評価法の標準化が求められていた．2019 年に，標準的な指標として，血糖 70～180 mg/dL を治療域（target range）とし，この範囲内にある時間を time in range（TIR），下回る時間を time below range（TBR），上回る時間を time above range（TAR）とする方法が提案された．1 型糖尿病，2 型糖尿病ともに，TIR が 70 %（16.8 時間/24 時間）以上であることが推奨されている[3]．
- これらの項目に加えて，CGM の血糖データから HbA1c を推測した値である glucose management indicator（GMI）や血糖の変動係数（%CV），測定期間内の複数日の血

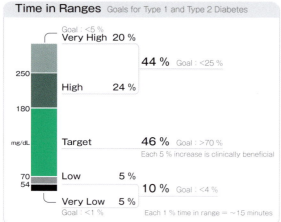
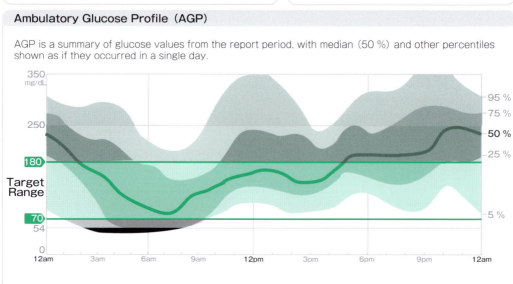
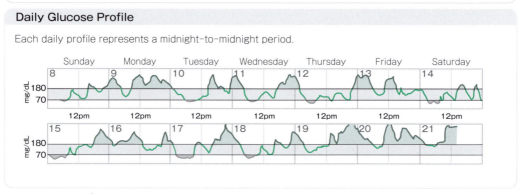

図Ⅰ-2-4 ● AGP レポートの一例（テスト患者）

(Holt, RIG et al：Diabetes Care 44：2589-2625, 2021 より)

糖データを1日の血糖変動としてグラフに表したambulatory glucose profile（AGP）などのデータを書き加えたAGPレポートが，臨床の場で広く利用されている（図Ⅰ-2-4）．

- CGMは機能の更新が続いており，今後も新機種の発売が予定されている．また，それに対する保険制度の見直しも頻回に行われている．そのため，使用にあたっては最新の情報を集め，チーム医療で機器やデータが適切に管理されることが求められる．

（薄井　勲）

文献

1) 日本糖尿病学会 編・著：糖尿病治療ガイド2024，文光堂，2024
2) 日本糖尿病・妊娠学会 編：妊婦の糖代謝異常 診療・管理マニュアル，第3版，メジカルビュー社，2021
3) 日本糖尿病学会：持続グルコースモニタリングデバイス適正使用指針，2024年5月15日改訂，https://www.jds.or.jp/modules/important/index.php?content_id=111（2024年8月閲覧）

I 糖尿病薬物療法の基本

3 糖尿病の治療戦略

> **ポイント**
> - 治療の目標は合併症の予防，つまり急性合併症，細小および大血管の慢性合併症の発症抑制・進展阻止により，健康人と変わらない QOL の維持と健康寿命を確保することにある．
> - 治療の基本は，患者を中心としたアプローチと個別化治療であり，患者個々に応じて血糖コントロール目標値を設定して，食事療法，運動療法，薬物療法のいずれも個別化して対応する．
> - 慢性疾患である糖尿病の治療においては，治療の継続が成功の鍵であり，治療を中断させないためには，患者の治療へのモチベーションを維持させることが重要となる．基本方策は，チーム医療による患者の自己管理教育および療養支援の継続にある．
> - 合併症のリスク低減には，血糖コントロールのみならず，包括的な心血管疾患リスクへの介入が治療の原則になる．
> - 2 型糖尿病の薬物治療は，インスリン分泌不全優位型か，あるいはインスリン抵抗性優位型か，病態にあわせた選択が望まれる．
> - 2 型糖尿病は進行性の疾患で，かつ複雑な病態であるため，薬物治療はしばしば併用療法が必要になるが，治療強化が遅れないように心がける．
> - 心血管疾患，心不全，あるいは糖尿病関連腎臓病（DKD）を有する 2 型糖尿病患者では，SGLT2 阻害薬または GLP-1 受容体作動薬の投与が優先される．

🗝 Keyword
病態生理，慢性合併症，個別化治療，包括的治療，クリニカルイナーシア，ガイドライン

A 糖尿病治療の目的

- 日本糖尿病学会（JDS），米国糖尿病学会（ADA）とも，糖尿病患者の治療の究極の目的は，急性合併症の予防と慢性合併症のリスク低下，特に細小血管症（網膜症，腎症，神経障害）および大血管障害の発症抑制・進展阻止により，健康人と変わらない QOL の維持と健康寿命を確保することと，一致している（図 I -3-1）．糖尿病患者では，糖尿病関連腎臓病（diabetic kidney disease：DKD）に加え，虚血性心疾患，脳梗塞，心不全の合併率が高く，これらの合併症が予後を悪化させる．血管障害の予防・進展阻止には，血糖コントロールに加え，心血管疾患の危険因子（高血圧，脂質異常症，喫煙，肥満など）を含めた包括的な治療が必須である．ADA と欧州糖尿病会議（EASD）は，さらに踏み込んで，危険因子の管理に加え，心血管・腎保護作用のある薬剤の積極的な投与を推奨している（図 I -3-1b）．一方で患者の特性，例えば家族や社会背景，合併症・併存症の有無，既往歴などを評価して，それぞれの患者個別に治療法（食事療法，

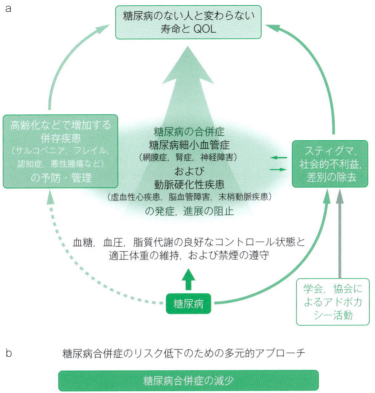

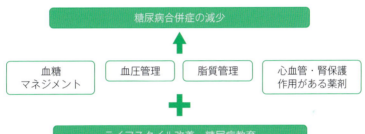

図Ⅰ-3-1 ● 糖尿病治療の目標

(a：日本糖尿病学会 編・著：糖尿病治療ガイド2024, 文光堂, p.21, 2024 より,
b：American Diabetes Association Professional Practice Committee：Diabetes Care 47：S179-S218, 2024 より作成)

運動療法，薬剤など）を選択する．つまり，患者一人ひとりを中心とした全人的かつ包括的（holistic）なアプローチが，糖尿病治療の基本中の基本になる．

- 2型糖尿病は進行性の慢性疾患であるため，治療の継続が合併症予防の成功の鍵になる．ADAのガイドライン（Standards of Care in Diabetes）では，糖尿病患者が自己管理能力を高め，より良い療養生活を送るため，多職種のスタッフからなるチーム医療により，糖尿病患者への自己管理教育および支援（diabetes self-management education and support：DSMES）に努めることが，糖尿病治療の根幹であると強調している．また，個々の患者の健康の社会的決定要因（social determinants of health：SDOH），つまり経済状況，教育レベル，社会的環境，住環境などを考慮し，それらに応じた治療計画を立てることも重要であるとしている．
- 糖尿病患者は十人十色であり，いつかの流行歌のようでもあるがまさに「人もいろいろ，食事もいろいろ，糖尿病もいろいろ，考え方もいろいろ，生き方もいろいろ」である．医療スタッフは，患者の価値観，ニーズ，人生観，人生の目標，社会（人生）経験を尊

表Ⅰ-3-1 ● 目標体重とエネルギー係数の目安

目標体重

年齢	目標体重の計算
65歳未満	[身長(m)]^2×22
前期高齢者（65〜74歳）	[身長(m)]^2×22〜25
後期高齢者（75歳以上）	[身長(m)]^2×22〜25

エネルギー係数の目安

労作の強度	エネルギー係数
軽い労作（大部分が座位の静的活動）	25〜30 kcal/kg 目標体重
普通の労作（座位中心だが通勤・家事，軽い運動含む）	30〜35 kcal/kg 目標体重
重い労作（力仕事，活発な運動習慣がある）	35〜　　kcal/kg 目標体重

（日本糖尿病学会 編・著：糖尿病治療ガイド2024，文光堂，p.38-39，2024より作成）

重して患者と接するように心がけることが基本になる．十分なコミュニケーションと自己管理能力の教育を図り，患者が治療に対して主体性をもって療養できるように支援する．DSMESは特に，①診療時，②年1回の外来検診時，③入院時，④新たな合併症の発症時の4回が最も必要なタイミングとされる．

B 生活習慣指導（食事・運動療法）の基本

- 2型糖尿病の治療の基本は，生活習慣への介入と薬物療法となる．今より健康的な食習慣と運動習慣を身につけるように指導する．生活習慣は個々の患者で千差万別であり，その患者にあわせた実現可能な食習慣や運動習慣の変更を指示することが重要である．

1 食事療法の概説

- 糖尿病患者は，年齢，肥満度，病態生理，合併症ないしは併存症など，個々の背景は千差万別であり，誰にでも合う理想的な食事療法は存在しない．患者個々の現在の食事パターンや嗜好を分析して，実現性および継続性の高い食事療法になるように考慮する．一番の基本は，エネルギー摂取量の至適化（多くは減量）を行うことになる．肥満型（BMI 25以上）であれば，現体重の最低5％以上の減量を達成し，維持するための食習慣の変更が勧められる．食習慣は個人により異なるのは当然であり，個々の食習慣を受け入れたうえで，個別で栄養素（炭水化物，タンパク質，脂質）の摂取割合を調整する．
- 食事指導においては，包括的知識を有し，糖尿病患者の指導の経験をもつ管理栄養士が担当することが望まれる．指導は1回で終了せず，定期的な個別の指導が重要である．1日のエネルギー摂取量の目安として，「目標体重×エネルギー係数」で求める（表Ⅰ-3-1）．栄養素の構成としては，エネルギー摂取量の40〜60％を炭水化物，20％をタンパク質，残りを脂質とする．
- 過体重・肥満の患者では，炭水化物・糖質を減らすことは，体重の減少，血糖コントロールの改善につながる．特に，単純糖質を含有するソフトドリンクの摂取は避ける．ただし，低炭水化物食を長期に継続することは容易ではなく，また血糖コントロールの改善がみられたとの報告は，短期間で検討されたものしかない．1型糖尿病患者では，超速効型インスリンのボーラス投与量の調節のため，カーボカウントの指導をする．

- 脂質の割合が 25 % を超える場合は，飽和脂肪酸とコレステロールの摂取を控え，多価不飽和脂肪酸あるいは一価不飽和脂肪酸の摂取を心がける．トランス脂肪酸の摂取は必ず避ける．また，食物繊維を多く摂取するように努める（1 日 20 g 以上）．

> **Advise**
> 1 日のタンパク質摂取量は，DKD（尿中アルブミン量 30 mg/gCr 以上あるいは eGFR 60 mL/分/1.73 m² 以下）のない場合は，1〜1.5 g/kg/日が目安になるが，DKD を有する患者ではタンパク質制限が勧められ，eGFR 60 mL/分/1.73 m² 未満の患者では 0.8 g/kg/日を目安とする．

2 運動療法の概説

- 運動療法は糖尿病治療の基本であり，①血糖コントロールの改善，②体重減少効果，③心血管疾患の危険因子（高血圧，脂質異常症）の改善，④メンタル面への好影響（気分爽快感，幸福感）など，多くのメリットを有する．
- 運動療法には，有酸素運動とレジスタンス運動がある．有酸素運動には，散歩，ジョギング，水泳などの全身運動が該当する．レジスタンス運動には，腹筋，ダンベル運動，腕立て伏せ，スクワットなどが該当する．いずれの運動も血糖コントロールの改善効果があり，習慣として両方を組み合わせて行うことが望まれる．
- 有酸素運動は中強度（最大酸素摂取量 50 % 前後）で，①週に 150 分かそれ以上，②週に 3 回以上，③運動しない日が 2 日間以上続かないことを目安とする．特に，2 型糖尿病患者では毎日 30 分以上の有酸素運動を目標とする．レジスタンス運動は，連続しない日程で週 2〜3 セッションを行うことが勧められている．
- 運動の弊害として，心血管イベントの誘発があり，普段より強度の高い運動療法を指導する場合は，心血管疾患リスクの高い患者では慎重な判断を要する．その他の病態を含め，運動量の制限ないし運動を中止した方がよい場合を以下に示す．
①糖尿病の代謝コントロールが極端に悪い（空腹時血糖 250 mg/dL 以上または尿ケトン体中等度以上の陽性）
②増殖前以上の糖尿病網膜症
③腎不全状態
④虚血性心疾患ないし心肺機能障害（心不全など）
⑤骨・関節疾患
⑥急性感染症
⑦糖尿病壊疽
⑧心血管自律神経障害

3 精神・心理的なサポート

- 糖尿病患者は長期の療養状態に置かれ，精神的な負担から種々の心理的問題を有している．diabetes distress（糖尿病であることによる苦悩），うつ，不安，摂食異常（障害），認知能力低下などが起こりうる．ネガティブな感情により治療に前向きになれず，意欲が低下して，管理目標値（HbA1c）に到達できないどころか，治療（通院）を中断す

る場合もある．心理的，感情的に健康であることが，糖尿病治療の成功の鍵になる．
- 対策として，糖尿病療養チームのメンバーが患者と十分なコミュニケーションを図ることが重要となる．心理・社会的な問題を評価するために重要な4つの時期として，①診断時，②年1回の外来検診時，③入院時，④新たな合併症の発症時を設定し，DSMESのコンセプトに基づいて評価することが求められる．DSMESの柱として，①教育プログラム（糖尿病に関する知識を提供し，自己管理技術を学ぶためのプログラム），②療養支援（医療チームが患者をサポートし，治療計画の遵守や生活習慣の改善を促進する），③個別対応（患者一人ひとりのニーズにあわせ，カスタマイズされた支援）の3つが挙げられる．患者の糖尿病治療の負担，自己否定，恥の心理面に配慮しながら，個々の価値観・人生観，患者個人のニーズ，目標，社会（人生）経験を尊重して，好意的（positive）で熱意のある言葉と言い回し（トーク力，ギャグ・ウイットに富む会話など）で元気づけることを心がける．
- 糖尿病治療の成功の鍵は，患者の治療へのモチベーションを維持させることである．患者から本音を引き出すためには，「相手の立場で考えて，相手の立場でものを言う」ことが重要で，患者が負担，苦悩などの心情を吐露できるようにする．患者との出会いは，まさに一期一会であり，患者がハッピーな糖尿病ライフを送れるどうかは，糖尿病チーム医療による療養支援にかかっている．

C 血糖コントロールの目標値

- 2012年，ADAとEASDは，2型糖尿病における高血糖マネジメントに関するposition statementを発表し，副タイトルとして「person-centered approach」，すなわち「患者を中心としたアプローチ」を掲げ，個別化治療という糖尿病治療法の大きな変換を宣言した[1]．
- この大変換は，血糖コントロール強化療法に関する心血管疾患アウトカム試験（cardiovascular outcome trials：CVOTs）であるACCORD試験，VADT試験の結果を根拠にしている．すなわち，2型糖尿病を対象に血糖コントロール強化療法による心血管イベントへの影響を主要評価項目として検討したこれらのランドマーク研究では，いずれも血糖コントロール強化療法による心血管イベントの抑制効果を示すことができなかった．むしろACCORD試験では，強化療法群（期間中HbA1c 6.4%）において，通常療法群（HbA1c 7.5%）に比し総死亡数が有意に増加するという，衝撃的な結果となった．これらの結果より，万人に合う画一的な治療法あるいは管理目標値はなく，糖尿病治療においては血糖コントロール目標値と治療法を個別に設定する必要性が提唱された．
- 「患者を中心としたアプローチ」の意味は，糖尿病の治療に際し，①医師と患者は互いに治療に関する経験や情報（知識）を持ち寄りそれを共有する，②医師は患者を全人的に理解し（患者の価値観，嗜好，ニーズなど），また患者の生活背景などの諸事情を考慮する，③患者と医師が対等な立場で共通の理解基盤を見出す，④治療法の決定に患者が主体的に参加し，両者のコンセンサスをもってなされる，とした．その結果，患者にとってより納得がいく治療になり，治療のアドヒアランスの向上が期待できる．
- ADAとEASDは，成人発症糖尿病（非妊娠）患者の血糖コントロール目標値の基本は，合併症予防を大前提とした場合にはHbA1c 7.0%未満，空腹時血糖80～130 mg/dL未

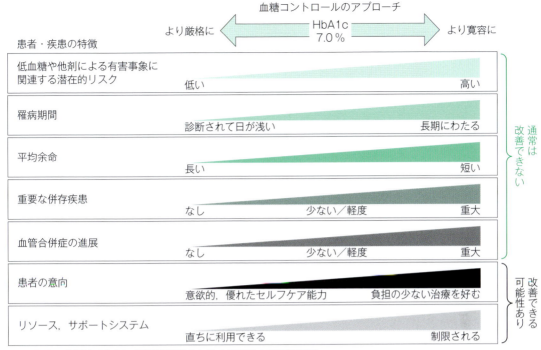

図 I-3-2 ● 最適な HbA1c 目標値設定のための患者および疾患因子
(ElSayed, NA et al : Diabetes Care 46 : S97-S110, 2023, Inzucchi, SE et al : Diabetes Care 35 : 1364-1379, 2012 より)

満，食後ピーク血糖 180 mg/dL 未満を提唱している．また，合併症の予測マーカーとしては HbA1c が最も信頼度が高いことを述べ，HbA1c が血糖コントロール目標値として優先されるべきとしている．

- 実際には，管理目標値は個々の症例によって個別に決定する．つまり，HbA1c 6.0 % の厳格なコントロールを目指すのか，合併症予防のための HbA1c 7.0 % 未満とするのか，HbA1c 8.0 % の緩やかなコントロールを許容するのかは，患者の年齢や病態・合併症などの特徴を総合的に考慮して決定する．その判断の基準として，①低血糖のリスク，②罹病期間，③平均余命（患者の年齢），④重大な併存疾患の有無，⑤血管合併症の進展，⑥患者の意向（患者の治療に対する態度・治療への意欲），⑦資源・支援の有無などを示した（図 I-3-2）．特に注目すべきは⑥患者の意向，つまり心理的な面からのアプローチであり，モチベーション，治療アドヒアランス，病識・理解力，自己管理能力などの要素に踏み込んだことである．これらの心理的要素が不十分な患者では，血糖コントロール目標を緩徐に達成することを推奨している．ただ，患者の治療への態度・意欲（モチベーション）は，医療側の患者教育や療養支援で改善可能な要素としている[1]．

1 熊本宣言 2013

- わが国においては，2013 年 5 月に熊本市で開催された第 56 回日本糖尿病学会年次学術集会で，合併症予防のための血糖コントロール目標に関して「熊本宣言 2013」が提唱された（図 I-3-3）．HbA1c を National Glycohemoglobin Standardization Program（NGSP）値として，成人の糖尿病（妊娠例は除く）では，合併症の発症予防，進展阻止のための目標を 7.0 % 未満とすると明示した．HbA1c 7.0 % 未満に相当する血糖の目

目標	血糖正常化を 目指す際の目標^{注1)}	合併症予防 のための目標^{注2)}	治療強化が 困難な際の目標^{注3)}
HbA1c（％）	6.0 未満	7.0 未満	8.0 未満

コントロール目標値^{注4)}

治療目標は年齢，罹病期間，臓器障害，低血糖の危険性，サポート体制などを考慮して個別に設定する．

注1) 適切な食事療法や運動療法だけで達成可能な場合，または薬物療法中でも低血糖などの副作用なく達成可能な場合の目標とする．
注2) 合併症予防の観点からHbA1cの目標値を7％未満とする．対応する血糖値としては，空腹時血糖値 130 mg/dL 未満，食後2時間血糖値 180 mg/dL 未満をおおよその目安とする．
注3) 低血糖などの副作用，その他の理由で治療の強化が難しい場合の目標とする．
注4) いずれも成人に対しての目標値であり，また妊娠例は除くものとする．

図Ⅰ-3-3 ● 血糖コントロール目標（65歳以上の高齢者については図Ⅰ-3-4を参照）
（日本糖尿病学会 編・著：糖尿病治療ガイド2024, 文光堂, p.23, 2024より）

安として，空腹時血糖 130 mg/dL 未満，食後2時間血糖 180 mg/dL 未満を目標とすることも付記されている．合併症の発症予防あるいは進展阻止のためのHbA1c 7.0％未満の根拠には，Kumamoto studyの結果が重要な役割を果たした．
- 血糖正常化を目指す厳格なコントロールが可能な場合はHbA1c 6.0％未満，血糖コントロールの強化が困難な場合はHbA1c 8.0％未満とする治療目標の個別化を設定している．血糖コントロール（HbA1c値）の個別化の判断基準として，年齢，罹病期間，合併症の重症度，併発症の有無，低血糖のリスク，治療環境（サポート体制）が記載されている．

2 高齢者糖尿病の血糖コントロール目標値

- わが国は総人口に占める65歳以上の割合が29.1％（2023年9月15日現在）となり，まさに超高齢社会である．また，65歳以上の約5人に1人が糖尿病であると推定されている．高齢者糖尿病はきわめて不均一な集団であり，罹病期間による糖尿病合併症の軽重，心血管疾患の合併率の高さ，年齢あるいは併存疾患に伴う腎機能の低下，認知機能障害，うつ状態，身体機能低下（サルコペニア，フレイル）など，さまざまな特徴を有する．特に低血糖には脆弱であり，重症低血糖により転倒・骨折のリスクが高くなり，認知機能が低下する危険性がある．認知機能の低下は，食事・運動療法や薬物療法の遵守を困難にする．高齢者糖尿病の治療こそが，まさに個別化治療の最たるものと考えられる．治療そのものにより患者のQOLを低下させないことも重要である．患者個々の身体的，精神・心理的，社会的背景を考慮し，本人の嗜好，ニーズ，価値観にも重点を置き，それぞれの患者に最適と考えられる治療を実施すべきである．
- 日本糖尿病学会と日本老年医学会の共同編集による高齢者糖尿病の血糖コントロール目標を図Ⅰ-3-4に示す．この目標についての基本的な考え方は，以下の通りである．

		カテゴリーⅠ	カテゴリーⅡ	カテゴリーⅢ
患者の特徴・健康状態(注1)		①認知機能正常 かつ ②ADL 自立	①軽度認知障害〜軽度認知症 または ②手段的 ADL 低下，基本的 ADL 自立	①中等度以上の認知症 または ②基本的 ADL 低下 または ③多くの併存疾患や機能障害
重症低血糖が危惧される薬剤（インスリン製剤，SU 薬，グリニド薬など）の使用	なし(注2)	7.0 %未満	7.0 %未満	8.0 %未満
	あり(注3)	65 歳以上 75 歳未満 7.5 %未満 （下限 6.5 %）	75 歳以上 8.0 %未満 （下限 7.0 %）	8.0 %未満 （下限 7.0 %）	8.5 %未満 （下限 7.5 %）

治療目標は，年齢，罹病期間，低血糖の危険性，サポート体制などに加え，高齢者では認知機能や基本的 ADL，手段的 ADL，併存疾患なども考慮して個別に設定する．ただし，加齢に伴って重症低血糖の危険性が高くなることに十分注意する．

注1）認知機能や基本的 ADL（着衣，移動，入浴，トイレの使用など），手段的 ADL（IADL：買い物，食事の準備，服薬管理，金銭管理など）の評価に関しては，日本老年医学会のホームページ（www.jpn-geriat-soc.or.jp/）を参照する．エンドオブライフの状態では，著しい高血糖を防止し，それに伴う脱水や急性合併症を予防する治療を優先する．
注2）高齢者糖尿病においても，合併症予防のための目標は 7.0 %未満である．ただし，適切な食事療法や運動療法だけで達成可能な場合，または薬物療法の副作用なく達成可能な場合の目標を 6.0 %未満，治療の強化が難しい場合の目標を 8.0 %未満とする．下限を設けない．カテゴリーⅢに該当する状態で，多剤併用による有害作用が懸念される場合や，重篤な併存疾患を有し，社会的サポートが乏しい場合などには，8.5 %未満を目標とすることも許容される．
注3）糖尿病罹病期間も考慮し，合併症発症・進展阻止が優先される場合には，重症低血糖を予防する対策を講じつつ，個々の高齢者ごとに個別の目標や下限を設定してもよい．65 歳未満からこれらの薬剤を用いて治療中であり，かつ血糖コントロール状態が図の目標や下限を下回る場合には，基本的に現状を維持するが，重症低血糖に十分注意する．グリニド薬は，種類・使用量・血糖値等を勘案し，重症低血糖が危惧されない薬剤に分類される場合もある．

【重要な注意事項】糖尿病治療薬の使用にあたっては，日本老年医学会編「高齢者の安全な薬物療法ガイドライン」を参照すること．薬剤使用時には多剤併用を避け，副作用の出現に十分に注意する．

図Ⅰ-3-4 高齢者糖尿病の血糖コントロール目標（HbA1c 値）
（日本老年医学会・日本糖尿病学会 編・著：高齢者糖尿病診療ガイドライン 2023, 南江堂, p.94, 2023 より）

①血糖コントロール目標は，患者の特徴や健康状態，年齢，認知機能，身体機能（基本的日常生活活動度（activities of daily living：ADL）や手段的 ADL），併存疾患，重症低血糖のリスク，余命などを考慮して個別に設定すること．
②重症低血糖が危惧される場合は，目標下限値を設定し，より安全な治療を行うこと．
③高齢者では，これらの目標値や目標下限値を参考にしながらも，患者中心の個別性を重視した治療を行う観点から，目標値を下回る設定や上回る設定を柔軟に行うこと．
したがって，高齢者では重症低血糖をきたす危険性があるスルホニル尿素（SU）薬・速効型インスリン分泌促進薬（グリニド薬）の使用はできるだけ避けるべきである．

- 図Ⅰ-3-4 では，高齢者糖尿病を手段的 ADL，基本的 ADL，認知機能，併存疾患・機能障害によって 3 段階のカテゴリーに分け，さらに重症低血糖が危惧される薬剤の使用の有無によって目標値を設定している．3 段階のカテゴリーに分けるのは，ADL や認知機能が低下するにつれて死亡のリスクが高くなり，平均余命が短くなることと，認知機能が悪化するにつれて段階的に重症低血糖のリスクが高くなることに基づいている．血糖コントロール目標とリンクした認知機能や ADL の評価にあたっては，認知・生活機能質問票（Dementia Assessment Sheet for Community-based Integrated Care System 8-items：DASC-8）を用いる．8 個の質問の合計点が 10 点以下でカテゴリーⅠ，1〜16 点でカテゴリーⅡ，7 点以上でカテゴリーⅢと判定される．
- SU 薬（およびグリニド薬）やインスリンなどの重症低血糖が危惧される薬剤を使用していない場合，中等度以上の認知症や基本的 ADL 低下がないカテゴリーⅠ〜Ⅱでは，

「熊本宣言」で発表された従来の合併症を防ぐための目標 HbA1c は 7.0 %未満となっている．一方，重症低血糖が危惧される薬剤を使用している場合は目標値がやや高めになっており，目標下限値が設定されている．例えば，75 歳以上の高齢者のカテゴリーⅠ～Ⅱの場合は，目標 HbA1c は 8.0 %未満で目標下限値が 7.0 %となっている．これは HbA1c 7.0 %未満では重症低血糖やそれと関連する弊害が多くなるからである．したがって，目標下限値を下回った場合は無自覚性も含めて低血糖がないかを評価をする．カテゴリーⅢでは 8.0 %未満を目指すが，重症低血糖のリスク，重症の併存疾患，多剤併用の弊害などがある場合は 8.5 %未満へと目標を緩和する．
- 高齢者では，特に低血糖や過剰治療を回避し，目標を緩和して，単純化すべきである．併存疾患が少なく，認知症がなければ目標値は HbA1c 7.5 %未満，併存疾患が多かったり，認知症の合併などの機能的依存があったりする場合は HbA1c 8.0～8.5 %未満を目安にする．

D 初診糖尿病患者の診察のコツ・病態把握の ABCD

- 初診の糖尿病患者を診察する場合は，問診と身体所見の ABCD に注意して行う．

A（age）年齢：10 歳代，20～30 歳代，中高年，高齢
B（body weight/BMI）体重：非肥満，過体重・肥満
C（complaint and course）主訴・現病歴：口渇，多飲・多尿，体重減少，発症の仕方
D（diabetes duration）糖尿病罹病期間：短期間，長期間

- A では，10 歳代発症であれば単一遺伝子異常による糖尿病である若年発症成人型糖尿病（maturity-onset diabetes of the young：MODY）の可能性を，20 歳代で発症かつ非肥満であれば，1 型糖尿病あるいはミトコンドリア糖尿病の可能性を疑う．
- B では，現在の体型の把握とともに既往最大体重を聴取して，肥満歴の有無を確かめる．現在は非肥満でも，2 型糖尿病患者の大部分で過去に肥満の時期が存在する．
- C では，口渇，多飲・多尿，体重減少の問診に加えて，足のしびれ・痛みなど，患者が気づいていない神経障害の症状や視力障害について問診する．週単位の急性の発症様式であれば，1 型糖尿病を疑う必要がある．また，糖尿病の家族歴（両親および兄弟姉妹）の有無について問い，2 型糖尿病，単一遺伝子異常による糖尿病の診断の参考にする．
- D では，2 型糖尿病の場合は健康診断の結果（HbA1c，血糖値）から推定する．罹病期間を推定して，糖尿病三大合併症の診断の根拠として利用する．

- 続いて，検査の ABCDE（HbA1c などの血糖の指標は除く）としては以下が挙げられる．

A（albuminuria）アルブミン尿：尿中アルブミン・クレアチニン比（urinary albumin-creatinine ratio：UACR）
B（body fat）肥満：体脂肪率 30 %以上，BMI 25 以上，内臓脂肪（面積 100 cm^{2}以上）
C（C-peptide）血清 C ペプチド：内因性インスリン分泌能の評価

D（GA<u>D</u> antibody）glutamic acid decarboxylase 抗体（膵島関連自己抗体）：1型糖尿病の鑑別

E（<u>e</u>GFR）estimated glomerular filtration rate 推算糸球体濾過率：腎機能の把握

- Aでは，UACRが30～300 mg/g（微量アルブミン尿）なのか，300 mg/g以上（顕性アルブミン尿）なのかを評価して，糖尿病性腎症の病期を判定する．また，UACR≧200 mg/g以上が，SGLT2阻害薬投与の推奨のカットオフ値として使用されている．
- Bでは，BMI 25以上で肥満，25未満で非肥満と大別する．ただし，BMI 23～25の2型糖尿病患者に，隠れ肥満（体脂肪率30％以上）があることに留意する．
- Cでは，食後1～2時間の血清Cペプチドを測定して，内因性インスリン分泌能低下を評価する．
- Dでは，2型糖尿病と診断された患者のなかには，特に，非肥満かつインスリン分泌不全を伴う中高年の患者（特に女性）のなかに，緩徐進行1型糖尿病（SPIDDM）が隠れている場合があり，GAD抗体（膵島関連自己抗体）を測定する．陽性の場合は，早期にインスリン治療を開始する．
- Eでは，eGFRが<15, 15～29, 30～44, 45～59, >60 mL/分/1.73 m^{2}以上のいずれかを評価して，慢性腎臓病（chronic kidney disease：CKD）（DKD）の重症度（G1～5）を判定する．

E 日本人2型糖尿病の病態に基づく糖尿病治療薬の選択

- 2型糖尿病の病態は，きわめて複雑ではあるが，薬物療法においては，可能な限り病態を正確に把握し，病態に応じた薬剤を選択する．つまり，2型糖尿病の薬物治療においても個別化治療が大原則になる．患者ごとの特性，背景，合併症，既往歴などを評価して適切な薬剤を選択する．具体的には，①年齢，②肥満度，③腎機能（CKDの有無，重症度），④内因性インスリン分泌能，⑤インスリン抵抗性，⑥低血糖への脆弱性，⑦心血管疾患・うっ血性心不全の既往の有無，⑧代謝機能障害関連脂肪性肝疾患（metabolic dysfunction-associated steatotic liver disease：MASLD）/代謝機能障害関連脂肪肝炎（metabolic dysfunction-associated steatohepatitis：MASH）の有無などを評価して，その患者に最も適した薬剤を選択する．
- 2型糖尿病は不均一な集団であり，病態においてインスリン分泌不全が優位なのか，インスリン抵抗性が優位なのか，個々により影響の割合が異なっている．欧米の2型糖尿病の病態は大部分がインスリン抵抗性を基盤にしているが，日本人の場合はインスリン分泌不全優位型の非肥満の糖尿病患者が半数を占める．インスリン分泌能に関しては血清Cペプチド値などの間接的評価，インスリン抵抗性はグルコースクランプ法で評価することが望ましいが，日常臨床では患者の身体的特徴やルーチン検査から判断する．日本人2型糖尿病患者で重度の併存疾患（心血管疾患，心不全，CKD）がない場合には，まずはインスリン抵抗性が優位か，あるいはインスリン分泌不全が優位かを把握して薬剤選択を考慮する．

Ⅰ．インスリン抵抗性優位型

特徴：肥満，BMI 25 以上，体脂肪率 30 ％以上，内臓脂肪面積 100 cm^2 以上，高インスリン血症（空腹時 10 μU/mL 以上），HOMA-IR 2.5 以上，メタボリックシンドロームや MASLD/MASH の併存．

薬剤選択：生活習慣の改善による体重減少が基本であるが，選択する糖尿病治療薬として，体重減少が期待できるメトホルミン（ビグアナイド薬）の高用量，SGLT2 阻害薬，GLP-1 受容体作動薬，GIP/GLP-1 受容体作動薬が推奨される．チアゾリジン薬はインスリン抵抗性改善作用から選択に挙がるが，体重増加を助長するため，慎重に投与する．

🏺 Pitfall

日本人 2 型糖尿病では，BMI 23.0〜24.9 の患者のなかにもインスリン抵抗性優位型が存在する[2]．

Ⅱ．インスリン分泌不全優位型

特徴：非肥満，BMI 23 未満，インスリン分泌低下（食後 2 時間血清 C ペプチド 2.0 ng/mL 以下），家族歴あり，糖尿病罹病期間が長い．

薬剤選択：DPP-4 阻害薬，イメグリミン，第 2 世代 SU 薬（少量），グリニド薬（SU 薬に比し効果が弱い），基礎インスリンが推奨される．メトホルミンは，肥満型が大部分の欧米で第一選択薬として汎用されているが，非肥満型でも血糖降下作用が十分にある．イメグリミンは，インスリン抵抗性改善作用とインスリン分泌促進作用の両方を有すると記載されているが，主な作用は血糖依存性のインスリン分泌促進であることから，インスリン分泌不全が示唆される非肥満型にこそ投与すべき薬剤である．

その他

高齢者糖尿病は，①高率に腎機能低下を併発している，②低血糖が重症化しやすい，③低血糖に対して脆弱である，④サルコペニアやフレイルなどの特徴があり，DPP-4 阻害薬が第一選択薬として推奨される．

1 併用療法 ―クリニカルイナーシアに注意

- DeFronzo によれば，2 型糖尿病の高血糖には少なくとも 8 つの病態が関与している（図 Ⅰ-3-5）．そして，2 型糖尿病は進行性の疾患であることから，多くの症例において薬剤の併用療法が必要となる．また，病態生理にアプローチした薬剤の併用療法は，今後 2 型糖尿病治療の基本的アプローチになる．日常診療では，クリニカルイナーシア（clinical/therapeutic inertia）に陥らないように注意する．目標の HbA1c 値を達成できない場合は，適切なタイミングで治療の強化に努める．3〜6 ヵ月ごとに評価と治療法の見直しを行い，治療の遅れ（therapeutic inertia）を回避する．まず，単独では

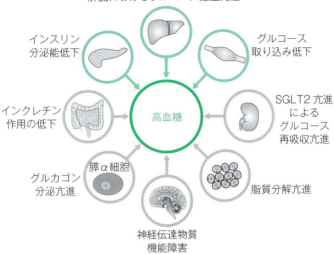

図Ⅰ-3-5 ● 三重奏（triumvirate）から不吉な八重奏（ominous octet）へ ─2型糖尿病治療のための新しいパラダイム

(DeFronzo, RA：Diabetes 58：773-795, 2009, Tahrani, AA et al：Lancet 378：182-197, 2011 より作成)

低血糖のリスクが低い薬剤を選択することがポイントになる．併用療法では，血糖降下作用の異なる組み合わせ，すなわち相補的な薬剤を併用することがコツである．例えば，メトホルミンとDPP-4阻害薬の併用，SGLT2阻害薬とGLP-1受容体作動薬の併用などは，いずれの薬剤も低血糖のリスクが低く，相補的な作用機序をもつことから，良い組み合わせといえる．

● クリニカルイナーシアの原因の一つに，薬剤錠数の増加がある．その解決策として，配合錠（固定用量配合剤（fixed-dose combination：FDC））の使用がある．FDCを使用することで，錠数を増やさず治療強化できるため，therapeutic inertiaの一つの解決策になりうる．また，FDCの活用は，①服薬アドヒアランスの向上，②ポリファーマシーの改善，③内服錠数の低減によるQOLの改善，④コストの削減などのメリットがある．

F ADAとEASDの2型糖尿病患者における血糖降下薬のアルゴリズム：Standards of Care in Diabetes-2024

● 近年，ADAとEASDの血糖降下薬のアルゴリズムは，主にSGLT2阻害薬とGLP-1受容体作動薬の新たなCVOTsや腎アウトカム試験の結果（エビデンス）を踏まえて，毎年アップデートされている．ただし，2024年版の最新のアルゴリズムは，おおむね2023年版を踏襲する形であった（図Ⅰ-3-6）．

● ポイントとしては，動脈硬化性心血管疾患（atherosclerotic cardiovascular disease：ASCVD）の既往を有する患者，またはASCVDの高リスクにある患者，心不全の患者，CKDの患者に対しては，それぞれ，ベネフィットが実証されているSGLT2阻害薬やGLP-1受容体作動薬の投与を推奨する．一方，心血管疾患や腎疾患リスクのない患者には，個別化された血糖コントロール目標と体重管理目標に焦点を絞って薬剤選択を行うとされている．2022年版までは，「第一選択となる治療は，基本的にはメトホルミン

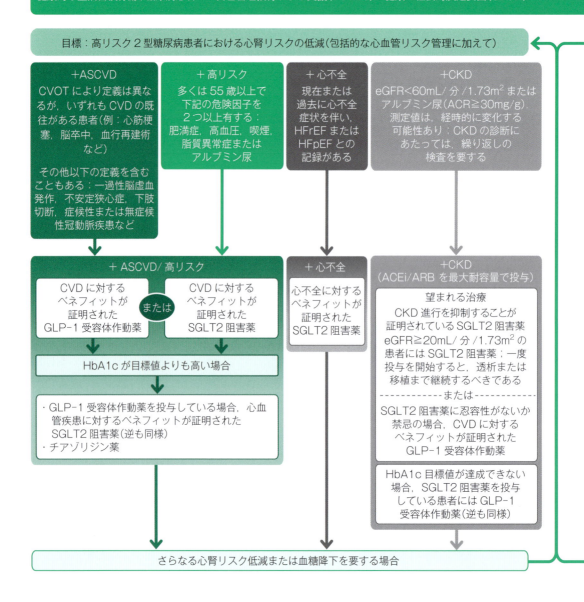

図Ⅰ-3-6 ● 2型糖尿病管理における血糖降下薬の使用

ASCVD：動脈硬化性心血管疾患，CVOT：心血管疾患アウトカム試験，CVD：心血管疾患，HFrEF：駆出率の低下した心不全，HFpEF：駆出率の保たれた心不全，CKD：慢性腎臓病，eGFR：推算糸球体濾過率，ACR：アルブミン・クレアチニン比，HbA1c：ヘモグロビンA1c，ACEi：アンジオテンシン変換酵素阻害薬，ARB：アンジオテンシンⅡ受容体拮抗薬，SU：スルホニル尿素，CGM：持続グルコース測定．

(Davies, MJ et al：Diabetes Care 45：2753-2786, 2022，
American Diabetes Association Professional Practice Committee：Diabetes Care 47：S158-S178, 2024 より)

```
                                          ┌─────────────┐
                                          │ Therapeutic Inertia
                                          │ を避けるため，
                                          │ 治療内容を定期的に
                                          │ 再評価し，見直す
                                          │ （3～6ヵ月）
                                          └─────────────┘
```

目標：血糖コントロール・体重管理目標の達成と維持

血糖コントロール：目標達成に向けて有効なアプローチを選択：

治療目標の達成と維持に十分な有効性のある，メトホルミンまたはその他との併用での治療

高リスクの患者での優先事項は低血糖回避である

一般的に，より有効性の高いアプローチで血糖目標値達成の可能性が高まる

血糖降下への有効性

非常に高い：
デュラグルチド（高用量），セマグルチド，チルゼパチド
インスリン
経口配合薬，皮下投与製剤の配合注射薬
（GLP-1 受容体作動薬／インスリン）

高い：
GLP-1 受容体作動薬（上記以外），メトホルミン，SGLT2 阻害薬，SU 薬，チアゾリジン薬

中等度：
DPP-4 阻害薬

体重管理目標の達成と維持：

個別の体重管理目標を設定する

一般的な生活習慣へのアドバイス：
医学的な栄養療法／食事パターン／身体活動

エビデンスに基づいて構築された集中的な体重管理プログラム

減量のための薬剤の検討

外科手術の検討

血糖降下薬療法を選択する場合：
血糖，体重ともに有効性が高い～非常に高いレジメンを検討

体重減少への有効性

非常に高い：
セマグルチド，チルゼパチド

高い：
デュラグルチド，リラグルチド

中等度：
GLP-1 受容体作動薬（上記以外），SGLT2 阻害薬

ニュートラル：
DPP-4 阻害薬，メトホルミン

HbA1c が目標値よりも高い場合

目標達成に対する障壁を特定：
・目標達成に対する自己効力感をサポートするために DSMES の導入を検討
・治療ギャップを特定し，調整するための技術導入（プロフェッショナル CGM など）を検討
・目標達成に影響を与える SDOH を特定して対処する

と包括的な生活習慣改善が含まれる」と明記されていたが，2023年版以降ではその記述はなくなり，メトホルミンは「血糖コントロールのための」第一選択薬に変更された．
- 2024年版のADAとEASDの血糖降下薬のアルゴリズム（2023年版が基本）について，以下に詳しく説明する．2023年版においては，薬剤選択ではまず「高リスク2型糖尿病患者における心腎リスクの低減」と，「血糖コントロール・体重管理目標の達成と維持」の2つのゴールを設け，薬物治療を組み立てることが示された．2024年版でもこれが踏襲された．
- 図Ⅰ-3-6の左側に，「目標：高リスク2型糖尿病患者における心腎リスクの低減（包括的な心血管リスク管理に加えて）」を掲げ，患者を3つのカテゴリーに分けた．
  ① ASCVDの既往あり，または高リスクの患者では，心血管系のベネフィットが証明されているGLP-1受容体作動薬あるいはSGLT2阻害薬を推奨している．ASCVDに対するベネフィットに関しては，SGLT2阻害薬としてエンパグリフロジン，カナグリフロジンを推奨し，GLP-1受容体作動薬としてはリラグルチド，セマグルチド（注射剤），またはデュラグルチドを推奨している．高リスクの定義は，55歳以上かつ2つ以上の危険因子（肥満症，高血圧，喫煙，脂質異常症，アルブミン尿）を有するとしている．その後，目標HbA1cに到達できない場合は，GLP-1受容体作動薬とSGLT2阻害薬の併用，およびチアゾリジン薬の使用を推奨している．
  ② 心不全（既往も含む）の患者では，駆出率の低下した心不全（heart failure with reduced ejection fraction：HFrEF）および駆出率の保たれた心不全（heart failure with preserved ejection fraction：HFpEF）ともに，心不全に対するベネフィットが証明されたSGLT2阻害薬を推奨している．心不全にベネフィットのあるSGLT2阻害薬として，カナグリフロジン，エンパグリフロジン，ダパグリフロジンを推奨している．一方で，DPP-4阻害薬のサキサグリプチン，アログリプチン，およびチアゾリジン薬は心不全患者には非推奨としている．HFpEFに対しても，SGLT2阻害薬が心不全増悪と心血管死のリスクを低減するために2023年版から推奨とされた．
  ③ CKD（eGFR＜60 mL/分/1.73 m^{2}またはアルブミン尿（UACR≧30 mg/g））の患者では，eGFR≧20 mL/分/1.73 m^{2}であればCKD進行を抑制することが証明されているSGLT2阻害薬を推奨し，一度投与を開始したら透析または腎移植まで継続すべきであるとしている．また，SGLT2阻害薬に忍容性がないか禁忌の場合には，心血管疾患に対するベネフィットが証明されたGLP-1受容体作動薬を推奨している．CKD進行抑制にベネフィットのあるSGLT2阻害薬としてエンパグリフロジン，カナグリフロジン，またはダパグリフロジンを推奨し，アルブミン尿の改善のベネフィットの点から，GLP-1受容体作動薬のリラグルチド，セマグルチド，デュラグルチドを考慮するとしている[3]．その後，目標HbA1cに到達できない場合は，GLP-1受容体作動薬とSGLT2阻害薬の併用を推奨している．

  これら3つの患者群のいずれにおいても，「投与時のHbA1cの値あるいは個別のHbA1c管理目標値に関係なく」，また「メトホルミンの投与の有無に関係なく」，GLP-1受容体作動薬あるいはSGLT2阻害薬を推奨している．
- 糖尿病患者の治療の究極の目的は，細小および大血管合併症の発症抑制・進展阻止により，健康人と変わらないQOLの維持と健康寿命を確保することにある．上記のように，2023年版以降のADAとEASDのアルゴリズムは，「高リスク2型糖尿病患者における

心腎リスクの低減」には，SGLT2阻害薬あるいはGLP-1受容体作動薬が投与されるべきとした．まさに，合併症の進展阻止を治療の中心に置いた薬物選択に大きくシフトした意味を理解すべきである．すなわち，「HbA1cの改善を中心とした治療だけでは，合併症の予防や進展阻止はできない」ことを認めて，他の危険因子にも介入する包括的治療に加え，血糖降下作用以外の多面的効果を有する糖尿病治療薬を積極的に活用することを推奨している（図Ⅰ-3-1b）．

- 図Ⅰ-3-6の右側では，「目標：血糖コントロール・体重管理目標の達成と維持」を掲げ，心血管疾患や腎疾患のリスクがない場合には，個別化された血糖目標と体重目標の両方に焦点を絞って対応すべきであるとしている．
- 血糖コントロールについては，治療目標の達成と維持に十分な有効性のあるメトホルミンを第一選択薬として，HbA1cの目標値を達成できない場合には，他剤との併用を推奨している．併用薬としては，血糖降下への有効性が「非常に高い」ものとしてデュラグルチド（高用量），セマグルチド，チルゼパチド，インスリン，経口配合薬，GLP-1受容体作動薬／インスリン配合注射薬を挙げている．現在（2024年11月時点），わが国ではデュラグルチド（高用量）が使用できないが，近々使用可能になる見込みである．「高い」には，GLP-1受容体作動薬（上記以外），メトホルミン，SGLT2阻害薬，SU薬，チアゾリジン薬を挙げている．「中等度」にDPP-4阻害薬を挙げている．
- 2023年版以降では，体重管理は「2型糖尿病の血糖コントロールにおいて重要な要素である」と強調されている．体重減少への有効性が「非常に高い」薬剤には，GLP-1受容体作動薬セマグルチドおよびGIP/GLP-1受容体作動薬チルゼパチドを，「高い」の薬剤にはGLP-1受容体作動薬デュラグルチド（高用量）およびリラグルチドを挙げた．「中等度」には，GLP-1受容体作動薬（上記以外）とSGLT2阻害薬を，「ニュートラル」にはDPP-4阻害薬とメトホルミンを挙げている．

G 日本糖尿病学会の2型糖尿病薬物療法のアルゴリズム2023

- 日本糖尿病学会は，日本人の2型糖尿病の病態および処方実態が欧米と大きく異なることから，欧米と異なる治療戦略を提唱している．
- 2022年に提唱され，2023年に第2版[4]が発表された2型糖尿病の薬物療法のアルゴリズム（図Ⅰ-3-7）のStep 1において，まず病態に応じ選択すべき候補薬を挙げている．すなわち，日本人の糖尿病は欧米とは異なり，インスリン分泌不全優位型の非肥満の糖尿病患者が半数を占めるため，薬物選択にあたって，肥満か非肥満かでアルゴリズムが2通りあるという点が大きな特徴となっている．「肥満型」は欧米型ともいえ，病態においてはインスリン抵抗性優位型と理解される．「肥満型」の定義としては，日本における肥満の定義（BMI 25以上），あるいは日本における内臓脂肪蓄積を示す腹囲（ウエスト周囲長）の基準（男性85 cm以上，女性90 cm以上）を参考とする．また，インスリン抵抗性の評価指標としてHOMA-IRを挙げている．推奨される薬剤として，ビグアナイド薬，SGLT2阻害薬，GLP-1受容体作動薬，DPP-4阻害薬，チアゾリジン薬，α-グルコシダーゼ阻害薬，イメグリミン，チルゼパチドを挙げている．
- 一方，「非肥満型」はインスリン分泌不全を想定しており，インスリン分泌不全の評価

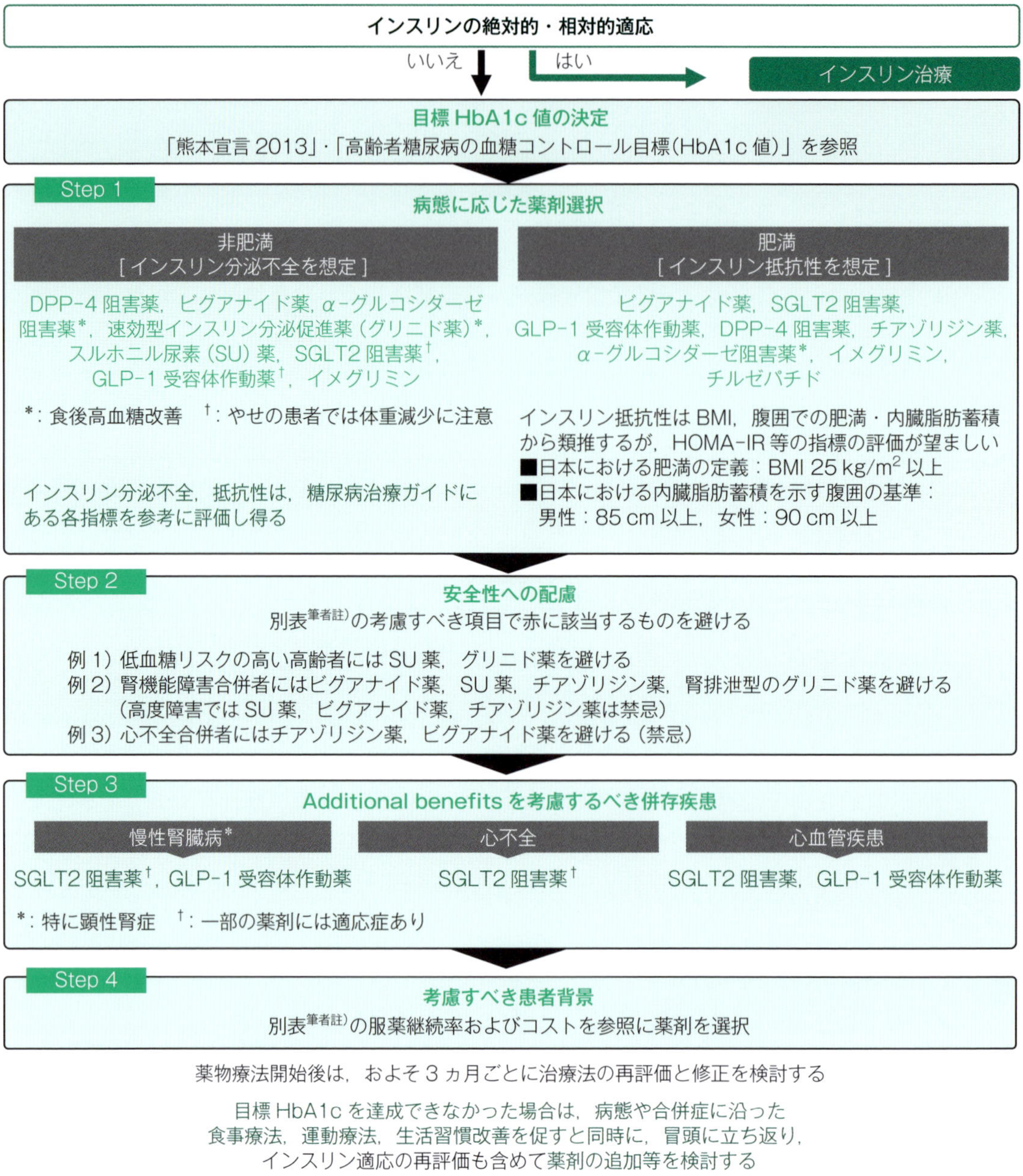

```
┌──────────────────────────────┐
│ インスリンの絶対的・相対的適応 │
└──────────────────────────────┘
         │いいえ    │はい
         ▼          ▼  ┌──────────────┐
                       │ インスリン治療 │
                       └──────────────┘
```

目標 HbA1c 値の決定
「熊本宣言 2013」・「高齢者糖尿病の血糖コントロール目標（HbA1c 値）」を参照

Step 1　病態に応じた薬剤選択

非肥満 ［インスリン分泌不全を想定］	肥満 ［インスリン抵抗性を想定］
DPP-4 阻害薬，ビグアナイド薬，α-グルコシダーゼ阻害薬*，速効型インスリン分泌促進薬（グリニド薬）*，スルホニル尿素（SU）薬，SGLT2 阻害薬†，GLP-1 受容体作動薬†，イメグリミン	ビグアナイド薬，SGLT2 阻害薬，GLP-1 受容体作動薬，DPP-4 阻害薬，チアゾリジン薬，α-グルコシダーゼ阻害薬*，イメグリミン，チルゼパチド
*：食後高血糖改善　†：やせの患者では体重減少に注意 インスリン分泌不全，抵抗性は，糖尿病治療ガイドにある各指標を参考に評価し得る	インスリン抵抗性は BMI，腹囲での肥満・内臓脂肪蓄積から類推するが，HOMA-IR 等の指標の評価が望ましい ■日本における肥満の定義：BMI 25 kg/m² 以上 ■日本における内臓脂肪蓄積を示す腹囲の基準： 　男性：85 cm 以上，女性：90 cm 以上

Step 2　安全性への配慮
別表（筆者註）の考慮すべき項目で赤に該当するものを避ける

例 1）低血糖リスクの高い高齢者には SU 薬，グリニド薬を避ける
例 2）腎機能障害合併者にはビグアナイド薬，SU 薬，チアゾリジン薬，腎排泄型のグリニド薬を避ける
　　　（高度障害では SU 薬，ビグアナイド薬，チアゾリジン薬は禁忌）
例 3）心不全合併者にはチアゾリジン薬，ビグアナイド薬を避ける（禁忌）

Step 3　Additional benefits を考慮するべき併存疾患

慢性腎臓病*	心不全	心血管疾患
SGLT2 阻害薬†，GLP-1 受容体作動薬	SGLT2 阻害薬†	SGLT2 阻害薬，GLP-1 受容体作動薬

*：特に顕性腎症　†：一部の薬剤には適応症あり

Step 4　考慮すべき患者背景
別表（筆者註）の服薬継続率およびコストを参照に薬剤を選択

薬物療法開始後は，およそ 3 ヵ月ごとに治療法の再評価と修正を検討する
目標 HbA1c を達成できなかった場合は，病態や合併症に沿った
食事療法，運動療法，生活習慣改善を促すと同時に，冒頭に立ち返り，
インスリン適応の再評価も含めて薬剤の追加等を検討する

図 I -3-7 ● 2 型糖尿病の薬物療法のアルゴリズム
筆者註）下記出典の Table 1.
（日本糖尿病学会：コンセンサスステートメント策定に関する委員会「2 型糖尿病の薬物療法のアルゴリズム（第 2 版）」．
糖尿病 66（10）：715-733，2023 より）

は「糖尿病治療ガイド」にある各指標を参考に評価することとしている．推奨される薬剤として，DPP-4 阻害薬，ビグアナイド薬，α-グルコシダーゼ阻害薬，速効型インスリン分泌促進薬（グリニド薬），SU 薬，SGLT2 阻害薬，GLP-1 受容体作動薬，イメグリミンを推奨している．ただし，SGLT2 阻害薬と GLP-1 受容体作動薬に関しては，非肥満患者への投与時の体重減少に注意喚起している．

- Step 2 では，低血糖や腎機能障害などがある場合の安全性への配慮について言及し，注意喚起している．例えば，①低血糖リスクの高い高齢者には SU 薬，グリニド薬を避

ける，②腎機能障害合併者にはビグアナイド薬，SU薬，チアゾリジン薬，腎排泄型のグリニド薬を避け，特に高度障害ではSU薬，ビグアナイド薬，チアゾリジン薬は禁忌とする．③心不全合併者にはチアゾリジン薬，ビグアナイド薬は禁忌であると明記している．

● Step 3 では，additional benefits を考慮すべき併存疾患として，CKD，心不全，心血管疾患を挙げ，CKDにはSGLT2阻害薬およびGLP-1受容体作動薬，心不全にはSGLT2阻害薬，心血管疾患にはSGLT2阻害薬およびGLP-1受容体作動薬をそれぞれ推奨している．

● Step 4 として，コストなど患者の背景を総合的に判断して薬剤を選択するということが明記された．

● アルゴリズムの最後に，目標HbA1cを達成できなかった場合は，病態や合併症に沿った食事療法，運動療法，生活習慣改善を促すと同時に，冒頭に立ち返り，インスリン適応の再評価も含めて薬剤の追加などを検討することと記載している．

（麻生好正）

文　献

1) Inzucchi, SE et al：Management of hyperglycemia in type 2 diabetes：a patient-centered approach：position statement of the American Diabetes Association（ADA）and the European Association for the Study of Diabetes（EASD）. Diabetes Care 35：1364-1379, 2012
2) American Diabetes Association：8. Obesity management for the treatment of type 2 diabetes：Standards of Medical Care in Diabetes-2020. Diabetes Care 43：S89-S97, 2020
3) Perkovic, V et al：Effects of semaglutide on chronic kidney disease in patients with type 2 diabetes. N Engl J Med 391：109-121, 2024
4) 日本糖尿病学会：コンセンサスステートメント策定に関する委員会「2型糖尿病の薬物療法のアルゴリズム（第2版）」．糖尿病 66（10）：715-733, 2023

参考文献

5) Davies, MJ et al：Management of hyperglycemia in type 2 diabetes, 2018. A consensus report by the American Diabetes Association（ADA）and the European Association for the Study of Diabetes（EASD）. Diabetes Care 41：2669-2701, 2018
6) 日本糖尿病学会 編・著：糖尿病診療ガイドライン2024，南江堂，2024
7) 日本糖尿病学会 編・著：糖尿病治療ガイド2018-2019，文光堂，2018
8) 日本糖尿病学会 編・著：糖尿病治療ガイド2020-2021，文光堂，2020
9) 日本糖尿病学会 編・著：糖尿病治療ガイド2022-2023，文光堂，2022
10) 日本糖尿病学会 編・著：糖尿病治療ガイド2024，文光堂，2024

COLUMN　Standards of Care in Diabetes

　Standards of Care in Diabetes は，米国糖尿病学会（American Diabetes Association：ADA）により毎年発表される糖尿病診療全般に関するガイドラインである．最大の特徴として，直近1年間に得られた新しいエビデンスや，新たに発売された薬物などに関する情報が即座に反映されていることが挙げられる．例えば，2024年版では治療に関して，次のようなトピックが追記された．すなわち，「肥満症を伴う糖尿病患者の持続的な体重管理目標を達成するために，新しいクラスの肥満症治療薬（GLP-1受容体作動薬，GIP/GLP-1受容体作動薬）の使用に関するガイダンス」や，「新しい持続グルコース測定と自動インスリン送達システムに重点を置いた糖尿病治療」などである．このような新規製剤・製品に関する記載に加え，糖尿病診療で重視するべき考え方についても毎年アップデートされている．

　Standards of Care in Diabetes は，多職種よりなる常設の委員会によって編集されている．また，ADA が米国心臓協会（American Heart Association：AHA）や欧州糖尿病会議（European Association for the Study of Diabetes：EASD），Kidney Disease: Improving Global Outcomes（KDIGO）などの他組織と連携して作成したコンセンサスレポートの概要も，Standards of Care in Diabetes で知ることができる．

　本書『徹底解説！糖尿病治療薬 選び方・使い方 第2版』のなかで何度も言及されている2型糖尿病管理における血糖降下薬の使用に関するフローチャート（「ADA と EASD のアルゴリズム」）は，Standards of Care in Diabetes-2024 では「第9章 Pharmacologic Approaches to Glycemic Treatment」に掲載されている．このフローチャートも他のトピックと同様に，最新のエビデンスや新薬などに関する情報，および薬物選択に関する最新の考え方が反映された形で，毎年更新されている．

　また，Standards of Care in Diabetes は全文が ADA のウェブサイトに公開されており，ADA の学会員でなくとも無料で読むことができる．

〔薄井　勲〕

II章 各種糖尿病治療薬の基本知識

II 各種糖尿病治療薬の基本知識

1 ビグアナイド薬

ポイント

- 単独投与では低血糖のリスクは低い．
- 肥満の有無にかかわらず血糖降下作用が期待できる．
- 1日2,250 mgまでの高用量投与が可能であるが，1日最高投与量はeGFRによって決まる．
- 乳酸アシドーシスの予防には，禁忌や慎重投与，投薬中止の条件を遵守することが重要である．
- ヨード系造影剤使用前には投与を中止し，検査後48時間は休薬する．
- シックデイには投薬を中止する．

Keyword

乳酸アシドーシス，eGFR，脱水，SGLT2阻害薬，ヨード系造影剤，アルコール多飲，低酸素，循環障害，下痢，悪心，ビタミンB_{12}減少，大球性高色素性貧血，神経障害

表II-1-1 ● ビグアナイド薬

一般名	商品名	剤形・含有量 (mg)	用量*・用法 (mg/日)	作用時間 (時間)	主な排泄経路
メトホルミン塩酸塩	グリコラン® メトホルミン塩酸塩 GL	錠 250 錠 250	500～750 1日2～3回食後	6～14	腎排泄
	メトグルコ® メトホルミン塩酸塩 MT	錠 250, 500 錠 250, 500	500～1,500（2,250，10歳以上の小児は2,000） 1日2～3回食直前または食後	6～14	腎排泄

*常用量を記す．1日最高投与量が異なる場合は（ ）内に記載した．

A 作用機序と臨床的特徴

- ビグアナイド（biguanide）薬は，インスリン分泌を促進せずに血糖降下作用を発揮する糖尿病治療薬である．肝臓からの糖新生の抑制や末梢組織でのインスリン感受性の改善が主な作用機序である（図II-1-1）．
- しかし，ビグアナイド薬の作用機序はすべてが明らかになったわけではなく，腸内細菌叢の改善や腸管へのグルコースの排泄など，近年になっても新たな作用機序が報告されている．
- 血糖値を改善する際に体重を増やさないので，過体重や肥満の2型糖尿病で選択されることが多いが，非肥満の症例にも肥満症例と変わらない血糖降下作用が期待できる．単独使用では低血糖をきたす可能性は低い．

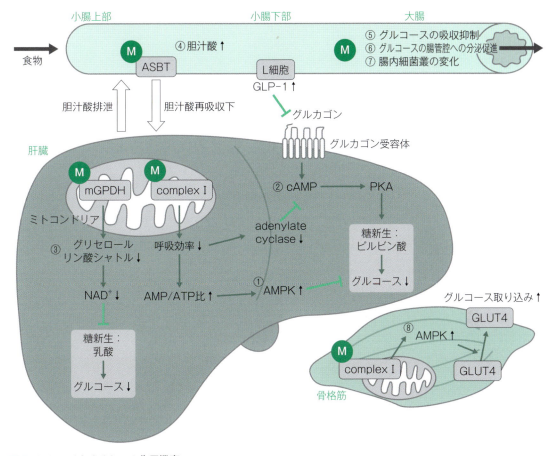

図II-1-1 ● メトホルミンの作用機序
①電子伝達系の complex I の抑制と AMP キナーゼ（AMPK）の活性化を介する肝糖産生の抑制.
②電子伝達系の complex I の抑制とグルカゴンシグナルの抑制を介する肝糖産生の抑制.
③グリセロールリン酸シャトルの抑制による肝糖産生の抑制.
④胆汁酸トランスポーター（ASBT）の阻害による腸管内胆汁酸増加と GLP-1 の増加を介するグルカゴン作用の抑制.
⑤グルコースの吸収抑制.
⑥グルコースの腸管腔への分泌促進.
⑦腸内細菌叢の変化.
⑧骨格筋の AMPK の活性化を介するグルコースの取り込み促進.
Ⓜはメトホルミンの作用部位.

- 日本糖尿病学会の「糖尿病治療ガイド」ではインスリン分泌非促進系に分類される[1].

B 適応と禁忌

- 適応症は 2 型糖尿病.
- 慎重投与は，軽度～中等度の腎機能障害（eGFR 30 mL/分/1.73 m² 以上），肝機能障害，軽症の感染症，高齢者など.
- 禁忌は，乳酸アシドーシスの既往，重度の腎機能障害（eGFR 30 mL/分/1.73 m² 未満）または透析患者，重度の肝機能障害，心血管系・肺機能の高度の障害，脱水症，過度のアルコール摂取者などがある．これらは，乳酸アシドーシスのリスクが高い．その他，重症ケトーシスや 1 型糖尿病，重症感染症・外傷，手術時，妊婦なども禁忌である.

- メトホルミン塩酸塩は 10 歳以上の小児にも投与可能である.

C 使用量

- メトホルミン塩酸塩として，通常 250 mg 錠を朝夕 1 錠ずつから開始，効果と副作用（消化器症状など）をみながら徐々に増量する．実臨床では，アドヒアランスを考慮して 500 mg 錠 1 錠から開始することもある.
- 維持量は 1 日 750〜1,500 mg，1 日最高投与量は 2,250 mg．ただし，eGFR 45〜59 mL/分/1.73 m² では 1,500 mg，eGFR 30〜44 mL/分/1.73 m² では 750 mg を 1 日最高投与量とする.
- 10 歳以上の小児では，1 日 2,000 mg が 1 日最高投与量（表Ⅱ-1-1）.

D 注意するべき副作用

1 乳酸アシドーシス[2]

- 日本における調査によれば，メトホルミンによる乳酸アシドーシスの発症は 10 万人あたり 1.9 人ときわめて少ない．発症者の内訳は，ビグアナイド薬の禁忌にあたる症例が大部分を占める.
- 発症予防のために，次の注意点が挙げられる.
  ①腎機能障害：eGFR 30 mL/分/1.73 m² 未満と透析中の患者には絶対に投与しない．eGFR 30〜59 mL/分/1.73 m² では少量から開始し，最高投与量（前述）を遵守する.
  ②ヨード系造影剤使用時：緊急の場合を除き，検査の当日から内服を中止する．検査後 48 時間は内服を再開しない．検査前後で 500 mL 程度の補液を行うことも，乳酸アシドーシスの予防には有効.
  ③脱水，シックデイ：脱水が懸念される下痢，嘔吐，発熱などの症状があるときは，内服を中止する.
  ④重度の肝機能障害，過度のアルコール摂取：乳酸代謝の低下および脱水の原因となるため，禁忌.
  ⑤心血管系・肺機能障害，全身の手術：循環障害（急性心不全など）や低酸素症によって細胞内の嫌気性代謝が進み，乳酸の産生が亢進する．禁忌または内服中止とする.
  ⑥高齢者：75 歳以上では原則として新規の投与は推奨されない.

> **Memo**
>
> **乳酸アシドーシス**
> 血中の乳酸が 5 mmol/L（45 mg/dL）以上に増加し，著しい代謝性アシドーシスを起こして昏睡に陥る予後不良の病態である．乳酸が増加する原因として，①乳酸産生の増加（循環器疾患，呼吸器疾患，手術に伴う低酸素症など），②乳酸代謝の低下（肝機能障害やアルコール過剰摂取など），③ビグアナイド薬の血中濃度上昇（急性・慢性の腎機能障害など）が挙げられる.

2 消化器症状

- 下痢，嘔気，食欲不振，腹痛など，不定の消化器症状が出現する．比較的軽症のものが多いが，発症頻度は 50％前後と比較的高い．

> **Advise**
> 少量の投与から徐々に増量することにより，消化器症状の予防や消失が期待できる．

3 ビタミン B_{12} 低下症

- ビグアナイド薬の長期内服によって，ビタミン B_{12} の吸収不良が生じることがある．特に大球性貧血や末梢神経障害を認める患者では，血中ビタミン B_{12} 値を測定すべきである．
- ビタミン B_{12} 値が低下している場合には，ビグアナイド薬を直ちに中止するのではなく，軽症ではサプリメント，重症では注射製剤によるビタミン B_{12} の投与を検討する．

E 使用上のコツ

1 第一選択か，第二選択以降か

- ビグアナイド薬は，第一選択でも第二選択以降でも使用できる薬剤である．
- 日本糖尿病学会が 2023 年に発表した「2 型糖尿病の薬物療法のアルゴリズム（第 2 版）」では，患者個々の病態を肥満の有無で分け，それぞれの群で選択できる薬剤を挙げている．ビグアナイド薬は両群に挙げられており，肥満群では 1 番目に，非肥満群では DPP-4 阻害薬に次いで 2 番目に記載されている[3]（Ⅰ章-3「糖尿病の治療戦略」図Ⅰ-3-7 参照）．
- ビグアナイド薬は，肥満の有無で血糖降下作用に明らかな差が生じることはなく，低コストであることから，非肥満症例でも本薬を第一選択とするメリットはある．また，2 剤目以降にビグアナイド薬を追加投与することもできる．
- メトホルミンの血糖降下作用は血糖依存性であるため，管理目標に到達しない場合には，第一選択薬，第二選択薬以降のいずれの場合でも躊躇せず増量を考慮する．
- 2022 年版までの米国糖尿病学会（ADA）と欧州糖尿病会議（EASD）のアルゴリズムでは，禁忌症例を除いてメトホルミンが原則第一選択であり，他の糖尿病治療薬はメトホルミンに追加して投与するとされていた[4]．しかし，2023 年版以降では，治療目的にあわせて他の薬剤を第一選択とするとき，必ずしもメトホルミンが既に処方されている必要はないとされた（Ⅰ章-3「糖尿病の治療戦略」参照）．

2 同系薬の使い分け

- 日本において使用可能なビグアナイド薬は，メトホルミン塩酸塩のみである（表Ⅱ-1-1）．

3 併用したい薬剤，併用を避けるべき薬剤

- インスリン分泌非促進系に分類されるビグアナイド薬が第一に選択されているとき，わが国では第二選択として作用機序が異なるインスリン分泌促進系の薬剤，特にDPP-4阻害薬が選択されることが多い．
- 非肥満患者ではDPP-4阻害薬，肥満患者ではSGLT2阻害薬かGLP-1受容体作動薬を第二選択とするという考え方もある．
- 糖尿病治療薬のなかで，ビグアナイド薬との併用を常に避けるべき薬剤はない．ただし，脱水を避ける意味で利尿薬やSGLT2阻害薬，乳酸アシドーシスを避ける意味でヨード系造影剤，低血糖を避ける意味でスルホニル尿素（SU）薬や速効型インスリン分泌促進薬（グリニド薬），インスリン注射との併用時には注意が必要である．

F 配合薬

- DPP-4阻害薬との配合：エクメット®配合錠LD/HD，メトアナ®配合錠LD/HD，イニシンク®配合錠
- チアゾリジン薬との配合：メタクト®配合錠LD/HD
- 配合薬の使用で服薬錠数を減らすことにより，服薬アドヒアランスの向上が期待できる．

> **Pitfall**
> イニシンク®とメタクト®は1日1錠内服であるため，配合薬中のメトホルミンの内服も1日1回になる．必要な症例にはそれ以外の食事でメトホルミンを追加してもよい．

（薄井　勲）

文献

1) 日本糖尿病学会 編・著：糖尿病治療ガイド2024，文光堂，2024
2) 日本糖尿病学会ビグアナイド薬の適正使用に関する委員会：メトホルミンの適正使用に関するRecommendation，2020年3月18日改訂，https://www.jds.or.jp/modules/education/index.php?content_id=132（2024年8月閲覧）
3) 日本糖尿病学会：コンセンサスステートメント策定に関する委員会「2型糖尿病の薬物療法のアルゴリズム（第2版）」．糖尿病 66（10）：715-733, 2023
4) American Diabetes Association：8. Obesity management for the treatment of type 2 diabetes：Standards of Medical Care in Diabetes-2020. Diabetes Care 43：S89-S97, 2020

II 各種糖尿病治療薬の基本知識

2 チアゾリジン薬

ポイント
- インスリン抵抗性改善による血糖降下作用に加え，脂質プロファイルの改善，抗動脈硬化作用を有する．
- 浮腫・体重増加，心不全・骨折のリスク等の副作用を有する．
- 単独投与での低血糖のリスクは低い．

Keyword
インスリン抵抗性改善，PPAR-γ，アディポネクチン，浮腫，心不全，骨折，膀胱癌，NASH（MASH）

表 II-2-1 ● チアゾリジン薬

一般名	商品名	剤形・含有量 (mg)	用量*・用法 (mg/日)	作用時間 (時間)	主な排泄経路
ピオグリタゾン塩酸塩	アクトス® アクトス®OD	錠 15, 30	15〜30（45） 1日1回朝食前 または朝食後	24	主に肝臓で代謝され，投与後48時間までの累積尿中排泄率は約30%

*常用量を記す．1日最高投与量が異なる場合は（　）内に記載した．インスリン併用時は30 mg/日を上限とする．

A 作用機序と臨床的特徴

- チアゾリジン薬（thiazolidinediones）は，骨格筋や肝臓におけるインスリン感受性の改善と，肝臓における糖新生抑制により，血糖降下作用を発揮する．
- 標的分子は，ペルオキシソーム増殖因子活性化受容体（peroxisome proliferator-activated receptor：PPAR）-γと呼ばれる核内受容体型転写因子である．
- PPAR-γは脂肪細胞に強く発現しており，脂肪細胞の分化促進に関与する．その活性化により皮下脂肪組織に小型の白色脂肪細胞が増え，中性脂肪蓄積が促進される．これにより，肥満に伴う骨格筋や肝臓の異所性脂肪蓄積を改善する．
- さらに脂肪細胞の小型化は，脂肪組織からの炎症性サイトカイン等のインスリン抵抗性を惹起する分子の分泌を抑制し，アディポネクチン等のインスリン感受性ホルモンの分泌を促進する．
- 単独使用における低血糖のリスクは低い．
- しばしば浮腫・体重増加をきたす．

> **Memo**
>
> **アディポネクチン**
>
> アディポネクチンは，脂肪細胞から分泌される善玉アディポカインの一つである．アディポカインは，骨格筋や肝臓に発現する受容体（AdipoR1，AdipoR2，T-cadherin）に結合し，AMPキナーゼやPPAR-αの活性化などを介してグルコースの取り込み，脂肪酸燃焼，インスリン感受性亢進，抗炎症，抗動脈硬化など，代謝に好ましい作用を発揮する．肥満や2型糖尿病患者では，アディポネクチンは健常人に比べ有意に低値を示す．また，血中アディポネクチン高値の症例では，糖尿病発症率が低いことも明らかにされている．

B 適応と禁忌

- 適応は2型糖尿病．

【禁忌】
- 心不全の患者および心不全の既往歴のある患者
- 重症ケトーシス，糖尿病性昏睡または前昏睡，1型糖尿病の患者
- 重篤な肝機能障害のある患者
- 重篤な腎機能障害のある患者
- 重症感染症，手術前後，重篤な外傷のある患者
- 本剤の成分に対し過敏症の既往歴のある患者
- 妊婦または妊娠している可能性のある女性

C 使用量

【ピオグリタゾン塩酸塩（アクトス®）】
- 食事・運動療法のみ，または他の内服薬（スルホニル尿素（SU）薬，α-グルコシダーゼ阻害薬もしくはビグアナイド薬）で効果不十分な場合は，15～30 mg，1日1回で開始する（45 mg/日を上限とする）．
- 食事・運動療法に加えてインスリン投与で効果不十分な場合は，15 mg，1日1回で開始する（30 mg/日を上限とする）．
- 女性，高齢者は，副作用の発現に留意しながら15 mg/日から開始する．

D 注意するべき副作用

1 浮腫・体重増加

- 体液貯留作用に伴う浮腫をときに認める．循環血漿量の増加により心機能を悪化させるおそれがあるため，心不全やその既往がある患者では投与禁忌である．また，脂肪細胞の分化を促進する作用も合わさることで，しばしば体重増加をきたす．

2 骨折

- 女性において，骨折の増加が認められているため注意が必要である．特に閉経後の高齢

女性では，投与の可否について慎重に検討するべきである[1]．

3 膀胱癌

- 大規模臨床試験（PROactive study など）において，有意ではないものの，ピオグリタゾン投与群で膀胱癌が多くみられたことが報告された．しかし，有意な関連がみられない報告も散見されている．これらの結果に鑑み，本剤を投与された患者で膀胱癌の発生リスクが上昇する可能性が完全には否定できないので，以下の点に注意する．
  ①投与開始に先立ち，患者またはその家族に膀胱癌発症のリスクを十分に説明する．
  ②投与中は，定期的に尿検査などを実施する．
  ③膀胱癌治療中の患者では投与を避ける．
  ④膀胱癌の既往を有する患者では，本剤の有効性および危険性を十分に勘案したうえで，投与の可否を慎重に判断する．

E 使用上のコツ

1 ポジショニング

【米国糖尿病学会（ADA）と欧州糖尿病会議（EASD）のアルゴリズム[2]】
- 「高リスク2型糖尿病患者における心腎リスクの低減」目的において，チアゾリジン薬はGLP-1受容体作動薬もしくはSGLT2阻害薬に次ぐ第二選択薬として位置づけられている．また，「血糖コントロール・体重管理目標の達成と維持」目的においては，メトホルミンもしくは十分な血糖降下作用を有する薬剤の使用（併用療法を含む）が推奨されている．チアゾリジン薬は，血糖降下への有効性が「高い」薬剤の一つとして提示されている（Ⅰ章-3「糖尿病の治療戦略」図Ⅰ-3-6参照）．

【日本糖尿病学会の2型糖尿病の薬物療法のアルゴリズム[3]】
- チアゾリジン薬は，Step 1（病態に応じた薬剤選択）においては，インスリン抵抗性を想定した肥満患者で選択する薬剤の一つに含まれる．また，Step 2（安全性への配慮）においては，腎機能障害合併者では選択を避ける（高度障害では禁忌），心不全合併者では避ける（禁忌）として提示されている（Ⅰ章-3「糖尿病の治療戦略」図Ⅰ-3-7参照）．

2 効果的な患者像

- 肥満患者（BMI 25以上）．
- HOMA-IR 高値の患者．
- メタボリックシンドロームの診断基準で定められたウエスト周囲長を上回る患者．
- チアゾリジン薬はインスリン抵抗性改善薬であるため，これらの患者においてより効果が期待できる．

3 奏効しない患者像

- 食事・運動療法が不十分な患者．チアゾリジン薬の作用機序から，食事・運動療法が不十分な患者では肥満を助長するおそれがある．インスリン併用時には特に顕著となる場合があり，注意を要する．

4 低用量チアゾリジン薬の有用性

- チアゾリジン薬の利点を生かしつつ，副作用を最小限にとどめる解決策として，ピオグリタゾン1日7.5 mgの投与が日本人2型糖尿病患者で検討されている[4]．
- 7.5 mgの投与により，HbA1cは3ヵ月で約0.8%の有意な低下を認めた．
- 浮腫の発現頻度はきわめて低く，有意な体重増加は認めなかった．
- 効果および安全性について，多数例での検討が望まれる．

5 NASH（MASH）

- ピオグリタゾンは，比較的短期間の投与で非アルコール性脂肪肝炎（non-alcoholic steatohepatitis：NASH（代謝機能障害関連脂肪肝炎（metabolic dysfunction-associated steatohepatitis：MASH））の肝機能および組織像を改善する．そのため，「NAFLD/NASH診療ガイドライン2020」では，2型糖尿病を合併するNASHにおいてピオグリタゾンの投与が推奨されている[5]（保険適用は2型糖尿病のみ）．

Pitfall

ピオグリタゾンは肝臓で代謝され，チトクロムP450（CYP）2C8が関与する．そのため，CYP2C8活性を誘導する抗結核薬（リファンピシン）併用時は，ピオグリタゾンの血糖降下作用が減弱する可能性がある．

F 配合薬

- ビグアナイド薬との配合：メタクト® 配合錠LD/HD
- SU薬との配合：ソニアス® 配合錠LD/HD
- DPP-4阻害薬との配合：リオベル® 配合錠LD/HD

（原　健二）

文献

1) Loke, YK et al：Long-term use of thiazolidinediones and fractures in type 2 diabetes：a meta-analysis. CMAJ 180：32-39, 2009
2) American Diabetes Association Professional Practice Committee：9. Pharmacologic approaches to glycemic treatment：Standards of Care in Diabetes-2024. Diabetes Care 47：S158-S178, 2024
3) 日本糖尿病学会：コンセンサスステートメント策定に関する委員会「2型糖尿病の薬物療法のアルゴリズム（第2版）」．糖尿病 66（10）：715-733, 2023
4) Aso, Y et al：Low-dose pioglitazone increases serum high molecular weight adiponectin and improves glycemic control in Japanese patients with poorly controlled type 2 diabetes. Diabetes Res Clin Pract 85：147-152, 2009
5) 日本消化器病学会ほか 編：NAFLD/NASH診療ガイドライン2020，改訂第2版，南江堂，2020

II 各種糖尿病治療薬の基本知識

3 DPP-4 阻害薬

ポイント

- 内因性インクレチン（GLP-1，GIP）の増強作用により，主に食後血糖降下作用を示す．
- 単独投与では，低血糖のリスクは低い．
- daily 製剤と weekly 製剤がある．
- 肥満型より非肥満型の患者の方が血糖降下効果が期待できる．
- 高齢者糖尿病に処方しやすい．
- 腎不全，維持透析中の患者でも投与可能であるが，一部では用量の調節が必要となる．
- 心血管疾患，腎疾患に対する安全性が証明されている．
- まれに，高齢者糖尿病患者において水疱性類天疱瘡の副作用が発現する．

🔑 Keyword

インクレチン関連薬，インスリン分泌促進，経口糖尿病治療薬，GLP-1，GIP，急性膵炎，水疱性類天疱瘡

A 作用機序と臨床的特徴

- DPP-4（dipeptidyl peptidase-4）の酵素活性を阻害することで，活性型 GLP-1 および GIP の濃度を上昇させ，血糖降下作用を発揮する．両方のインクレチンとも，血糖依存性のインスリン分泌促進作用を発揮し，さらに GLP-1 は血糖依存性のグルカゴン抑制作用も有し，主に食後血糖を有意に低下させる．
- インクレチン効果は血糖依存性のインスリン分泌促進であるため，低血糖のリスクは低い．
- 体重には中立的（ニュートラル）な作用を示し，投与による体重の有意な増減は通常は認められない．

B 適応と禁忌

- 適応は 2 型糖尿病．食前，食後服用とも可である．

【慎重投与】

- スルホニル尿素（SU）薬またはインスリンを投与中の患者（併用により低血糖のリスクが増加するおそれがある）．
- 以下に挙げる患者または状態（低血糖を起こすおそれがある）．
  ①脳下垂体機能不全または副腎機能不全
  ②栄養不良状態，飢餓状態，不規則な食事摂取，食事摂取量の不足または衰弱状態

3 DPP-4 阻害薬　47

表 II-3-1 ● DPP-4 阻害薬

	daily 製剤			
一般名 (商品名)	シタグリプチン (ジャヌビア®, グラクティブ®)	ビルダグリプチン (エクア®)	アログリプチン (ネシーナ®)	リナグリプチン (トラゼンタ®)
構造式				
効能・効果	2 型糖尿病	2 型糖尿病	2 型糖尿病	2 型糖尿病
用量・用法	50 mg/日, 1 日 1 回 (100 mg/日まで増量可)	50 mg/日, 1 日 2 回 (状態に応じ 1 日 1 回)	25 mg/日, 1 日 1 回	5 mg/日, 1 日 1 回
腎機能障害患者への投与	30≦CCr<50：25 mg/日 (最大 50 mg/日), 1 日 1 回 CCr<30：12.5 mg/日 (最大 25 mg/日), 1 日 1 回	中等度以上：50 mg/日, 1 日 1 回	30≦CCr<50：12.5 mg/日, 1 日 1 回 CCr<30：6.25 mg/日, 1 日 1 回	
肝機能障害患者への投与		重度：禁忌 肝機能障害患者：慎重投与		
排泄経路	腎排泄：87 % 胆汁排泄：13 %	腎排泄：85 % 胆汁排泄：15 %	腎排泄：72 %	腎排泄：5 % 胆汁排泄：80 %
大規模臨床試験	TECOS		EXAMINE	CARMELINA/CAROLINA

CCr：クレアチニンクリアランス (mL/分), eGFR：推算糸球体濾過率 (mL/分/1.73 m^2).

　　③激しい筋肉運動
　　④過度のアルコール摂取者
● 腹部手術の既往または腸閉塞の既往のある患者（腸閉塞を起こすおそれがある）．

【禁忌】
● 本剤の成分に対し，過敏症の既往歴のある患者．
● 重症ケトーシス，糖尿病性ケトアシドーシス，糖尿病性昏睡または前昏睡，1 型糖尿病の患者（輸液およびインスリンによる速やかな高血糖の是正が必須となるので本剤を投与すべきでない）．
● 重症感染症，手術前後，重篤な外傷のある患者（インスリン注射による血糖コントロールが望まれるので本剤の投与は適さない）．
● ビルダグリプチンのみ重度の肝機能障害のある患者（肝機能障害が悪化するおそれがある）．

C 使用量

● 表 II-3-1 を参照．

テネリグリプチン（テネリア®）	アナグリプチン（スイニー®）	サキサグリプチン（オングリザ®）	トレラグリプチン（ザファテック®）weekly製剤	オマリグリプチン（マリゼブ®）
2型糖尿病	2型糖尿病	2型糖尿病	2型糖尿病	2型糖尿病
20 mg/日，1日1回（40 mg/日まで増量可）	100 mg/日，1日2回（1回量200 mgまで増量可）	5 mg/日，1日1回（状態に応じ2.5 mg/日，1日1回）	100 mg/週，週1回	25 mg/週，週1回
	CCr＜30：100 mg/日，1日1回	CCr＜50：2.5 mg/日，1日1回	30≦CCr＜50：50 mg/週，週1回 CCr＜30：25 mg/週，週1回	eGFR＜30：12.5 mg/週，週1回
高度：慎重投与				
腎排泄：45.4 % 胆汁排泄：46.5 %	腎排泄：73.2 % 胆汁排泄：25.0 %	腎排泄：75 % 胆汁排泄：22 % SAVOR-TIMI 53	腎排泄：76 %	腎排泄：74 % 胆汁排泄：3 %

D 注意するべき副作用

1 急性膵炎

- 大規模臨床試験（心血管疾患アウトカム試験（cardiovascular outcome trials：CVOTs）の結果から，軽度ではあるが急性膵炎の発症を増加させることが示された．一方，膵癌のリスクについては否定的である．DPP-4阻害薬による急性膵炎のリスクの機序として，慢性的なGLP-1受容体への刺激により，これを発現している膵腺房細胞や膵管が増殖することが推定されている．

2 水疱性類天疱瘡

- 水疱性類天疱瘡（bullous pemphigoid：BP）は，高齢者に好発する自己免疫性水疱症で，17型コラーゲン（BP180）に対する自己抗体によって発症する．
- DPP-4阻害薬のメタ解析では，他の糖尿病治療薬に比し，水疱性類天疱瘡のリスクを2～3倍にすることが示されている．特にリスクの高い因子として，ビルダグリプチン，男性，80歳以上の3点が挙げられている．

3 関節炎・関節痛

- 関節リウマチ様の多発性関節炎・関節痛を発症した報告例が散見される．一方で，メタ解析ではDPP-4阻害薬の関節リウマチのリスク上昇は否定的である．
- DPP-4は，T細胞の細胞表面マーカーであるCD26と同一分子であり，DPP-4阻害薬が免疫応答に何らかの修飾をする可能性はある．また，DPP-4の生理学的基質としてCCケモカインが知られているが，DPP-4阻害薬がCCケモカインの活性に影響を与える可能性もあり，自己免疫疾患発症のリスクは念頭に置く必要がある．

4 心不全

- 米国食品医薬品局（Food and Drug Administration：FDA）の医薬品安全性情報は，サキサグリプチンとアログリプチンは心不全のリスクを増大する可能性があると警告を発している．警告の内容は，医師に対しては，サキサグリプチンあるいはアログリプチン服用者で心不全を合併する患者では処方を中止し，血糖コントロールをモニタリングして必要な場合には他の薬剤を選択すべきとするものである．

> **Memo**
> **DPP-4阻害薬と心血管疾患アウトカム試験（CVOTs）**
> CVOTsにより，DPP-4阻害薬の心血管疾患（3-point major adverse cardiovascular events：3-point MACE（主要有害心血管イベント））として心血管死，非致死性心筋梗塞，非致死性脳梗塞，および腎への安全性が証明された．ただし，SGLT2阻害薬，GLP-1受容体作動薬と違い，心・腎アウトカムを改善するというエビデンスは得られていない．

5 低血糖

- DPP-4阻害薬の単独投与では低血糖のリスクは低いが，SU薬，グリニド薬のインスリン分泌促進薬が先行投与された患者へのDPP-4阻害薬併用時に，低血糖が発症することがある．特に，SU薬にDPP-4阻害薬を併用する場合は，SU薬の用量を半量程度に減らすことが勧められる．

E 使用上のコツ

1 ポジショニング

- DPP-4阻害薬は糖尿病初期の治療薬であり，早期からの投与が望まれる．
- 第一選択薬：わが国では，欧米に比しDPP-4阻害薬の処方率が圧倒的に高い状況にあり，既に第一選択薬として確立されている．肥満度の低い東アジア人，特に日本人2型糖尿病患者（平均BMI 25）では，十分なHbA1c低下作用（0.8〜1.0％の低下）が期待できることが，第一選択薬と汎用された要因と考えらえる．一方，BMI 30以上の場合は血糖降下作用が減弱することがある（図Ⅱ-3-1）．
- 第二選択薬以降：米国糖尿病学会（ADA）と欧州糖尿病会議（EASD）の2024年版ア

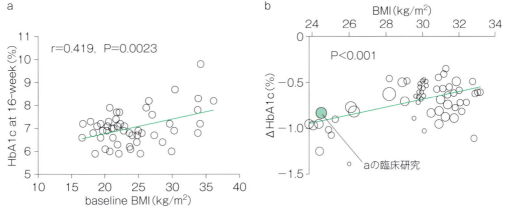

図Ⅱ-3-1 ● 肥満度とDPP-4阻害薬の血糖降下効果との関連性
a：シタグリプチン50 mg/日投与の16週後のHbA1cとBMIの関係．b：DPP-4阻害薬に関する55の臨床研究のメタ解析におけるHbA1c低下度とBMIの関係．
(a：Aso, Y et al：Transl Res 159：25-31, 2012 より，b：Kim, YG et al：Diabetologia 56：696-708, 2013 より)

ルゴリズム[3]では，心血管疾患（既往，高リスク），心不全，慢性腎臓病（chronic kidney disease：CKD）がない患者の場合は，主な目標として「血糖コントロール・体重管理目標の達成と維持」を掲げている．メトホルミンを第一選択薬として，HbA1cの目標値を達成できない場合，あるいは体重管理ができない場合に，他剤との併用を推奨している．DPP-4阻害薬は，第二選択薬のなかで，血糖降下への有効性は「中等度」，体重減少への有効性は「ニュートラル」として評価されている．
- 一方，心血管疾患の既往を有する，または高リスクにある患者，心不全の患者，およびCKDの患者に対しては，心血管系と腎臓に対する保護作用が実証されているSGLT2阻害薬やGLP-1受容体作動薬の投与が推奨されており，DPP-4阻害薬の併用については推奨されていない．

2 効果的な患者像

- 非肥満患者（BMI 25未満）：DPP-4阻害薬はインスリン分泌促進薬であるため，非肥満でインスリン分泌能の低下した患者（日本人2型糖尿病の典型例）でより効果が期待できる．
- 高齢者糖尿病：DPP-4阻害薬は体重に対して中立的な作用を示し，サルコペニアのある高齢者糖尿病に投与しても，フレイルを悪化させるリスクが低い．また，DPP-4阻害薬は高齢者糖尿病でHbA1c低下の作用が大きい．
- 腎機能障害：他の多くの糖尿病治療薬と違い，リナグリプチンとテネリグリプチンは腎不全，維持透析中でも投与可能であり，安全に投与できる．

3 奏効しない患者像

- 高度肥満患者（BMI 30以上）：著明なインスリン抵抗性を有する患者では，主な作用がインスリン分泌促進であるDPP-4阻害薬の血糖降下作用は減弱する（図Ⅱ-3-1）．
- 代謝機能障害関連脂肪性肝疾患（metabolic dysfunction-associated steatotic liver disease：MASLD）/代謝機能障害関連脂肪肝炎（metabolic dysfunction-associated ste-

atohepatitis：MASH）の患者：メタボリックシンドロームの肝臓の表現型である MASLD/MASH を合併する患者では，著明なインスリン抵抗性を内在しているため，DPP-4 阻害薬の効果が減弱する．

> **Memo**
> **DPP-4 阻害薬を推奨しない!?**
> 米国内科学会（ACP）は，2024 年 4 月 19 日に 2 型糖尿病治療ガイドラインの改訂を発表した．メトホルミン内服と生活習慣改善を行っても血糖コントロールが不十分な 2 型糖尿病患者に対し，SGLT2 阻害薬または GLP-1 受容体作動薬の追加を推奨した．一方，DPP-4 阻害薬の追加は，前版（2017 年）から一転して「推奨しない」との勧告が示された[1]．根拠は，Grading of Recommendations Assessment, Development and Evaluation (GRADE) システムを用いて，全死亡，MACE，心筋梗塞，脳卒中，心不全による入院，CKD の進行，重篤な有害事象，重症低血糖を優先順位で評価した結果としている．
> 　この勧告には賛否両論があると思われるが，病態の特徴として，インスリン抵抗性が高い米国の 2 型糖尿病に比し，わが国の 2 型糖尿病は肥満度が低くインスリン分泌不全優位型が半数を占める．また，高齢者糖尿病が急増していることなどから，血糖降下作用（非肥満型で効果が増強[2]）および安全性の面で，DPP-4 阻害薬はわが国において第一選択薬あるいは第二選択薬として活用できると筆者は考えている．

4　DPP-4 阻害薬 weekly 製剤の効果的な患者像

- ドラッグナイーブの患者：初めて薬物治療を始める患者に対して，第一選択薬として weekly 製剤を選択することで，患者の服薬に関する心理的なハードルを低くする可能性がある．
- シフトワーク，出張が多いなど，不規則な生活スタイルの患者：生活スタイルが不規則な場合は，服薬アドヒアランスを維持することが難しく，weekly 製剤の良い適応となる．患者の服薬の負担が軽減でき，QOL の改善も期待できる．
- ポリファーマシーの患者：糖尿病以外の併存疾患が多い患者，特に高齢者糖尿病患者ではポリファーマシーに陥っていることが多く，服薬アドヒアランスの低下，薬剤間相互作用（副作用）などが問題になる．ポリファーマシー対策として，weekly 製剤の導入あるいは daily 製剤からの切り替えが有効である可能性がある．しかしながら，他剤の多くが daily 製剤の場合は，1 種類の薬剤のみを weekly 製剤にすることでかえって飲み忘れるおそれもある．薬剤ケースの活用や錠剤をブリスターカード化するなどの工夫が必要となる．

> **Pitfall**
> DPP-4 阻害薬と GLP-1 受容体作動薬はともにインクレチン関連薬であるため，両者の併用は保険診療上は認められていない．作用機序が重なるため，併用しても DPP-4 阻害薬によるさらなる HbA1c 低下作用は期待できない．

F 配合薬[4]

- メトホルミンとの配合：エクメット®配合錠 LD/HD，イニシンク®配合錠，メトアナ®配合錠 LD/HD
- SGLT2阻害薬との配合：スージャヌ®配合錠，カナリア®配合錠，トラディアンス®配合錠 AP/BP
- チアゾリジン薬との配合：リオベル®配合錠 LD/HD

（麻生好正）

文献

1) Qaseem, A et al：Newer pharmacologic treatments in adults with type 2 diabetes：a clinical guideline from the American College of Physicians. Ann Intern Med 177：658-666, 2024
2) Aso, Y et al：Serum level of soluble CD26/dipeptidyl peptidase-4（DPP-4）predicts the response to sitagliptin, a DPP-4 inhibitor, in patients with type 2 diabetes controlled inadequately by metformin and/or sulfonylurea. Transl Res 159：25-31, 2012
3) American Diabetes Association Professional Practice Committee：9. Pharmacologic approaches to glycemic treatment：Standards of Care in Diabetes-2024. Diabetes Care 47：S158-S178, 2024
4) 日本糖尿病学会 編・著：糖尿病治療ガイド2024，文光堂，2024

Ⅱ 各種糖尿病治療薬の基本知識

4 スルホニル尿素（SU）薬，速効型インスリン分泌促進薬（グリニド薬）

ポイント

〈SU薬〉
- 膵β細胞膜上のスルホニル尿素受容体1（SUR1）に結合し，比較的長時間（12～24時間）にわたり，血糖非依存性にインスリン分泌を促進する．
- 細小血管障害を抑制するエビデンスがある．
- 強い血糖降下作用を有するが，低血糖を起こす可能性があり，高齢者や肝・腎機能障害合併例では特に注意が必要である．
- 二次無効となることがある．
- シックデイで食事が摂れないときには，低血糖を予防するために中止する．
- 低血糖以外には大きな副作用がなく，安価である．

〈グリニド薬〉
- SUR1に結合するが，SU薬に比べて吸収とSUR1からの解離が速いため，血糖降下作用の発現が速く作用時間も短い．
- 食後高血糖の是正に有効である．

Keyword
インスリン分泌促進，低血糖，体重増加

A 作用機序と臨床的特徴

【SU薬】
- スルホニル尿素（sulfonylurea：SU）薬は，1950年代から臨床の場で使用されている最も歴史のある経口血糖降下薬である．
- 膵β細胞の細胞膜上に存在するATP感受性カリウム（K_{ATP}）チャネルの構成要素であるスルホニル尿素受容体1（sulfonylurea receptor 1：SUR1）に結合し，K_{ATP}チャネルを閉鎖する．その結果，細胞膜の脱分極が生じ電位依存性カルシウムチャネルが開口し，細胞内にCa^{2+}が流入することにより，インスリン分泌が惹起される[1]（Ⅰ章-1「糖尿病の病態」図Ⅰ-1-3参照）．
- 血糖非依存性にインスリン分泌を促進し，空腹時血糖も食後血糖も低下させる．
- 血糖降下作用は強く，プラセボに比べてHbA1cを1～2％低下させる[2]．
- 細小血管障害抑制のエビデンスがある[3]．
- インスリン分泌促進作用は強力で，作用時間も長いため，低血糖を引き起こすおそれがある[3]．
- 体重増加作用がある[3~5]．

- 長期投与により，次第に血糖降下作用が減弱することがあり，これを二次無効（secondary failure）という[3]．

【グリニド薬】
- 速効型インスリン分泌促進薬（グリニド薬）（glinide）は，SU薬と同様にSUR1に結合するが，SU薬に比しSUR1との結合は弱く，また解離も速いため，短時間で即効性のインスリン分泌促進作用を有する．
- SU薬に比べて空腹時血糖の改善効果は弱いが，食後高血糖の改善には優れている．
- 毎食直前の服用が必要で，服薬アドヒアランスの低下が懸念される．

B 適応と禁忌

- 適応：2型糖尿病．

1 禁忌

【SU薬】
- ①重症ケトーシス，糖尿病性昏睡または前昏睡，インスリン依存性糖尿病（インスリンの適応），②重篤な肝または腎機能障害のある患者（低血糖のおそれ），③重症感染症，手術前後，重篤な外傷のある患者（インスリンの適応），④下痢，嘔吐などの胃腸障害のある患者（低血糖のおそれ），⑤妊婦や妊娠している可能性がある患者，⑥本剤の成分またはスルホンアミド系薬剤に対し過敏症の既往歴のある患者，⑦ボセンタン水和物を投与中の患者（グリベンクラミドのみ）など．

【グリニド薬】
- ①重症ケトーシス，糖尿病性昏睡または前昏睡，1型糖尿病の患者（輸液およびインスリンによる速やかな高血糖の是正が必須となる），②重篤な感染症，手術前後，重篤な外傷がある患者（インスリンの適応），③妊婦・妊娠している可能性がある患者，④本剤の成分に対し過敏症の既往歴のある患者，⑤透析を必要とするような重篤な腎機能障害のある患者（ナテグリニドのみ）．

2 慎重投与

【SU薬】
- 低血糖を起こす可能性がある以下の患者または病態．①肝または腎機能障害，②脳下垂体機能不全または副腎機能不全，③栄養不良状態，飢餓状態，不規則な食事摂取，食事摂取量の不足または衰弱状態，④激しい筋肉運動，⑤過度のアルコール摂取者，⑥高齢者，⑦血糖降下作用を増強する薬剤との併用，⑧授乳婦，⑨小児．

【グリニド薬】
- 虚血性心疾患，低血糖を起こす可能性がある患者または病態（①脳下垂体機能不全または副腎機能不全，②下痢，嘔吐などの胃腸障害，③栄養不良状態，飢餓状態，不規則な食事摂取，食事摂取量の不足または衰弱状態，④激しい筋肉運動，⑤過度のアルコール摂取者，⑥腎機能障害，⑦肝機能障害），授乳婦，小児，高齢者．

表Ⅱ-4-1 ● スルホニル尿素（SU）薬

一般名	商品名	剤形・含有量 (mg)	用量*・用法 (mg/日)	作用時間 (時間)	主な排泄経路
グリメピリド (第三世代)	アマリール® グリメピリド グリメピリドOD	錠 0.5, 1, 3 錠 0.5, 1, 3 口腔内崩壊錠 0.5, 1, 3	0.5～4(6) 1日1(朝)～2回(朝夕) 食前または食後	12～24	腎・胆汁排泄
グリベンクラミド (第二世代)	オイグルコン® グリベンクラミド	錠 1.25, 2.5 錠 1.25, 2.5	1.25～2.5(10) 1日1(朝)～2回(朝夕) 食前または食後	12～24	胆汁・腎排泄
グリクラジド (第二世代)	グリミクロン® グリミクロン®HA グリクラジド	錠 40 錠 20 錠 20, 40	40～120(160) 1日1(朝)～2回(朝夕) 食前または食後	12～24	腎排泄
グリクロピラミド (第一世代)	デアメリン®S	錠 250	125～250(500) 1日1(朝)～2回(朝夕) 食前または食後	(不詳)	腎排泄

*維持量を記す．1日最高投与量が異なる場合は（　）内に記載した．

C 使用量

【SU薬】

- 日本で市販されているSU薬の一覧を表Ⅱ-4-1に示す．いずれのSU薬も最小投与量（またはその半量）から開始し，血糖降下作用と低血糖の有無を確認しながら，徐々に増量していく．
- 重篤な遷延性低血糖や二次無効を避けるために，SU薬の使用量は最大でも上限の1/3～1/2にとどめる（例えばグリメピリドでは1～2 mg/日までの使用が望ましい）．効果不十分な場合は，作用機序の異なる他の経口血糖降下薬やGLP-1受容体作動薬の併用，インスリン治療への切り替えを考慮する．

> **Advise**
> SU薬を内服している患者にDPP-4阻害薬やGLP-1受容体作動薬，SGLT2阻害薬を追加する際には，低血糖を念頭に置き，SU薬を半量程度に減らすことが望ましい．

【グリニド薬】

- 日本で市販されているグリニド薬の一覧を表Ⅱ-4-2に示す．
- いずれの薬剤も最小投与量から開始し，効果と低血糖の有無を確認しながら，必要に応じ増量する．

D 注意するべき副作用

1 低血糖

- 低血糖は，SU薬とは切り離すことができない最も注意が必要な副作用である．
- 約5,000人の2型糖尿病患者を対象に，メトホルミン単独投与への追加治療を前向きに

表Ⅱ-4-2 ● 速効型インスリン分泌促進薬（グリニド薬）

一般名	商品名	剤形・含有量 (mg)	用量*・用法 (mg/日)	作用時間 (時間)	主な代謝・排泄経路
ナテグリニド	スターシス® ファスティック®	錠 30, 90 錠 30, 90	270（360） 1日3回 毎食直前	3	肝代謝 胆汁・腎排泄
ミチグリニドカルシウム水和物	グルファスト® OD ミチグリニド Ca・OD	錠 5, 10 錠 5, 10	30（高齢者は 15 で開始） 1日3回 毎食直前	3	肝・腎代謝 腎排泄
レパグリニド	レパグリニド	錠 0.25, 0.5	0.75～1.5（3） 1日3回 毎食直前	4	肝代謝 胆汁排泄

*常用量を記す．1日最高投与量が異なる場合は（ ）内に記載した．

比較した GRADE 試験において，5年間の観察期間中に重症低血糖が発生した頻度は，リラグルチド（GLP-1 受容体作動薬注射製剤）群 1.0 %，シタグリプチン（DPP-4 阻害薬）群 0.7 %に比べ，グリメピリド群は 2.2 %と有意に高かったが，インスリン グラルギン群 1.3 %に対して有意差はなかった[5]．

- グリニド薬は，SU 薬に比べ低血糖のリスクは低いが，服薬のタイミングが合わなかったり，食事摂取量が少なかったりした場合には低血糖を起こすことがある．
- 低血糖予防のための注意点として，以下が挙げられる．
  ①最小投与量から開始し，低血糖がないことを確認しながら漸増していく．特に，高齢者や肝または腎機能障害の合併など，低血糖を起こしやすい病態では十分に注意する．
  ②低血糖の症状や対処法について，あらかじめよく説明しておく．
  ③シックデイルールについて確認しておく（Ⅲ章-15「シックデイ時の薬剤調整」参照）．
  ④高齢者は低血糖の症状が現れにくく，また低血糖に対して速やかに対処できないため，重症低血糖を起こしやすい．日本糖尿病学会と日本老年医学会の合同委員会による「高齢者糖尿病の血糖コントロール目標（HbA1c 値）」を指標に，年齢や認知機能，日常生活活動度（activities of daily living：ADL）に応じた個々の目標 HbA1c を設定する（Ⅰ章-3「糖尿病の治療戦略」および図Ⅰ-3-4，Ⅲ章-5「高齢者糖尿病」参照）．

2 体重増加

- SU 薬は体重増加をきたしやすいため，薬剤投与前から，食事療法や運動療法などの生活習慣の改善を十分に指導する．
- 約 6,000 人が参加したグリメピリドとリナグリプチン（DPP-4 阻害薬）との比較試験（CAROLINA 試験）では，グリメピリドはリナグリプチンに比べて 6.3 年間で 1.54 kg の体重増加を示した[4]．
- 前述の GRADE 試験で，5年間の追跡期間中に 10 %以上の体重増加がみられた症例の割合は，グリメピリド群は 12.1 %であり，リラグルチド群 6.1 %，シタグリプチン群 9.1 %に対して有意に高かったが，インスリン グラルギン群 13.1 %に対して有意差はなかった[5]．
- グリニド薬も，SU 薬と比べると軽度ではあるが，体重増加をきたす．

E 使用上のコツ

1 第一選択か，第二選択か

- 日本人の 2 型糖尿病患者は，欧米と比べると，インスリン分泌能が低下した非肥満型の患者が多い．わが国では，長年にわたり SU 薬がインスリン分泌促進薬の第一選択薬として使用されてきた．しかし，2009 年に DPP-4 阻害薬が上市されて以降，単独では低血糖リスクがない DPP-4 阻害薬が，インスリン分泌促進薬の第一選択薬に取って代わっている．SU 薬やグリニド薬は，インスリン分泌能低下が主体の非肥満 2 型糖尿病患者では，第二選択薬以降として使用されることが多い．
- 2 型糖尿病患者で著しい高血糖を呈しているが，インスリン治療を拒否している場合やインスリン自己注射が困難な場合には，SU 薬が第二選択として使用される．ただし，ケトーシスや体重減少が出現している場合はインスリン治療を選択する．
- 米国糖尿病学会（ADA）と欧州糖尿病会議（EASD）のアルゴリズムでは，動脈硬化性心血管疾患の合併または高リスクである場合や，心不全，慢性腎臓病を合併している場合は，それらのリスクを軽減するエビデンスを有する GLP-1 受容体作動薬または SGLT2 阻害薬が第一選択となる．上記に該当せず，血糖コントロール・体重管理を主な目標とする場合は，禁忌でない限りメトホルミンが第一選択となり，SU 薬は第二選択以降の併用薬剤として使用が推奨されている（Ⅰ章-3「糖尿病の治療戦略」図Ⅰ-3-6 参照）．

2 同系薬の使い分け

【SU 薬】

- 現在使用されている SU 薬は，第三世代のグリメピリド，第二世代のグリベンクラミドとグリクラジドがほとんどである．
- グリメピリドやグリクラジドは，作用時間が比較的短いことから，低血糖のリスクは低い[2]．
- グリメピリドの心血管疾患発症リスクは，既に心血管系への安全性が証明されているリナグリプチンやシタグリプチンと同等であった[4,5]．そのため，心血管疾患のリスクが高い症例ではグリメピリドを選択するが，低血糖には十分な注意が必要である．
- グリベンクラミドは最も強い血糖降下作用を有するが，代謝産物も活性をもつため，低血糖の発症頻度がやや高い[2]．そのため，高齢者や腎機能低下例には使用を控えた方がよい．

【グリニド薬】

- レパグリニドは，ナテグリニドやミチグリニドより作用時間がやや長く，血糖降下作用も強いが，昼・夕食前に低血糖が出現する場合は他のグリニド薬を選択する．
- 腎機能障害合併例では，胆汁排泄であるレパグリニドの安全性が高い．
- ナテグリニドは主に肝臓で代謝され，血糖降下作用をもつ代謝産物が胆汁・腎臓から排泄されるため，肝・腎機能障害がある場合は注意が必要である．

3　併用可能な薬剤，併用を避けるべき薬剤

【SU薬】
- DPP-4阻害薬やGLP-1受容体作動薬は，膵β細胞のGLP-1受容体やGIP受容体に作用し，細胞内のcAMP濃度を上昇させ，前述のSU薬によるインスリン分泌の惹起経路を増幅する作用をもつため，SU薬との相乗効果が期待できる．
- インスリン分泌能低下に，インスリン抵抗性の病態も合併している場合は，メトホルミンやSGLT2阻害薬の併用が有効である．
- インスリン抵抗性改善薬であるチアゾリジン薬との併用は，著しい体重増加をきたす可能性があり，避けた方がよい．
- インスリンとの併用は，低血糖のリスクが増大するため十分な注意が必要である．可能であればインスリンへの切り替えを考慮する．

【グリニド薬】
- 持効型溶解インスリンやメトホルミン，SGLT2阻害薬に併用することにより，食後高血糖の改善が期待できる．
- DPP-4阻害薬やα-グルコシダーゼ阻害薬との併用により，食後高血糖のさらなる改善が期待できる．
- （超）速効型インスリンとの併用は推奨できない．ただし，強化インスリン療法で使用中の（超）速効型インスリンが少量（3単位以下など）の場合は，グリニド薬に変更することで，インスリンの注射回数を減らせる可能性がある．

> **Pitfall**
> SU薬にグリニド薬を併用しても，同じ受容体（SUR1）に競合して結合するため，インスリン分泌促進作用の増強は期待できない．また，両者の併用は保険診療上も認められていない．

4　効果が期待できる患者像

【SU薬】
- インスリン分泌不全を主体とするが，分泌能が比較的保たれている非肥満型の症例が良い適応である．

【グリニド薬】
- 食後インスリン分泌のみ低下した発症早期の2型糖尿病やSU薬で低血糖を起こす症例，早朝空腹時血糖が低いステロイド薬使用例などが良い適応になる．

5　効果が期待できない患者像

- 両薬剤ともに，膵β細胞機能が高度に低下している場合は効果が期待できない．例えば，Cペプチドインデックス（C-peptide index：CPI）0.8未満や，著しい高血糖（空腹時血糖250 mg/dL以上，随時血糖350 mg/dL以上），尿ケトン体陽性などの場合は，インスリン治療が望ましい．また，肥満合併例などインスリン抵抗性が強い症例では，両薬剤ともに十分な効果が期待できず，肥満も助長するため，良い適応とはならない．

F 配合薬

- チアゾリジン薬とSU薬の配合薬として，ソニアス®配合錠（ピオグリタゾン15 mg/30 mg，グリメピリド1 mg/3 mg）が市販されている．
- α-グルコシダーゼ阻害薬とグリニド薬の配合薬として，グルベス®配合錠（ミチグリニドカルシウム水和物10 mg，ボグリボース0.2 mg）が市販されている．
- ただし，両配合薬は第一選択薬としては使用できず，いずれかの成分の単独投与では管理不十分な症例に使用を考慮する．

（登丸琢也）

文献

1) 日本糖尿病学会 編・著：糖尿病専門医研修ガイドブック 日本糖尿病学会専門医取得のための研修必携ガイド，改訂第9版，診断と治療社，2023
2) Wexler, DJ：Sulfonylureas and meglitinides in the treatment of type 2 diabetes mellitus. UpToDate, Nathan, DM et al eds, last updated in Jul 08, 2024, https://www.uptodate.com/contents/sulfonylureas-and-meglitinides-in-the-treatment-of-type-2-diabetes-mellitus（2024年11月閲覧）
3) UK Prospective Diabetes Study（UKPDS）Group：Intensive blood-glucose control with sulphonylureas or insulin compared with conventional treatment and risk of complications in patients with type 2 diabetes（UKPDS 33）. Lancet 352：837-853, 1998
4) Rosenstock, J et al：Effect of linagliptin vs glimepiride on major adverse cardiovascular outcomes in patients with type 2 diabetes：the CAROLINA randomized clinical trial. JAMA 322：1155-1166, 2019
5) Nathan, DM et al：Glycemia reduction in type 2 diabetes—microvascular and cardiovascular outcomes. N Engl J Med 387：1075-1088, 2022

II 各種糖尿病治療薬の基本知識

5 SGLT2阻害薬

ポイント

- インスリン分泌に依存しないため，単剤では低血糖のリスクが低い．
- 体重減少効果がある．
- 心血管系イベント抑制作用と腎保護作用に関するエビデンスを有する．
- 脂肪肝改善効果が期待できる．
- 一部の製剤は1型糖尿病，慢性心不全，慢性腎臓病（CKD）に適応がある．
- 副作用として，脱水，尿路・性器感染症，正常血糖ケトアシドーシスに注意する．

Keyword

体重減少，心血管保護作用，腎保護作用，サルコペニア，1型糖尿病，正常血糖ケトアシドーシス

表II-5-1 ● SGLT2阻害薬

一般名	商品名	剤形・含有量（mg）	適応	用量*・用法（mg/日）
イプラグリフロジン	スーグラ®	錠 25, 50	2型糖尿病 1型糖尿病	50（100） 1日1回 朝食前または朝食後
エンパグリフロジン	ジャディアンス®	錠 10, 25	2型糖尿病 慢性心不全 慢性腎臓病	10（25） 1日1回 朝食前または朝食後
カナグリフロジン	カナグル® カナグル®OD	錠 100 錠 100	2型糖尿病	100 1日1回 朝食前または朝食後
ダパグリフロジン	フォシーガ®	錠 5, 10	2型糖尿病 1型糖尿病 慢性心不全 慢性腎臓病	5（10） 1日1回
トホグリフロジン	デベルザ®	錠 20	2型糖尿病	20 1日1回 朝食前または朝食後
ルセオグリフロジン	ルセフィ® ルセフィ®OD	錠 2.5, 5 フィルム 2.5	2型糖尿病	2.5（5） 1日1回 朝食前または朝食後

*糖尿病での常用量を記す．1日最高投与量が異なる場合は（ ）内に記載した．

A 作用機序と臨床的特徴

1 尿糖排泄作用，血糖降下作用

- ナトリウム-グルコース共輸送体（sodium-dependent glucose transporter：SGLT）2は，

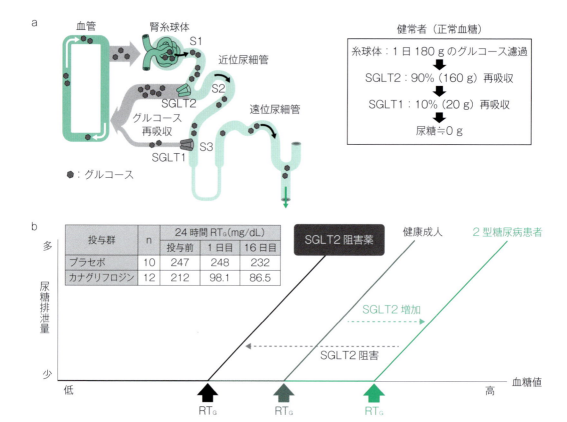

図Ⅱ-5-1 ● 腎でのグルコース再吸収と2型糖尿病患者の腎糖排泄閾値（RT_G）とSGLT2阻害薬の作用

(Nair, S et al : J Clin Endocrinol Metab 95 : 34-42, 2010 より作成)

腎臓の近位尿細管のS1, S2セグメントに存在するトランスポーターである．健常者（正常血糖）では，1日に約180 gのグルコースが糸球体で濾過されるが，原尿中のグルコースの90 %は近位尿細管のSGLT2で再吸収され，残りの10 %はS3セグメントに存在するSGLT1で再吸収されるため，尿糖はほぼ認めない（図Ⅱ-5-1a）．

- 健常者での尿糖排泄閾値は血糖170〜180 mg/dLであるが，糖尿病患者ではSGLT2の機能亢進により閾値が約250 mg/dLまで上昇しており，尿糖再吸収が亢進している（図Ⅱ-5-1b）．つまり，糖尿病では高血糖に見合うだけの尿糖排泄がみられず，尿糖排泄の低下が高血糖に拍車をかけている．
- SGLT2阻害薬は，SGLT2活性をほぼ100 %阻害することで，尿糖排泄閾値の血糖を100 mg/dL程度まで下げ，尿糖の排泄を亢進させる．正常耐糖能者でも服用すると約30〜40 gの尿糖が排泄されるが，例えばHbA1c 8.5 %（1日平均血糖190 mg/dL）の糖尿病患者では，約80〜100 gのグルコースが尿中に排泄され，その結果，血糖値が低下する．

2 体重減少・体脂肪減少作用（図Ⅱ-5-2）

- SGLT2阻害薬の投与により，1日300〜400 kcal相当のグルコースが尿中へ排泄されるため，1ヵ月で9,000〜12,000 kcalのエネルギーロスが期待できる．これは体脂肪1 kg（約7,000 kcal）以上のエネルギーに相当し，体重減少効果が見込める．
- 投与初期には，浸透圧利尿による体液量の減少が加わる．実際には，半年ほど経過する

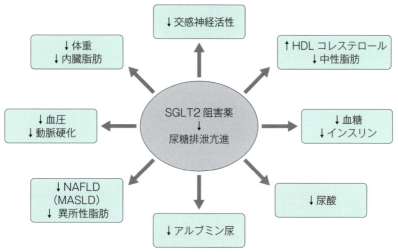

図Ⅱ-5-2 ● 糖尿病における SGLT2 阻害薬の多面的作用
HDL：高比重リポタンパク，NAFLD：非アルコール性脂肪性肝疾患，MASLD：代謝機能障害関連脂肪性肝疾患．

と体重減少効果はなくなることが多く，平均 2〜3 kg 程度の減量にとどまる．この原因の一つに，代償性の摂食量の増大（食欲亢進）が考えられている．

3 心血管疾患・心不全イベント抑制作用（図Ⅱ-5-2）

- 近年の心血管疾患アウトカム試験（cardiovascular outcome trials：CVOTs）[1〜3]や腎アウトカム試験[4〜6]の結果を踏まえて，2024 年に米国糖尿病学会（ADA）と欧州糖尿病会議（EASD）は次のようなアルゴリズムを発表している．
- すなわち，心血管疾患の既往のある患者，心血管ハイリスク患者，糖尿病関連腎臓病（diabetic kidney disease：DKD）を有する患者では，投与時の HbA1c の値あるいは個別の管理 HbA1c 目標値に関係なく，動脈硬化性心血管疾患（atherosclerotic cardiovascular disease：ASCVD）および心不全（heart failure：HF）による入院のリスク軽減のために，SGLT2 阻害薬が優先されるべきとした（Ⅰ章-3「糖尿病の治療戦略」図Ⅰ-3-6 参照）．

> **Memo**
>
> **心血管疾患アウトカム試験（CVOTs）**
> ここでいう CVOTs とは，EMPA-REG OUTCOME 試験（エンパグリフロジン）[1]，CANVAS program 試験（カナグリフロジン）[2]，DECLARE-TIMI 58 試験（ダパグリフロジン）[3]を指す．

> **Memo**
>
> **心血管ハイリスク患者**
> ADA と EASD のアルゴリズムでは，55 歳以上で，肥満，高血圧，喫煙，脂質異常症，アルブミン尿のうち 2 つ以上を合併する者を心血管ハイリスク者とし，心血管疾患の既往をもつ者と同様に扱うこととしている．

4 腎保護作用（図Ⅱ-5-2）

- SGLT2阻害薬における腎保護作用は，前述の3つのCVOTsのサブ解析で共通して認められた．その後報告されたCREDENCE試験[4]，DAPA-CKD試験[5]，EMPA-KIDNEY試験[6]では，慢性腎臓病（chronic kidney disease：CKD）の進展抑制を主要評価項目とし，3種類のSGLT2阻害薬が腎保護作用を有することを明らかにした．ADAとEASDのアルゴリズムでは，CKDを有する患者にエビデンスのあるこれら3種類のSGLT2阻害薬（カナグリフロジン，エンパグリフロジン，ダパグリフロジン）から選択するよう推奨している．

5 血圧低下作用，交感神経抑制作用（図Ⅱ-5-2）

- SGLT2阻害薬の血圧低下作用の機序として，浸透圧利尿，ナトリウム排泄，体液量減少，体重減少などが想定されている．また，ほかの降圧薬と異なり，血圧低下時に心拍数の増加を認めないことが特徴である．

6 尿酸低下作用（図Ⅱ-5-2）

- 尿糖の増加に伴い，グルコース/尿酸の交換輸送体であるSLC2A9（GLUT9）の働きを介して，尿中への尿酸排泄が亢進し，血中尿酸値が低下する機序が推測されている．

7 脂肪肝・脂肪肝炎改善作用（図Ⅱ-5-2）

- SGLT2阻害薬による脂肪肝および脂肪肝炎の改善作用を示す報告が相次いでいる．その機序として，尿糖排泄亢進による肝臓の中性脂肪量の低下作用が推察されている．
- 近年，筆者らはFibroScan®（vibration-controlled transient elastography）を用いて，非アルコール性脂肪性肝疾患（non-alcoholic fatty liver disease：NAFLD）合併2型糖尿病患者を対象に，ダパグリフロジンの6ヵ月投与により，肝脂肪量の減少のみならず肝線維化も抑制されること，また同時にトランスアミナーゼ（AST，ALT）を有意に改善することを報告した[7]．

B 適応と禁忌

- 適応症として，2型糖尿病．
- イプラグリフロジン（スーグラ®）とダパグリフロジン（フォシーガ®）のみが1型糖尿病での保険適用を有する．
- 糖尿病の有無にかかわらず，慢性心不全ではエンパグリフロジン（ジャディアンス®）とダパグリフロジン（フォシーガ®）のみが保険適用を有する．
- 糖尿病の有無にかかわらず，CKDではエンパグリフロジン（ジャディアンス®）とダパグリフロジン（フォシーガ®）のみが保険適用を有する．
- 慎重投与は，低血糖を起こすおそれのある患者・病態（①脳下垂体機能不全または副腎機能不全の患者，②栄養不足状態，飢餓状態，不規則な食事摂取，食事摂取量の不足または衰弱状態の患者，③激しい筋肉運動を行う者，④過度のアルコール摂取者），中等度～重度の腎機能障害，尿路・性器感染症のある患者，高度肝機能障害，脱水を起こし

やすい患者.
- 妊婦または妊娠している可能性のある女性には本剤を投与せず，インスリン等を使用する．
- 授乳婦は授乳しないことが望ましい．

> **Pitfall**
> eGFR<25 mL/分/1.73 m² の腎機能障害では，通常は SGLT2 阻害薬の新規の投薬は行わない．しかし，一度開始した SGLT2 阻害薬は透析開始まで投薬を継続する．維持透析中の患者では本剤の効果が期待できないため，投与しない．

- 禁忌として，①本剤の成分に対し過敏症の既往歴のある患者，②重症ケトーシス，糖尿病性昏睡または前昏睡，③重症感染症や手術などの緊急の場合が挙げられる．②③は，原則インスリン治療が必須となる．

> **Topics**
> 駆出率の保たれた心不全（heart failure with preserved ejection fraction：HFpEF）においても，心血管イベント抑制効果が報告された（エンパグリフロジンについての EMPEROR-Preserved 試験，ダパグリフロジンについての DAPA-HF 試験）．この結果を受け，HF 患者において，SGLT2 阻害薬（エンパグリフロジンとダパグリフロジン）は 2 型糖尿病合併・非合併および左室駆出率にかかわらず，積極的に使用を検討するとの合同 recommendation が 2023 年に日本循環器学会と日本心不全学会より発表された．

C 使用量

- SGLT2 阻害薬として，通常 1 日 1 回，食前または食後に内服する．各薬剤の使用方法・用量は表Ⅱ-5-1 に示す．

D 注意するべき副作用

1 尿路感染症

- 無症候性細菌尿，膀胱炎，腎盂腎炎のリスクが上昇することが報告されている．
- 問診と尿検査（沈渣）により早期発見に努める．軽症〜中等症の尿路感染症では，尿培養検査施行後，適切な抗菌薬で治療する．
- まれではあるが，気腫性腎盂腎炎などの重症例の報告がある．疑いのある症例は，直ちに SGLT2 阻害薬を中止し，専門施設に紹介する．

2 性器感染症

- 女性では外陰部腟カンジダ症，男性では亀頭包皮炎のリスクが約 5 倍になる．患者には SGLT2 阻害薬投与時に必ず性器感染症の可能性を説明し，問診により早期診断に努める．

- 抗真菌薬の外用と内服で治療する．改善しなければ，女性の場合は産婦人科医に紹介して，局部の洗浄，抗真菌薬の腟錠など専門的な治療を受けさせる．SGLT2 阻害薬の中止が必要となることがある．
- まれではあるが，重篤な感染症として Fournier 壊疽（壊死性筋膜炎）から敗血症へ進展して死亡した症例が報告されている．

3 低血糖

- SGLT2 阻害薬の単剤処方では低血糖のリスクは低いが，スルホニル尿素（SU）薬，速効型インスリン分泌促進薬（グリニド薬），インスリンとの併用時には低血糖を誘発する可能性があり，注意が必要である．

4 正常血糖ケトアシドーシス

- 血糖値 250 mg/dL 未満でありながら，ケトアシドーシスをきたす状態を，正常血糖ケトアシドーシス（euglycemic ketoacidosis）という．1 型糖尿病をはじめとするインスリンの作用不足の状態では，脂肪が分解され，ケトン体の産生が亢進する．SGLT2 阻害薬による異化亢進がこれを促進する．
- 通常の糖尿病性ケトアシドーシス（diabetic ketoacidosis：DKA）と異なり，SGLT2 阻害薬使用時の DKA では高血糖にならないため見逃されやすい．血中・尿中のケトン体測定が，病態の把握に有効である．
- 2018 年 12 月に，一部の SGLT2 阻害薬が 1 型糖尿病において保険適用となった．1 型糖尿病患者に SGLT2 阻害薬を処方する際には，正常血糖ケトアシドーシスの病態と対処方法についての丁寧な説明が必要となる．特に，基礎インスリンを中止しないように注意する．

5 脱水，急性腎障害

- 浸透圧利尿と軽度のナトリウム利尿により，脱水をきたすことがある．とりわけ，投与開始後 2 週間までのリスクが高い．高齢者，利尿薬服用中の患者では，特に注意を要する．
- 脱水による循環不全から，急性腎障害に至る可能性がある．投与後は eGFR のモニタリングが必要である．投与初期は，適度な水分補給（普段より 500 mL/日程度多め）を指導する．

E 使用上のコツ

1 どのような患者に適するか

- 過体重・肥満（内臓脂肪蓄積），インスリン抵抗性優位の病態．
- 虚血性心疾患あるいは HF の既往．
- 心血管疾患の危険因子を有する（高血圧，脂質異常症など）．
- CKD を有する患者．
- 代謝機能障害関連脂肪性肝疾患（metabolic dysfunction-associated steatotic liver dis-

ease：MASLD）/代謝機能障害関連脂肪肝炎（metabolic dysfunction-associated steatohepatitis：MASH）を有する患者.

2 どのような患者に注意が必要か

- 高齢者：サルコペニア，フレイルの悪化．
- 妊婦，授乳婦．
- 小児．
- 低炭水化物（糖質）ダイエット中（DKAのリスクがある）．
- シックデイ：SGLT2阻害薬を継続すると，急性腎障害あるいはDKAのリスクがある．

F 配合薬

- DPP-4阻害薬との配合：スージャヌ®配合錠，カナリア®配合錠，トラディアンス®配合錠AP/BP
- 上記はドラッグナイーブの患者には投与できない．

（城島輝雄）

文献

1) Zinman, B et al：Empagliflozin, cardiovascular outcomes, and mortality in type 2 diabetes. N Engl J Med 373：2117-2128, 2015
2) Neal, B et al：Canagliflozin and cardiovascular and renal events in type 2 diabetes. N Engl J Med 377：644-657, 2017
3) Wiviott, SD et al：Dapagliflozin and cardiovascular outcomes in type 2 diabetes. N Engl J Med 380：347-357, 2019
4) Perkovic, V et al：Canagliflozin and renal outcomes in type 2 diabetes and nephropathy. N Engl J Med 380：2295-2306, 2019
5) Heerspink, HJL et al：Dapagliflozin in patients with chronic kidney disease. N Engl J Med 383：1436-1446, 2020
6) Herrington, WG et al：Empagliflozin in patients with chronic kidney disease. N Engl J Med 388：117-127, 2023
7) Shimizu, M et al：Evaluation of the effects of dapagliflozin, a sodium-glucose co-transporter-2 inhibitor, on hepatic steatosis and fibrosis using transient elastography in patients with type 2 diabetes and non-alcoholic fatty liver disease. Diabetes Obes Metab 21：285-292, 2019

II 各種糖尿病治療薬の基本知識

6 イメグリミン塩酸塩

ポイント

- テトラヒドロトリアジン構造を有する新規の経口糖尿病治療薬（グリミン薬）である．
- グルコース濃度依存性インスリン分泌促進作用に加え，インスリン抵抗性改善作用により，血糖降下作用を発揮する．
- NAMPT（NAD合成酵素）とミトコンドリアを介した作用機序が想定されている．
- 胃腸障害などの副作用を有する．
- 単独投与での低血糖のリスクは低い．

Keyword
インスリン分泌促進，インスリン抵抗性改善，ミトコンドリア，NAMPT，胃腸障害

表II-6-1 ● イメグリミン塩酸塩

一般名	商品名	剤形・含有量 (mg)	用量・用法 (mg/日)	血中濃度半減期 (時間)	主な排泄経路
イメグリミン	ツイミーグ®	錠 500	2,000 1日2回朝夕	13.6	大部分が未変化体のまま腎臓から尿中へ排泄されるが，一部は糞中に排泄される

A 作用機序と臨床的特徴

- イメグリミン（imeglimin）は，膵β細胞におけるグルコース濃度依存性インスリン分泌促進作用，および肝臓での糖新生抑制や骨格筋でのグルコース取り込み改善によるインスリン抵抗性改善作用を有し，血糖降下作用を発揮する．
- 詳細な作用機序は明らかにされていないが，nicotinamide phosphoribosyltransferase（NAMPT）（NAD合成酵素）とミトコンドリアを介した作用が想定されている．
- イメグリミンは，膵β細胞内のNAMPTを活性化させることでサルベージ経路を促進し，ニコチンアミドからのNAD$^+$の産生を増加させ，環状ADPリボース（cyclic ADP-ribose：cADPR）の産生を促進する．cADPRは小胞体からのCa^{2+}放出を促し，インスリン分泌を増幅する（増幅経路）．NAD$^+$産生を増加させる結果，ミトコンドリアのATP産生を増加させ，膵β細胞内のCa^{2+}濃度の上昇によるインスリン分泌も促進する（惹起経路）[1]（図II-6-1）．
- また，メトホルミンと同様に，ミトコンドリア呼吸鎖複合体であるcomplex Iを阻害し，肝臓での糖新生を抑制する．イメグリミンのcomplex Iの阻害形式は競合的阻害であり，メトホルミンの非競合的阻害に比べてマイルドな阻害作用とされている[2]．
- さらに，ミトコンドリア呼吸鎖のcomplex IIIの活性化による活性酸素種（reactive

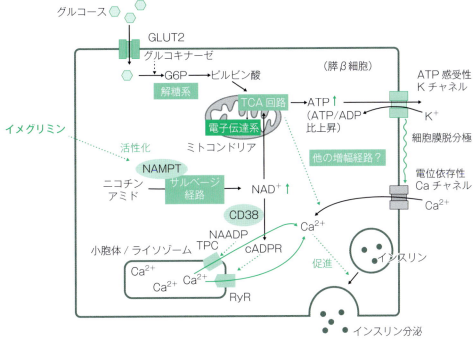

図Ⅱ-6-1 ● イメグリミンの膵β細胞での作用機序の推測
イメグリミンは NAMPT を活性化することで，ミトコンドリアとイオンチャネルを介する惹起経路と，小胞体からの Ca^{2+} 放出を介する増幅経路の両方を促進すると考えられている．
G6P：グルコース-6-リン酸，NAMPT：nicotinamide phosphoribosyltransferase，cADPR：環状 ADP リボース，TPC：two-pore channel，RyR：リアノジン受容体．

（麻生好正：薬局 73：3044-3048，2022 より作成）

oxygen species：ROS）の産生抑制効果も示されている[3]．
- 単独使用における低血糖のリスクは低い．
- 乳酸アシドーシスのリスクは低い[4~6]．

B 適応と禁忌

- 適応は 2 型糖尿病である．
- 禁忌としては，本剤の成分に対し過敏症の既往歴のある患者，重症ケトーシス，糖尿病性昏睡または前昏睡，1 型糖尿病の患者，重症感染症，手術前後，重篤な外傷のある患者が挙げられる．

Pitfall
- 以下の患者での投与は推奨されない．
  ①低血糖を起こすおそれのある患者や病態
  ・脳下垂体機能不全または副腎機能不全
  ・栄養不良状態，飢餓状態，不規則な食事摂取，食事摂取量の不足または衰弱状態
  ・激しい筋肉運動
  ・過度のアルコール摂取者

②重度の肝機能障害のある患者
- Child-Pugh 分類 C の患者を対象にした臨床試験は実施されていない．

③腎機能障害のある患者
- eGFR が 45 mL/分/1.73 m² 未満の腎機能障害のある患者を対象とした有効性および安全性を指標とした臨床試験は，実施されていない．eGFR が 45 mL/分/1.73 m² 未満の患者（透析患者を含む）では，本剤の血中濃度が著しく上昇するおそれがあるため投与は推奨されない．

④妊婦または妊娠している可能性のある女性，授乳婦

C 使用量

【イメグリミン塩酸塩（ツイミーグ®）】
- 1,000 mg（500 mg 錠，2 錠）を 1 日 2 回朝夕（表Ⅱ-6-1）．

D 注意するべき副作用

1 低血糖

- 単独投与での低血糖のリスクは低いが，インスリンやインスリン分泌促進作用のある薬剤との併用で発現するおそれがある．

2 胃腸障害

- 嘔気，下痢，便秘，腹痛などの胃腸障害を認めることがあるが，発症頻度は 5 ％未満とされる．

E 使用上のコツ

1 強い血糖低下が期待できる患者像

- 糖尿病発症早期の患者：糖尿病は初期段階において内因性インスリン第1相分泌が低下する[7]．イメグリミンは，この内因性インスリン第1相分泌を増加させる[8]．
- DPP-4 阻害薬投与中の患者（Memo 参照）．
- サルコペニアやフレイルを懸念する必要がある患者：国内第Ⅲ相臨床試験 TIMES 1 試験において，プラセボ群と比較して体重変化の有意差が認められなかった[5]．
- 副作用や忍容性の問題などでメトホルミンやチアゾリジン薬が投与できない患者：イメグリミンは糖新生抑制や骨格筋でのグルコース取り込み作用を有する．

2 十分な血糖低下が期待しにくい患者像

- インスリン分泌能が高度に低下している患者やインスリン抵抗性が強い患者．
- アドヒアランスの低下が懸念される患者：本剤は 1 回 2 錠，1 日 2 回朝夕での投与が原

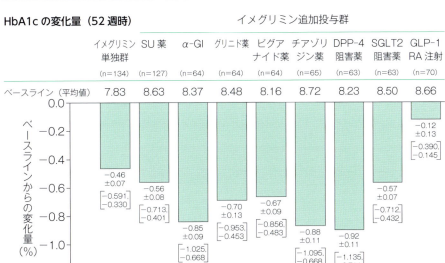

図Ⅱ-6-2 ● 国内第Ⅲ相臨床試験（TIMES 2 試験：単独および他の血糖降下薬との併用療法長期試験）
最小二乗平均値±標準誤差［95 %信頼区間］
MMRM（固定効果：評価時点，交互作用：評価時点とベースライン時のHbA1c，連続共変量：ベースライン時のHbA1c）
（住友ファーマ：ツイミーグの臨床成績国内第3相長期試験［TIMES 2 試験］より）

則である．
- GLP-1 受容体作動薬投与中の患者：十分な血糖降下作用が得られない可能性がある（Memo 参照）．

> **Memo**
> **イメグリミンとGLP-1 受容体作動薬の併用効果は弱い？**
> 国内第Ⅲ相臨床試験であるTIMES 2 試験では，イメグリミンが他の血糖降下薬との併用療法においても有効であることが確認された（図Ⅱ-6-2）[6]．しかし，GLP-1 受容体作動薬との併用によるHbA1c 低下効果がDPP-4 阻害薬との併用に比べて弱かったことが報告されている．その機序に関して，マウスを用いた研究結果がいくつか報告されているが[9]，今後リアルワールドでの検証が求められる．

（原　健二）

文献

1) Hallakou-Bozec, S et al：Imeglimin amplifies glucose-stimulated insulin release from diabetic islets via a distinct mechanism of action. PLoS One 16：e0241651, 2021
2) Hallakou-Bozec, S et al：Mechanism of action of imeglimin：a novel therapeutic agent for type 2 diabetes. Diabetes Obes Metab 23：664-673, 2021
3) Vial, G et al：Imeglimin normalizes glucose tolerance and insulin sensitivity and improves mitochondrial function in liver of

a high-fat, high-sucrose diet mice model. Diabetes 64：2254-2264, 2015
4) Reilhac, C et al：Efficacy and safety of imeglimin add-on to insulin monotherapy in Japanese patients with type 2 diabetes (TIMES 3)：a randomized, double-blind, placebo-controlled phase 3 trial with a 36-week open-label extension period. Diabetes Obes Metab 24：838-848, 2022
5) Dubourg, J et al：Efficacy and safety of imeglimin monotherapy versus placebo in Japanese patients with type 2 diabetes (TIMES 1)：a double-blind, randomized, placebo-controlled, parallel-group, multicenter phase 3 trial. Diabetes Care 44：952-959, 2021
6) Dubourg, J et al：Long-term safety and efficacy of imeglimin as monotherapy or in combination with existing antidiabetic agents in Japanese patients with type 2 diabetes (TIMES 2)：a 52-week, open-label, multicentre phase 3 trial. Diabetes Obes Metab 24：609-619, 2022
7) Seino, S et al：Dynamics of insulin secretion and the clinical implications for obesity and diabetes. J Clin Invest 121：2118-2125, 2011
8) Pacini, G et al：Imeglimin increases glucose-dependent insulin secretion and improves β-cell function in patients with type 2 diabetes. Diabetes Obes Metab 17：541-545, 2015
9) Yingyue, Q et al：Stimulatory effect of imeglimin on incretin secretion. J Diabetes Investig 14：746-755, 2023

II 各種糖尿病治療薬の基本知識

7 α-グルコシダーゼ阻害薬

ポイント
- 消化管からのグルコースの吸収を遅延させて，食後血糖の上昇を抑制する．
- 単独投与では，低血糖のリスクは低い．
- 食直前（食事摂取の5〜10分前）に内服する必要がある．
- 血糖降下作用は弱い．
- 腹部膨満感，腹痛，便秘，下痢，放屁の副作用がある．

Keyword
食後高血糖，食直前内服，耐糖能異常（IGT），心血管疾患，GIP，GLP-1，腸閉塞，服薬アドヒアランス

表II-7-1 ● α-グルコシダーゼ阻害薬

一般名	商品名	剤形・含有量(mg)	用量*・用法(mg/日)	血中濃度半減期(時間)	排泄
アカルボース	アカルボース アカルボースOD	錠 50, 100 錠 50, 100	150〜300 各食直前	3.2	胆汁・腎排泄
ボグリボース	ベイスン® ベイスン®OD ボグリボース ボグリボースOD	錠 0.2, 0.3 錠 0.2, 0.3 錠 0.2, 0.3 錠 0.2, 0.3 フィルム 0.2, 0.3	0.6 (0.9) 各食直前	5.3	主に胆汁排泄
ミグリトール	セイブル® セイブル®OD ミグリトール ミグリトールOD	錠 25, 50, 75 錠 25, 50, 75 錠 25, 50, 75 錠 25, 50, 75	150 (225) 各食直前	2.0	腎排泄

*常用量を記す．1日最高投与量が異なる場合は（ ）内に記載した．

A 作用機序と臨床的特徴

- 糖質のグリコシド結合を加水分解する酵素がα-グルコシダーゼ（α-glucosidase）（二糖類水解酵素）である．
- 食事で摂取された炭水化物は，消化されてでんぷん（多糖類）になり，さらにα-アミラーゼで二糖類に分解される．その後，小腸粘膜上皮細胞の刷子縁に存在するα-グルコシダーゼにより，二糖類から単糖類（グルコースやフルクトース）に分解され，小腸で吸収される．α-グルコシダーゼ阻害薬は，酵素作用を阻害して二糖類の分解を抑制し，グルコースの吸収を遅らせることで，食後の血糖上昇を抑制する（図II-7-1）．

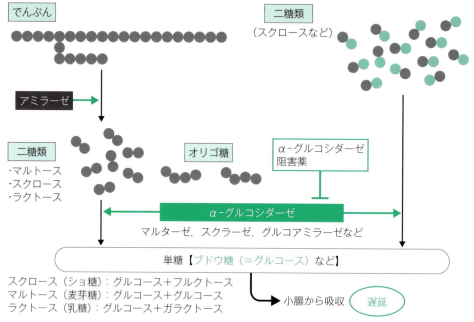

図Ⅱ-7-1 ● α-グルコシダーゼ阻害薬の作用点
(日本糖尿病学会 編・著:糖尿病専門医研修ガイドブック，改訂第7版，診断と治療社，2017 より改変)

- ボグリボースとミグリトールはα-グルコシダーゼ阻害作用のみを有するが，アカルボースはα-アミラーゼ阻害作用も有する．そのため，副作用の腹部症状はアカルボースで頻度が高い．
- インスリン分泌を促進することなく血糖を改善するため，単独投与では低血糖のリスクは低い．
- 腸管でのグルコースの吸収部位を小腸上部から小腸下部に移動させることにより，GIPの分泌が抑制される一方で，GLP-1の分泌は増大する．GLP-1によるインスリン分泌促進およびグルカゴン分泌抑制が加わり，食後の血糖上昇を抑制する．
- 耐糖能異常(impaired glucose tolerance:IGT)（糖尿病境界型）の患者にアカルボースあるいはボグリボースを投与することで，2型糖尿病の発症が予防できることが証明されている（STOP-NIDDM試験，VICTORY試験）．
- 食後高血糖は，心血管疾患の危険因子として注目されてきた．食後高血糖により血糖の変動幅が増大して，血管壁に酸化ストレス，炎症を惹起し，動脈硬化を促進させるという仮説である．STOP-NIDDM試験では，心筋梗塞の発症率の抑制が報告されたが，あくまでも副次エンドポイントであった．
- α-グルコシダーゼ阻害薬は，「生活習慣改善の代替策，あるいは生活習慣改善に追加する形」で緩徐なコントロールを目指す薬剤といえる．

📝 **Memo**

STOP-NIDDM試験

STOP-NIDDM(Study to Prevent Non-insulin Dependent Diabetes Mellitus)試験は，肥満を伴うIGTの患者を対象にアカルボースを投与して，糖尿病の新規発症を検討した試

験である．糖尿病の新規発症に加え，脳梗塞や心筋梗塞の発症が有意に低下した．しかしながら心血管イベントは副次評価であり，さらにサンプルサイズが小さく，心血管疾患抑制のエビデンスレベルは低い[1]．

B 適応と禁忌

- 適応症は1型および2型糖尿病である．
- 1型糖尿病でもインスリンとの併用で使用できる．
- ボグリボースは，「IGTにおける2型糖尿病の発症抑制」に関わる効能の承認を得ている．
- 開腹手術や腸閉塞などの既往をもつ場合，処方には厳重な注意が必要である．
- インスリン分泌促進薬（スルホニル尿素（SU）薬，速効型インスリン分泌促進薬（グリニド薬）など）あるいはインスリンと併用する場合は，低血糖に注意を要する．
- 腎機能が低下した患者にも使用できる．

C 使用量

- 最初は用量の下限（高齢者はその半量など）から開始して，腹部症状の出現を確認しながら漸増する（表Ⅱ-7-1）．
- 食直前での服用が原則ではあるが，食事中の内服であれば血糖上昇抑制効果は期待できる．

D 注意するべき副作用

1 腹部症状

- 小腸に作用する薬剤であり，腹部膨満感，便秘，下痢，放屁，腹痛などの消化器症状を訴えることが多い．

2 腸閉塞

- 特に高齢者や腹部手術歴のある患者では，腸閉塞を起こすことがあるので注意を要する．

3 腸管嚢胞性気腫症

- 腸管嚢胞性気腫症（pneumatosis cystoides intestinalis）は，まれな副作用として報告されているが，高齢者糖尿病に多い．
- 多くは薬剤中止による保存的治療で軽快し，予後は良好である．

4 肝機能障害

- アカルボース，ボグリボースでは，重篤な肝機能障害が報告されているので，定期的な肝機能検査（最初の6ヵ月は月1回）が必要である．

5 低血糖

- SU薬，グリニド薬，インスリンとの併用によって低血糖が起こりうる．

📝 Memo
腸管嚢胞性気腫症
腸管壁の漿膜下や粘膜下に多房性あるいは直線状の含気性嚢胞を形成する疾患である．α-グルコシダーゼ阻害により，腸管内に残った糖質が発酵してガスが生じ，糖尿病性自律神経障害に伴う蠕動障害などで腸管の内圧が高まることで発症する．診断では，腹部CTで腸管壁に多発性，嚢胞性のガスを確認する[2]．

⚠ Pitfall
SU薬あるいはインスリン治療との併用時に低血糖を発症した場合は，ショ糖（砂糖）ではなく，ブドウ糖を服用するように指導する．砂糖では，α-グルコシダーゼの阻害によりブドウ糖へ変換されず，速やかに血糖が上昇しないため，低血糖時の対応にならない．

E 使用上のコツ

1 効果が期待される患者像

- ドラッグナイーブの患者，糖尿病発症早期の患者．食後高血糖が続く場合が良い適応となる．
- グリニド薬で管理目標値に到達していない患者への併用．α-グルコシダーゼ阻害薬とグリニド薬は，ともに毎食直前服用であるためタイミングが合う．
- 米飯食中心など，炭水化物の割合が高い食事を好む患者．

⚠ Pitfall
「1日3回，食直前の服用」と服用回数が多く，服用のタイミングも他剤と異なり，腹部症状の副作用発現率も高いため，服薬アドヒアランスが最も低い薬剤の一つである．服薬指導を繰り返すことが大切である．

F 配合薬

- グリニド薬（ミチグリニド）との配合：グルベス®配合錠．両成分とも食後血糖の低下作用を有し，食後高血糖のみが顕著な高齢者糖尿病などに適した配合薬である．

（黒田久元）

文　献

1) Chiasson, JL et al：Acarbose treatment and the risk of cardiovascular disease and hypertension in patients with impaired glucose tolerance：the STOP-NIDDM trial. JAMA 290：486-494, 2003
2) 山下哲郎ほか：α-グルコシダーゼ阻害剤による腸管気腫症の1例．京府医大誌 123：255-262, 2014

参考文献

3) 日本糖尿病学会 編・著：糖尿病治療ガイド 2024, 文光堂, 2024

II 各種糖尿病治療薬の基本知識

8 経口 GLP-1 受容体作動薬（経口セマグルチド）

ポイント

- 経口セマグルチドは，世界初かつ唯一の経口 GLP-1 受容体作動薬である．
- セマグルチドに SNAC と呼ばれる吸収促進剤を加えることで，胃でのセマグルチドの吸収を促進させ，経口投与を可能にした．
- 錠剤であり，1 日 1 回，経口で服用する．注射剤に抵抗感のある患者に受け入れられやすい．
- 空腹時に 120 mL 以下の水で服用する．内服後 30 分以上の空腹維持が必要となる．
- 単剤では低血糖の発症リスクが低く，体重減少効果も期待できる．
- PIONEER 6 試験で心血管死，全死亡の有意な抑制が示されている．

Keyword

経口 GLP-1 受容体作動薬，空腹時服用，SNAC，体重減少効果

A 作用機序と臨床的特徴

1 GLP-1 受容体作動薬セマグルチド

- セマグルチドは，その構造上，ペプチド骨格の第 26 位のリジン（Lys）に親水性リンカーを介して脂肪酸を付加することによって，アルブミンに対する親和性を増強している．また，第 8 位のアラニンを 2-アミノイソブチル酸（AIB）に改変することで（図II-8-1a），DPP-4 による分解が抑制されている．その結果，血中濃度が維持され，GLP-1 受容体シグナルの活性化時間が延長している．
- ほかの GLP-1 受容体作動薬と同様に，膵 β 細胞にある GLP-1 受容体に結合し，グルコース依存性のインスリン分泌を促進する．また，膵 α 細胞の GLP-1 受容体に結合し，グルカゴン分泌を抑制する．主に高血糖状態で血糖値を低下させるため，単独投与では低血糖のリスクは低い．
- 中枢神経系では，視床下部および他の神経核の GLP-1 受容体シグナルの活性化によって，食欲を抑制する．また，胃の GLP-1 受容体にも結合し，胃からの食物排出遅延作用を発揮する．

2 SNAC を用いた新技術

- ペプチドは，胃内の低 pH 環境において，タンパク分解酵素（ペプシン）により分解・失活する．そのため，ペプチド製剤である GLP-1 受容体作動薬の経口剤化は困難と考えられていた．
- 経口セマグルチド（リベルサス®）は，錠剤内に sodium N-(8-[2-hydroxybenzoyl]

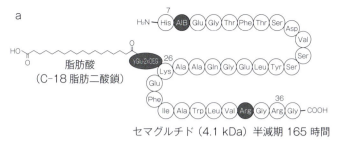
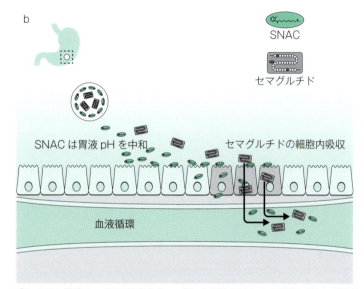

図Ⅱ-8-1 ● 経口セマグルチドの構造と，SNAC含有セマグルチド錠の胃からの吸収に関する機序
AIB：2-アミノイソブチル酸.

(Pearson, S et al：Diabetes Metab Syndr Obes 12：2515-2529, 2019 より)

amino) caprylate（SNAC）を含有する．SNACは，胃壁と錠剤の接着点のpHのみを上昇させることで，ペプシンによるペプチドの分解を阻止し，胃壁細胞内へのペプチド製剤の透過性を亢進させる（図Ⅱ-8-1b）．この技術を用いた錠剤化により，セマグルチドの経口投与が可能になった．

B 適応と禁忌

- 適応症は2型糖尿病．
- DPP-4阻害薬以外の経口糖尿病治療薬およびインスリンとの併用が可能である．他のGLP-1受容体作動薬（注射剤）およびそれを含む配合薬との併用はできない．
- 禁忌は，糖尿病性ケトアシドーシス，糖尿病性昏睡または前昏睡，1型糖尿病，重症感染症や手術などの緊急時（すなわちインスリンによる治療が望まれる状況）である．
- 慎重投与は，重度の腎機能障害（eGFR 30 mL/分/1.73 m^{2}未満）と急性膵炎の既往である．

- 増殖糖尿病網膜症を有する症例についてのエビデンスは不十分である．投与には慎重な判断が必要である．
- 妊婦への安全性は確立されていない（妊婦，妊娠している可能性のある女性には本剤を投与せず，インスリンを使用）．

> **Pitfall**
> 日本において，腎症合併症例への適応は未確定である．上記の重度の腎機能障害に対する慎重投与は，米国における基準である．

> **Pitfall**
> セマグルチドの注射薬であるオゼンピック® の臨床試験において，糖尿病網膜症の増悪が確認されている[1]．経口セマグルチドでは，糖尿病網膜症の増悪の有意な増加はなかったが，増加する傾向は認められたため[2]，増殖糖尿病網膜症の患者への投与には慎重を期す必要がある．

C 使用量

- 経口セマグルチドとして初回量 3 mg 錠から開始する．1 日 1 回，空腹絶食下でコップ半分以下（120 mL 以下）の水で内服する．内服後 30 分以上の空腹（水分も不可）の維持が必要である．
- 投与により，GLP-1 受容体作動薬の副作用である吐気・食思不振が出現する可能性がある．
- 7 mg 錠，14 mg 錠に増量する場合は 4 週の間隔をあけ，忍容性を確認した後に増量を検討する．
- 米国では通常投与量は 14 mg 錠であるが，日本人 2 型糖尿病では効果がより高いことから（図Ⅱ-8-2）（PIONEER 9，10 試験は日本人を対象として研究），7 mg 錠が通常投与量になる．1 日 1 回 7 mg を 4 週間以上投与しても効果不十分な場合には，1 日 1 回 14 mg に増量することができる．

D 注意するべき副作用

1 胃腸症状

- 胃内容排出遅延作用，中枢神経系での食欲抑制作用により，内服初期には吐気，嘔吐，下痢，便秘などの胃腸症状が現れることがある．腹部手術や腸閉塞の既往を有する患者には，処方に慎重を期する必要がある．

2 低血糖

- 一般的に GLP-1 受容体作動薬は，主に食後の血糖上昇時に作用するため，低血糖を起

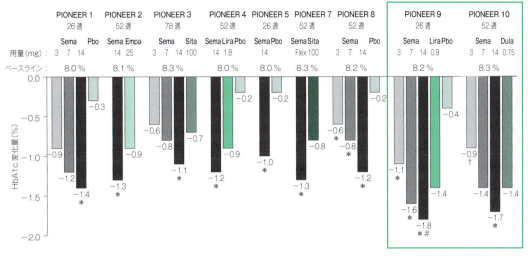

図Ⅱ-8-2 ● PIONEER試験における経口セマグルチドと各糖尿病治療薬のHbA1c変化量

*セマグルチド経口投与群と、競合薬またはプラセボ投与群との間で、統計学的な有意差（p<0.05）を示した.
#セマグルチド経口投与群と、競合薬およびプラセボ投与群との間で、統計学的な有意差（p<0.05）を示した.
†競合薬投与群と、経口セマグルチド投与群との間で、統計学的な有意差（p<0.05）を示した.
Sema：セマグルチド, Pbo：プラセボ, Empa：エンパグリフロジン, Sita：シタグリプチン, Lira：リラグルチド, Dula：デュラグルチド.

(Rasmussen, MF：Diabetol Int 11：76-86, 2020 より)

こしにくい．しかし，スルホニル尿素（SU）薬や速効型インスリン分泌促進薬（グリニド薬），およびインスリンとの併用時には低血糖を誘発する可能性がある．

3 急性膵炎

- GLP-1受容体作動薬は，急性膵炎のリスクを上昇させる可能性が示唆されている．急性膵炎の特徴的な症状（嘔吐を伴う持続的な腹痛など）を認める場合は，本剤の内服を中止させ，適切な処置を行う．また，急性膵炎と診断された場合は本剤の再処方は行わない．

> **Advise**
> 関連性はいまだ明確ではないが，GLP-1受容体作動薬に伴う膵癌発生のリスクが一部示唆されている．膵管内乳頭粘液性腫瘍（intraductal papillary mucinous neoplasm：IPMN）を有する患者には，慎重に処方する必要がある．

E 使用上のコツ

1 どのような患者に適するか

- 肥満を伴う2型糖尿病．
- 注射導入に難渋する患者．
- 本剤の特殊な内服方法を守れる患者（本項E-2「服薬指導上のコツ」参照）．

- 心血管疾患（心筋梗塞など粥状動脈硬化症）の既往とリスクを有する患者．
- 慢性腎臓病（chronic kidney disease：CKD）や糖尿病関連腎臓病（diabetic kidney disease：DKD）を合併している患者．
- SU薬，グリニド薬などによる低血糖のリスクが高い患者からの切り替え．

2　服薬指導上のコツ

- 経口セマグルチドの内服は，空腹時絶食下が原則である．内服直後に食事や飲み物を摂取すると，薬物の吸収が極端に低下するため，薬効が得られない．処方時の服薬指導が重要である．服用後少なくとも30分は，飲食および他の薬剤の経口摂取を避ける．

3　知っておきたいエビデンス

- PIONEER試験（日本人2型糖尿病患者のみを対象としたPIONEER 9, 10試験も含む）では，HbA1cの1～2％の低下と，有意な体重減少効果が示されている．
- PIONEER 6試験で，経口セマグルチドによる全死亡・心血管死の抑制効果（二次予防の患者が中心）[2]が報告されている．

〈城島輝雄〉

文　献

1) Marso, SP et al：Semaglutide and cardiovascular outcomes in patients with type 2 diabetes. N Engl J Med 375：1834-1844, 2016
2) Husain, M et al：Oral semaglutide and cardiovascular outcomes in patients with type 2 diabetes. N Engl J Med 381：841-851, 2019

II 各種糖尿病治療薬の基本知識

9 配合薬，配合注射薬

ポイント

- 配合薬，配合注射薬には，いずれも作用機序の異なる2種類の薬剤が配合されている．
- 服薬アドヒアランスの改善，薬価の低減，ポリファーマシー対策，クリニカルイナーシア対策として効果的である．
- 配合注射薬には，持効型溶解インスリンとGLP-1受容体作動薬を固定比で配合したものがある．
- 固定用量配合のため，それぞれの製剤の用量調節が行えず，個別化治療には向かないことがある．

Keyword
服薬アドヒアランス，クリニカルイナーシア，ポリファーマシー，固定用量配合，持効型溶解インスリン，GLP-1受容体作動薬

A 作用機序と臨床的特徴

1 配合薬

- 日本で使用可能な配合薬には，①DPP-4阻害薬とビグアナイド薬，②DPP-4阻害薬とSGLT2阻害薬，③チアゾリジン薬とスルホニル尿素（SU）薬，④チアゾリジン薬とビグアナイド薬，⑤チアゾリジン薬とDPP-4阻害薬，⑥α-グルコシダーゼ阻害薬と速効型インスリン分泌促進薬（グリニド薬）の6系統，17剤がある（表II-9-1）．

2 配合注射薬

- 日本で使用可能な配合注射薬は，持効型溶解インスリンとGLP-1受容体作動薬の組み合わせのみである．インスリン デグルデク/リラグルチド（IDegLira）（ゾルトファイ®配合注）と，インスリン グラルギン/リキシセナチド（iGlarLixi）（ソリクア®配合注）の2製剤が発売されている．持効型溶解インスリンと超速効型インスリンが配合溶解されている「ライゾデグ®配合注フレックスタッチ®」や，混合型インスリン「ノボラピッド®30ミックス注フレックスペン®」など，2種類のインスリンが配合されている製剤についてはII章-11「インスリン」を参照．
- IDegLiraは，持効型溶解インスリンであるインスリン デグルデク（IDeg）（トレシーバ®）1単位に対し，GLP-1受容体作動薬であるリラグルチド（Lira）（ビクトーザ®）0.036 mgが固定用量で配合されている．IDeg 1単位＋Lira 0.036 mgを1ドーズと呼び，50ドーズを上限に1ドーズずつ調整が可能である．

表Ⅱ-9-1 ● 配合薬

一般名	商品名	剤形・含有量（mg）	用法
① DPP-4 阻害薬とビグアナイド薬			
アログリプチン / メトホルミン	イニシンク®配合錠	錠 25/500	1日1回食直前または食後
ビルダグリプチン / メトホルミン	エクメット®配合錠 LD	錠 50/250	1日2回朝夕
	エクメット®配合錠 HD	錠 50/500	
アナグリプチン / メトホルミン	メトアナ®配合錠 LD	錠 100/250	1日2回朝夕
	メトアナ®配合錠 HD	錠 100/500	
② DPP-4 阻害薬と SGLT2 阻害薬			
テネリグリプチン / カナグリフロジン	カナリア®配合錠	錠 20/100	1日1回朝食前または朝食後
シタグリプチン / イプラグリフロジン	スージャヌ®配合錠	錠 50/50	1日1回朝食前または朝食後
リナグリプチン / エンパグリフロジン	トラディアンス®配合錠 AP	錠 5/10	1日1回朝食前または朝食後
	トラディアンス®配合錠 BP	錠 5/25	
③ チアゾリジン薬とスルホニル尿素（SU）薬			
ピオグリタゾン / グリメピリド	ソニアス®配合錠 LD	錠 15/1	1日1回朝食前または朝食後
	ソニアス®配合錠 HD	錠 30/3	1日1回朝食前または朝食後
④ チアゾリジン薬とビグアナイド薬			
ピオグリタゾン / メトホルミン	メタクト®配合錠 LD	錠 15/500	1日1回朝食後
	メタクト®配合錠 HD	錠 30/500	1日1回朝食後
⑤ チアゾリジン薬と DPP-4 阻害薬			
ピオグリタゾン / アログリプチン	リオベル®配合錠 LD	錠 15/25	1日1回朝食前または朝食後
	リオベル®配合錠 HD	錠 30/25	1日1回朝食前または朝食後
⑥ α-グルコシダーゼ阻害薬とグリニド薬			
ボグリボース / ミチグリニド	グルベス®配合錠	錠 0.2/10	1日3回食直前
	グルベス®配合 OD 錠	口腔内崩壊錠 0.2/10	1日3回食直前

- iGlarLixi は，持効型溶解インスリンであるインスリン グラルギン（iGlar）（ランタス®）と，GLP-1 受容体作動薬であるリキシセナチド（Lixi）（リキスミア®）を，日本独自の比率で配合した製剤である．1 ドーズには，iGlar 1 単位と Lixi 1 μg が含まれており，20 ドーズを上限に 1 ドーズずつ調整が可能である．

3 配合薬，配合注射薬のメリット

- 作用機序が異なる薬剤の組み合わせにより，相補的な血糖降下作用が期待できる．
- 配合薬では，服用錠数の減少により，ポリファーマシーや服薬アドヒアランスを改善[1]できる．
- 配合薬では錠数を増やさずに，配合注射薬では注射回数を増やさずに治療強化ができるため，クリニカルイナーシアを解消できる[2]．
- 薬価の軽減や，患者の QOL 改善が期待できる．

> **Memo**
>
> **クリニカルイナーシア**
>
> クリニカルイナーシア（clinical inertia）（inertia＝惰性）とは，管理目標に到達していないにもかかわらず，適切な時期に適切な治療の強化がされていないことを呼ぶ．近年はtherapeutic inertia とも呼ばれ，慢性疾患の治療の問題点として注目されている．その原因は医療者・患者の双方にあり，薬剤増加による①低血糖や体重増加のリスク上昇，②経済的な負担，③患者のQOLの低下などが問題になることが知られている．

B 適応と禁忌

1 適応

- 配合薬の適応は，配合されているそれぞれの薬剤に準ずる．
- 配合注射薬の適応は，インスリン治療の適応となる2型糖尿病である．
- 配合薬，配合注射薬を考慮すべき患者として，薬剤数や薬価を減らしたい，飲み忘れや注射の打ち忘れを減らしたいなどが挙げられる．
- 配合薬，配合注射薬は，ドラッグナイーブの患者の第一選択薬としては投与できない．
- 配合薬の一成分，例えばDPP-4阻害薬単独では血糖コントロールが不十分な場合には，DPP-4阻害薬含有配合薬への切り替えは可能である．

2 禁忌

- 配合薬の禁忌は，配合されているそれぞれの薬剤に準ずる．
- 配合注射薬の禁忌は，インスリンおよびGLP-1受容体作動薬の禁忌に準ずる（Ⅱ章-10「GLP-1受容体作動薬およびGIP/GLP-1受容体作動薬（注射製剤）」，Ⅱ章-11「インスリン」参照）．特に注意が必要なのは，糖尿病性ケトアシドーシス，1型糖尿病，重症感染症，手術など，インスリンの絶対適応となる状態である．インスリンのみを用いての治療が必要であり，GLP-1受容体作動薬を含む本剤での治療は禁忌となる．

C 使用量

- 配合薬，配合注射薬の使用量については，Ⅴ章-「糖尿病治療薬一覧表」参照．

D 注意するべき副作用

- 副作用が生じた場合に，配合されているどちらの薬剤が原因であるのかがわかりにくいことがある．
- 含有されている薬剤の用量が固定化されているため，それぞれの薬剤の用量の微調整はできない．
- 配合薬では，シックデイでの休薬の際に注意が必要である．例えば，ビグアナイド薬を含有している配合薬では乳酸アシドーシスのリスクが，SGLT2阻害薬を含有している

配合薬では正常血糖ケトアシドーシスのリスクがある．
- 配合注射薬 IDegLira で生じる副作用は IDeg および Lira でも報告され，配合注射薬 iGlarLixi で生じる副作用も iGlar および Lixi で報告されているものである（Ⅱ章-10「GLP-1受容体作動薬および GIP/GLP-1受容体作動薬（注射製剤）」，Ⅱ章-11「インスリン」参照）．

E 使用上のコツ

1 効果が期待できる患者像

- 配合薬，配合注射薬に切り替えることで，飲み忘れや打ち忘れの回数が軽減し，治療薬本来の効果が期待できる．
- 配合注射薬には GLP-1受容体作動薬が含まれているため，内因性インスリン分泌が比較的保たれている時期に使用することで，長所を引き出すことができる．基礎インスリンから変更することで，基礎インスリンの減量や併用する経口薬の種類が減るなど，治療がよりシンプルになる可能性がある．経口薬だけでは目標 HbA1c が達成できない患者への注射薬初回導入，あるいは basal supported oral therapy（BOT）の症例などへの使用が望ましい．
- 高齢者糖尿病など1日1回の注射を希望する患者，2種類のインスリンを注射する複雑さを望まない患者，低血糖あるいは治療に伴う体重増加を心配する患者などが，配合注射薬の良い適応となる．

2 効果が期待しにくい患者像

- 内因性インスリン分泌が枯渇した症例では，インスリン分泌を促進する薬剤を含む配合薬や，配合注射薬の効果は期待しにくい．強化インスリン療法など，インスリン治療を中心に治療を強化することが望ましい．

3 併用を避けるべき薬剤

- インクレチン関連薬である DPP-4阻害薬と GLP-1受容体作動薬または GIP/GLP-1受容体作動薬は，互いに併用できない．DPP-4阻害薬を含む配合薬を使用中の患者に，GLP-1受容体作動薬やその配合注射薬を追加投与する際には，特に注意が必要である．

（櫻井慎太郎）

文献

1) Bangalore, S et al：Fixed-dose combinations improve medication compliance：a meta-analysis. Am J Med 120：713-719, 2007
2) Duckworth, W et al：Improvements in glycemic control in type 2 diabetes patients switched from sulfonylurea coadministered with metformin to glyburide-metformin tablets. J Manag Care Pharm 9：256-262, 2003

II 各種糖尿病治療薬の基本知識

10 GLP-1 受容体作動薬および GIP/GLP-1 受容体作動薬（注射製剤）

ポイント

- 注射薬であり，daily 製剤（1日1～2回注射）と weekly 製剤がある．
- グルコース依存性に食後のインスリン分泌を促進し，食後高血糖および空腹時高血糖を抑制する．
- 単独投与では，低血糖のリスクは低い．
- 食欲中枢抑制および胃内容排出遅延による体重減少作用が期待できる．
- 胃内容排出遅延作用のため，嘔気，便秘，下痢などの副作用が認められることがある．
- 急性膵炎の副作用報告があり，膵炎の既往がある患者には慎重に投与する．

Keyword

インクレチン関連薬，GLP-1，GIP，注射製剤，インスリン分泌促進，食欲抑制，体重減少，胃腸障害，膵炎，心腎保護作用

A 作用機序と臨床的特徴

- インクレチンは，食事の刺激によって消化管から分泌されインスリン分泌を促進する消化管ホルモンの総称であり，グルコース依存性インスリン分泌刺激ポリペプチド（glucose-dependent insulinotropic polypeptide：GIP）と，グルカゴン様ペプチド-1（glucagon-like peptide-1：GLP-1）が存在する．
- GIP は小腸上部を中心に存在する K 細胞から分泌され，GLP-1 は小腸下部および大腸を中心に存在する L 細胞から分泌される．GLP-1 は，グルコース依存性に膵 β 細胞からのインスリン分泌を促進し，膵 α 細胞からのグルカゴン分泌を抑制する．一方，GIP もグルコース依存性にインスリン分泌を促進するが，グルカゴン分泌は促進する．
- GLP-1 および GIP は，それぞれ膵 β 細胞膜表面の GLP-1 受容体および GIP 受容体に結合して，細胞内の cAMP 濃度を上昇させ，増幅経路としてグルコース依存性にインスリン分泌を促進する（I 章-1「糖尿病の病態」図 I-1-3 参照）．
- 内因性 GLP-1 および GIP は，細胞膜表面および血中の DPP-4（dipeptidyl peptidase-4）によって速やかに分解され，数分で不活性化される．
- GLP-1 受容体作動薬は，DPP-4 による分解を受けにくくしてあり，内因性 GLP-1 よりも長時間にわたって GLP-1 作用が維持される．また，デュラグルチドは GLP-1 に IgG4 の Fc 領域を結合させて半減期を 4.5 日（108 時間）にすることで，週1回投与が可能な weekly 製剤となった．
- 血糖値 70 mg/dL 以下では，GLP-1 のインスリン分泌促進作用，グルカゴン分泌抑制作用は起こらず，GLP-1 受容体作動薬の単独使用では低血糖を起こしにくい．

- 食欲中枢を介する食欲抑制作用をもつ．そのため，肥満，非肥満にかかわらず，体重減少作用がある．
- 胃内容排出遅延作用により，食後血糖値の低下および食欲抑制作用を有する．
- 便秘，下痢，嘔気などの胃腸障害が，特に投与初期に認められることがある．
- 膵腺房細胞にGLP-1受容体が発現しており，急性膵炎を起こす可能性があるので注意を要する．
- 2型糖尿病患者の大血管合併症および糖尿病性腎症の進行抑制にGLP-1受容体作動薬が有効なことが示されている．
- チルゼパチドは，GIP受容体およびGLP-1受容体のデュアルアゴニストであり，両受容体に結合して活性化することで，グルコース依存性にインスリン分泌を促進する．また，強い体重減少作用をもつ．本剤はC20脂肪酸側鎖を含む39個のアミノ酸からなるペプチドであり，内因性アルブミンと結合して消失半減期が延長することにより作用が持続する[2]．

B 適応と禁忌

- 適応は2型糖尿病および肥満症（ウゴービ®）．ただし，2型糖尿病でない肥満症に適応をもつのはウゴービ®のみである．
- ウゴービ®に関しては，高血圧，脂質異常症，2型糖尿病のいずれかを有し，食事療法・運動療法を行っても十分な効果が得られず，以下に該当する場合に限る．
    - ・BMIが27以上であり，2つ以上の肥満に関連する健康障害を有する
    - ・BMIが35以上

【慎重投与】
- 腹部手術の既往または腸閉塞の既往のある患者では，腸閉塞を起こす可能性がある．
- 糖尿病性胃不全麻痺，炎症性腸疾患などの胃腸障害のある患者では，胃腸障害の症状が悪化する可能性がある．
- 膵炎の既往歴のある患者では，膵炎を起こす可能性がある．
- インスリンまたはスルホニル尿素（SU）薬を投与中の患者では，併用により低血糖のリスクが増加する可能性がある．
- 高齢者では，食欲低下によるサルコペニアやフレイルの増悪の可能性がある．
- 次に挙げる患者または状態は，低血糖を起こす可能性があるため，処方には注意が必要．
    ①脳下垂体機能不全または副腎機能不全
    ②栄養不良状態，飢餓状態，不規則な食事摂取，食事摂取量の不足または衰弱状態
    ③激しい筋肉運動
    ④過度のアルコール摂取者

【禁忌】
- 本剤の成分に対し，過敏症の既往歴のある患者．
- 糖尿病性ケトアシドーシス，糖尿病性昏睡または前昏睡，1型糖尿病の患者．輸液およびインスリンによる速やかな高血糖の是正が必須となる．
- 重症感染症，手術などの緊急の場合．インスリンによる血糖コントロールが望まれる．
- 妊婦，妊娠している可能性のある女性．

表Ⅱ-10-1 ● GLP-1 受容体作動薬および GIP/GLP-1 受容体作動薬

	daily 製剤	weekly 製剤			
一般名	リラグルチド	デュラグルチド	セマグルチド		チルゼパチド
商品名および剤形	ビクトーザ®皮下注 18 mg	トルリシティ®皮下注 0.75 mg アテオス®	オゼンピック®皮下注 2 mg	ウゴービ®皮下注 0.25, 0.5, 1.0, 1.7, 2.4 mg SD	マンジャロ®皮下注 2.5, 5, 7.5, 10, 12.5, 15 mg アテオス®
効能・効果	2 型糖尿病	2 型糖尿病	2 型糖尿病	肥満症	2 型糖尿病
用量・用法	0.3〜0.9 mg, 1 日 1 回朝または夕（1 日 1.8 mg まで増量可）	0.75 mg, 1 週間 1 回（1.5 mg, 1 週間 1 回に増量可）	0.25〜0.5 mg, 1 週間 1 回（1 mg, 1 週間 1 回に増量可）	0.25〜2.4 mg, 1 週間 1 回	2.5〜5 mg, 1 週間 1 回（15 mg, 1 週間 1 回に増量可）
腎機能障害患者への投与					
肝機能障害患者への投与					線維化を伴う NASH (MASH) 患者への安全性と有効性あり（SYNERGY-NASH 試験）
心血管系への影響	有益性（LEADER 試験）	有益性 全死亡では非劣性（REWIND 試験）（日本の承認用量を超過）	有益性（SUSTAIN 6 試験） 慢性腎臓病を併発する患者の心血管系イベントによる死亡を有意に抑制（FLOW 試験）		
腎臓への影響	DKD の進行を抑制	複合腎イベントの発症を有意に抑制（REWIND 試験）（日本の承認用量を超過）	複合腎イベントの発症を有意に抑制（FLOW 試験）		

NASH：非アルコール性脂肪肝炎，MASH：代謝機能障害関連脂肪肝炎，DKD：糖尿病関連腎臓病．

- 2 ヵ月以内に妊娠を予定する女性（ウゴービ®，オゼンピック®）．

C 使用量 （表Ⅱ-10-1）

【daily 製剤】
- リラグルチド（ビクトーザ®）：0.9 mg を 1 日 1 回朝または夕に皮下注射．ただし，1 日 1 回 0.3 mg から開始し，効果不十分であれば 1 週間以上の間隔で 0.3 mg ずつ増量できる（最高 1.8 mg まで）．

【weekly 製剤】
- デュラグルチド（トルリシティ®）：0.75 mg を週に 1 回，皮下注射．患者の状態に応じて 1.5 mg を週に 1 回投与に増量できる．

> **Memo**
> **デュラグルチド**
> わが国においても，トルリシティ®の高用量注射剤である 1.5 mg 製剤が近く使用可能となる．発売日から長期処方可となる予定である．

- セマグルチド（オゼンピック®）：週 1 回 0.25 mg 皮下注射から開始し，4 週間投与後に週 1 回 0.5 mg に増量する．週 1 回 0.5 mg を 4 週間以上投与しても効果不十分な場合には，週 1 回 1.0 mg まで増量することができる．
- セマグルチド（ウゴービ®）：週 1 回 0.25 mg 皮下注射から開始し，その後は 4 週間の間隔で週 1 回 0.5 mg，1.0 mg，1.7 mg，2.4 mg の順に増量し，以降は 2.4 mg を週 1 回皮下注射する．
- チルゼパチド（マンジャロ®）（GIP/GLP-1 受容体作動薬）：週 1 回 2.5 mg 皮下注射から開始し，4 週間投与後に週 1 回 5 mg に増量する．週 1 回 5 mg で効果不十分な場合には，4 週間以上の間隔で 2.5 mg ずつ増量できる．ただし，最大用量は週 1 回 15 mg までとする．

> **Memo**
> **チルゼパチド**
> チルゼパチド（商品名 Zepbound®）は，BMI 30 以上，または心臓病など体重に関連する他の健康問題を抱える BMI 27 以上の肥満症に対する治療薬として，米国と英国で承認されている．わが国でも，日本イーライリリーが肥満症治療薬として現在申請中である．

> **Topics**
> **SURMOUNT-OSA 試験**
> チルゼパチドの肥満合併閉塞性睡眠時無呼吸（obstructive sleep apnea：OSA）に対する有効性，安全性を検証した第Ⅲ相プラセボ対照ランダム化試験である．チルゼパチドは肥満を伴う中等度〜重症の OSA 患者の無呼吸低呼吸指数（apnea-hypopnea index：AHI）を有意に低下させることを証明した[3]．

D 注意するべき副作用

1 胃腸障害

- 嘔気，嘔吐，下痢があり，頻度はそれぞれ約 30，15，15 ％．投与初期および増量時に起こりやすい．しかし，症状はその後軽快することが多い．

> **Advise**
> daily 製剤では，胃腸障害の発現を回避するため低用量より投与を開始し，慎重に漸増を行う．

2 急性膵炎・膵癌

- 膵炎，膵管内乳頭粘液性腫瘍（intraductal papillary mucinous neoplasm：IPMN）など，膵臓に基礎疾患を有する患者には投与を控える．膵腺房細胞および膵管に GLP-1 受容体の発現が認められている．しかしながら，大規模臨床試験のメタ解析では，GLP-1 受容体作動薬による急性膵炎・膵癌のリスク増大は否定的であった[1]．

3 心拍数増加

- 平均で 3〜5/分の増加を示す．特にリラグルチドで頻度が高い．急性（うっ血性）心不全の患者への投与は慎重に行う．

4 低血糖

- インスリンや，SU 薬，速効型インスリン分泌促進薬（グリニド薬）などのインスリン分泌促進系の薬剤に併用すると，低血糖の発現頻度が高くなる．

> **Advise**
> SU 薬に GLP-1 受容体作動薬を追加する場合は，先行投与している SU 薬を半量にして，低血糖のリスクを抑える．

> **Memo**
> **甲状腺髄様癌の懸念**
> げっ歯類に GLP-1 受容体作動薬（リラグルチド，エキセナチド，デュラグルチド，リキシセナチド，セマグルチド）を投与した動物実験で，甲状腺 C 細胞腫瘍の増加が認められた．米国食品医薬品局（FDA）は，甲状腺髄様癌の既往のある患者，および甲状腺髄様癌または多発性内分泌腫瘍症 2 型の家族歴のある患者に対する本剤の安全性を保証していない．一方で，GLP-1 受容体作動薬の長期間の使用と甲状腺髄様癌のリスク上昇との関連は否定的であるという研究結果が最近報告された[4]．

E 使用上のコツ

1 ポジショニング

- インスリン治療より先行して投与：膵 β 細胞膜表面の GLP-1 受容体を介して作用するため，内因性インスリン分泌不全の前段階から使用する．目安の一つとして，糖尿病の罹病期間が短いことが挙げられる．
- 米国糖尿病学会（ADA）と欧州糖尿病会議（EASD）のアルゴリズム[5]では，以下のように推奨されている．
  ①動脈硬化性心血管疾患（atherosclerotic cardiovascular disease：ASCVD）の既往，ASCVD の危険因子を有する患者，および慢性腎臓病を併発している患者では，メト

ホルミン投与の有無にかかわらず，心血管疾患アウトカム試験（cardiovascular outcome trials：CVOTs）で心血管系へのベネフィットが証明されたリラグルチド，セマグルチド，デュラグルチドの投与を推奨している．
②肥満症を伴う糖尿病患者の持続的な体重管理目標を達成するためには，セマグルチド，チルゼパチドを有効性が非常に高い薬剤として推奨している．

> **Pitfall**
> デュラグルチドの心血管系のベネフィットを証明した REWIND 試験での投与量は週 1 回 1.5 mg と，日本の承認用量 0.75 mg の 2 倍であることに注意する．近く日本でも 1.5 mg 製剤が使用可能となる予定である．

2 効果的な患者像

- 1～2 種類の経口血糖降下薬を内服中で，HbA1c が管理目標値に到達していない患者．
- 肥満患者（BMI 25 以上）．
- ASCVD の既往あり，もしくは高リスクにあたる患者．
- 顕性アルブミン尿の患者．
- 食後の高血糖が顕著な患者．

3 奏効しない患者像

- 内因性インスリン分泌が明らかに低下している患者．
- 非肥満患者（BMI 23 未満）で糖尿病罹病期間が長い患者．

> **Advise**
> 非肥満患者では内因性インスリン分泌が低下していると考えられ，GLP-1 受容体作動薬の効果が期待しにくい．このような患者にはインスリン治療の併用を検討する．もしくは，インスリンと GLP-1 受容体作動薬の配合注射薬（ゾルトファイ® やソリクア®）も良い適応となる．

4 GLP-1 受容体作動薬の weekly 製剤が最適な患者像

- 夜間勤務を含むシフトワーカーや出張が多い患者．
- 介護が必要な高齢患者，在宅医療あるいは施設入所患者（第三者による注射支援を要する）．
- 食生活が不規則な患者（治療に対するアドヒアランスを維持することが難しい場合）．
- 仕事中に低血糖を起こすと大変危険な職種（長距離トラックやタクシー，バスの運転手，とび職などの高所作業者）．
- 毎日のインスリン注射治療に対して心理的な抵抗を示す患者．

近年は経口配合薬も多くの製剤が上市され，同じインクレチン関連薬であるDPP-4阻害薬が既に処方されていることに気がつかないこともある．GLP-1受容体作動薬とDPP-4阻害薬の併用は，保険診療上認められておらず，また併用しても血糖改善効果は期待しにくい．経口血糖降下薬治療にGLP-1受容体作動薬を併用する際，DPP-4阻害薬が既に処方されている場合には，DPP-4阻害薬を中止したうえでGLP-1受容体作動薬を追加処方する．

F 配合薬

- 持効型溶解インスリンとGLP-1受容体作動薬の配合注射薬：1 mL中にインスリン デグルデク（IDeg）100単位とリラグルチド（Lira）3.6 mgが配合されているIDegLira（ゾルトファイ®配合注）と，インスリン グラルギン（iGlar）100単位とリキシセナチド（Lixi）100 µgが配合されているiGlarLixi（ソリクア®配合注）の2種類がある（Ⅱ章-9「配合薬，配合注射薬」参照）．

（橋本貢士）

文献

1) 日本糖尿病学会 編・著：Q5-9 GLP-1受容体作動薬の特徴は何か？ 糖尿病診療ガイドライン2024, 南江堂, 95-96, 2024
2) 日本糖尿病学会 編・著：Q5-10 GIP/GLP-1受容体作動薬の特徴は何か？ 糖尿病診療ガイドライン2024, 南江堂, 97, 2024
3) Malhotra, A et al：Tirzepatide for the treatment of obstructive sleep apnea and obesity. N Engl J Med 391：1193-1205, 2024
4) Pasternak, B et al：Glucagon-like peptide 1 receptor agonist use and risk of thyroid cancer：Scandinavian cohort study. BMJ 385：e078225, 2024
5) American Diabetes Association Professional Practice Committee：9. Pharmacologic approaches to glycemic treatment：Standards of Care in Diabetes-2024. Diabetes Care 47：S158-S178, 2024

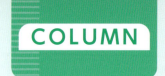

GLP-1/グルカゴン受容体デュアルアゴニスト，GIP/GLP-1/グルカゴン受容体トリプルアゴニスト

　インクレチン，グルカゴン（glucagon：GCG），アミリン，コレシストキニン，ペプチドYY（peptide YY：PYY）を含む複数の消化管ホルモンの受容体を標的とする薬剤の開発が，現在進んでいる．このなかでも，**GLP-1/GCG 受容体デュアルアゴニスト（dual agonist）** と呼ばれる系統の薬剤は，複数の臨床試験が進行中である．これらの薬剤の詳細な作用機序は不明であるが，GCG は肝臓での糖新生，グリコーゲン分解を促進し血糖値を上昇させる方向に作用する一方で，膵臓でのインスリン分泌促進，脂肪細胞や肝臓での脂肪分解，エネルギー消費量増大，そして中枢での食欲抑制など，多彩な全身作用を示す．そのため，GLP-1 を含む他の消化管ホルモンとのバランスがうまく保たれている場合は，GCG 受容体を刺激することにより糖・脂質代謝に対し好影響がもたらされるようである．

　現在，2 型糖尿病あるいは肥満治療薬として第Ⅱ相臨床試験が終了している主なものに，survodutide, mazdutide, efinopegdutide, pemvidutide がある．survodutide は，肥満のある 2 型糖尿病患者において，1.8 mg 週 1 回皮下注射で治療した場合，16 週で HbA1c を 1.71 %低下させた（2.7 mg 週 1 回では 1.56 %低下）[1]．また，糖尿病のない肥満患者を対象とした第Ⅱ相臨床試験においては，4.8 mg 週 1 回皮下注射により 46 週で体重を 18.7 %低下させており[2]，肥満に対しては現在第Ⅲ相臨床試験が進行中である．オキシントモジュリンアナログである mazdutide は，中国での 2 型糖尿病に対する第Ⅱ相臨床試験で，4.5 mg 週 1 回皮下注射により 20 週で 1.67 %の HbA1c の低下を示したが，その効果は用量依存性ではないようである[3]．肥満に対する試験では，高用量（9 mg）の第Ⅱ相臨床試験において 24 週で−15.4 %（延長試験では 48 週で−18.6 %）の体重減少作用を示した[4]．efinopegdutide や pemvidutide は，有意な HbA1c 低下作用を示さず，現在主に非アルコール性脂肪肝炎（non-alcoholic steatohepatitis：NASH）（代謝機能障害関連脂肪肝炎（metabolic dysfunction-associated steatohepatitis：MASH））に対する治療薬として開発が検討されている[5,6]．

　一方，GIP/GLP-1/GCG トリプルアゴニスト（triple agonist）の開発も進んでいる．最も開発が進んでいるのは retatrutide であり，そのヒト GIP, GLP-1, GCG 受容体に対する活性は，内因性リガンドのそれぞれ 8.9, 0.3, 0.2 倍であり，GIP 受容体に対する活性が特に強い[7]．2 型糖尿病患者における第Ⅱ相臨床試験において，retatrutide は 12 mg 週 1 回皮下注射により，36 週の時点で HbA1c を 2.16 %低下させ，これはデュラグルチド 1.5 mg 週 1 回皮下注射による 1.41 %低下に比し有意であった[8]．糖尿病のない肥満患者を対象とした第Ⅱ相臨床試験では，12 mg 週 1 回皮下注射により，48 週で体重を−24.2 %と強力に減少させ（プラセボは−2.0 %），48 週の時点でも減少の傾向が持続していた[9]．また，この研究では非アルコール性脂肪性肝疾患（non-alcoholic fatty liver disease：NAFLD）（代謝機能障害関連脂肪性肝疾患（metabolic dysfunction-associated steatotic liver disease：MASLD））に対する研究も含んでおり，98 人のサブグループのうち，高用量の投与を受けていた 10 人中 9 人が 48 週の時点で肝臓の脂肪含有量が正常化したことも示されている．

　以上のように，GLP-1/GCG 受容体デュアルアゴニストや，GLP-1/GIP/GCG 受容体トリプルアゴニストは，2 型糖尿病，肥満，NASH（MASH）を含むさまざまな疾患に対する有用な薬剤として期待されている．特に後者は，その肥満患者に対する従来にない強力な体重減少作用や，NAFLD

(MASLD）に対する良好な試験結果のため，非常に注目されている．

（竹林晃三）

文献

1) Blüher, M et al：Dose-response effects on HbA1c and bodyweight reduction of survodutide, a dual glucagon/GLP-1 receptor agonist, compared with placebo and open-label semaglutide in people with type 2 diabetes：a randomised clinical trial. Diabetologia 67：470-482, 2024
2) le Roux, CW et al：Glucagon and GLP-1 receptor dual agonist survodutide for obesity：a randomised, double-blind, placebo-controlled, dose-finding phase 2 trial. Lancet Diabetes Endocrinol 12：162-173, 2024
3) Zhang, B et al：Efficacy and safety of mazdutide in chinese patients with type 2 diabetes：a randomized, double-blind, placebo-controlled phase 2 trial. Diabetes Care 47：160-168, 2024
4) PR Newswire：Innovent dosed first participant in phase 3 clinical study（GLORY-2）of mazdutide（IBI362）higher dose 9 mg in Chinese adults with obesity. 1 Jan 2024, https://www.prnewswire.com/apac/news-releases/innovent-dosed-first-participant-in-phase-3-clinical-study-glory-2-of-mazdutide-ibi362-higher-dose-9-mg-in-chinese-adults-with-obesity-302024184.html（2024年8月閲覧）
5) Di Prospero, NA et al：Efficacy and safety of glucagon-like peptide-1/glucagon receptor co-agonist JNJ-64565111 in individuals with type 2 diabetes mellitus and obesity：a randomized dose-ranging study. Clin Obes 11：e12433, 2021
6) Altimmune：Altimmune announces positive results from week 24 interim analysis of pemvidutide MOMENTUM phase 2 obesity trial and 12-week phase 1b type 2 diabetes safety trial. 21 March 2023, https://ir.altimmune.com/news-releases/news-release-details/altimmune-announces-positive-results-week-24-interim-analysis（2024年8月閲覧）
7) Coskun, T et al：LY3437943, a novel triple glucagon, GIP, and GLP-1 receptor agonist for glycemic control and weight loss：from discovery to clinical proof of concept. Cell Metab 34：1234-1247.e9, 2022
8) Rosenstock, J et al：Retatrutide, a GIP, GLP-1 and glucagon receptor agonist, for people with type 2 diabetes：a randomised, double-blind, placebo and active-controlled, parallel-group, phase 2 trial conducted in the USA. Lancet 402：529-544, 2023
9) Jastreboff, AM et al：Triple-hormone-receptor agonist retatrutide for obesity—a phase 2 trial. N Engl J Med 389：514-526, 2023

II 各種糖尿病治療薬の基本知識

11 インスリン

> **ポイント**
> - インスリン治療は，インスリン作用の不足を補う治療法である．
> - 1型糖尿病のインスリン治療は，基礎インスリン（ベーサル）と追加インスリン（ボーラス）の組み合わせが基本である．頻回インスリン注射（MDI）あるいは持続皮下インスリン注入（CSII）によって，生理的インスリン分泌を模倣する．
> - 2型糖尿病のインスリン治療導入では，先行する経口糖尿病治療薬やGLP-1受容体作動薬（注射薬）を継続したまま基礎インスリンを追加する方法が導入しやすい．
> - 血糖自己測定（SMBG）や持続グルコース測定（CGM）を併用することで，血糖コントロールの改善だけでなく，重症低血糖の予防が期待できる．

Keyword
頻回インスリン注射（MDI），持続皮下インスリン注入（CSII），持続グルコース測定（CGM），血糖自己測定（SMBG）

A 作用機序と臨床的特徴

- 生理的には，膵β細胞から分泌されたインスリン（insulin）は，門脈を通って肝臓に流入する．特に食後には門脈血中の血糖およびインスリンは高濃度となり，肝臓でのグルコースの取り込みによって，食後の血糖を効率的に抑制する．インスリンは，肝臓通過時に約40％が分解される．一方，インスリン皮下注射の場合には，末梢の毛細血管から吸収されたインスリンは全身の循環に流入するため，内因性インスリン分泌と比べ，肝臓におけるインスリン作用が相対的に弱い．
- 急性発症1型糖尿病または劇症1型糖尿病では，内因性インスリン分泌が枯渇していることが多い．生理的なインスリン分泌を模倣するために，基礎インスリンと食後の追加インスリンの組み合わせである頻回インスリン注射（multiple daily injection：MDI）あるいは持続皮下インスリン注入（continuous subcutaneous insulin infusion：CSII）で治療する．
- 2型糖尿病では，病期が進むにつれて内因性インスリン分泌能が徐々に低下し，インスリン治療を要することがある．2型糖尿病で血糖コントロールを目的にインスリン治療を導入する際には，持効型溶解インスリンを1日1回注射する方法で開始する．一方，2型糖尿病と診断された時点から強化インスリン療法で厳格な血糖コントロールを短期間行うことで，糖毒性の解除により膵β細胞機能不全やインスリン抵抗性の改善[1]が期待できる．そのため，内因性インスリン分泌能が残存している早期から入院による強化インスリン療法を導入することがある．

表Ⅱ-11-1 ● インスリン製剤の種類と特徴

種類	投与のタイミング	作用発現時間	最大作用時間	作用持続時間
超速効型インスリン	食直前，一部の製剤は食事開始時または食事開始後20分以内	10～20分	30分～3時間	3～5時間
速効型インスリン	食前30分前	30～60分	1～3時間	5～8時間
中間型インスリン	作用時間上，就寝前1日1回，または朝食前と就寝前の1日2回の投与	1～3時間	4～12時間	18～24時間
持効型溶解インスリン	時間は問わないが，原則1日1回一定の時間で投与	1～2時間	3～14時間またはピークレス	24時間以上
	時間は問わないが，週1回，毎週同じ曜日に投与	定常状態で作用発現する	1週目12時間，8週目16時間	164時間（約7日）
混合型インスリン	超速効型または速効型インスリンが含まれるため，食前または食直前に投与	超速効型インスリンと中間型インスリンの混合製剤，または速効型インスリンと中間型インスリンの混合製剤		
配合溶解インスリン	超速効型インスリンが含まれるため，食直前に投与	超速効型インスリンと持効型溶解インスリンの配合注射薬		

1 インスリン製剤と特徴（表Ⅱ-11-1）

- インスリン製剤の種類には，超速効型インスリン，速効型インスリン，中間型インスリン，持効型溶解インスリン，混合型インスリン，持効型溶解インスリンと超速効型インスリンとの配合注射薬がある．さらに，持効型溶解インスリンとGLP-1受容体作動薬との配合注射薬もある．
- インスリン製剤の剤形には，プレフィルド/キット製剤，カートリッジ製剤，バイアル製剤がある．カートリッジ製剤には専用のインスリンペン型注入器を用いる．
- インスリンペン型注入器の一つに，スマートインスリンペンがある．スマートフォンのアプリを用いることで，投与時間や投与量の管理が正確に行える．
- 超速効型インスリンや速効型インスリンのバイアル製剤は，インスリンポンプで使用する．また，速効型インスリンのバイアル製剤は，急性期や輸液管理などの際の持続静脈内インスリン注入や輸液バッグへの混注に使用される．

> **Memo**
> **スマートインスリンペン**
> スマートインスリンペンは，インスリンの投与データ（時間，量）を自動的に記録し，そのデータをスマートフォンのアプリなどに無線転送することができるインスリンペンである．スマートインスリンペンの利用により，患者はインスリンの投与データを正確に記録することが可能となる．医療者にとっても，持続グルコース測定（continuous glucose monitoring：CGM）のデータと組み合わせることで，インスリン投与のタイミングや量について，より的確なアドバイスを伝えるツールとなりうる．最後に注入ボタンを押したときの単位数と，その時点からの経過時間が表示されるため，インスリンの注射し忘れの確認ができる．また，高血糖時の追加投与が過剰になるのを防ぐことも期待される．

B 適応と禁忌

1 インスリン治療の絶対的適応[2]

① インスリン依存状態
② 高血糖性の昏睡（糖尿病性ケトアシドーシス，高浸透圧高血糖状態，乳酸アシドーシス）
③ 重症の肝障害，腎障害を合併し，食事療法でコントロールが不十分なとき
④ 重症感染症，外傷，中等度以上の外科手術（全身麻酔施行例など）のとき
⑤ 糖尿病合併妊娠（妊娠糖尿病で，食事・運動療法だけでは良好な血糖コントロールが得られない場合も含む）
⑥ 静脈栄養時の血糖コントロール

2 インスリン治療の相対的適応[2]

① インスリン非依存状態の例でも，著明な高血糖（例えば，空腹時血糖値 250 mg/dL 以上，随時血糖値 350 mg/dL 以上）や，ケトーシス（尿中ケトン体陽性など）傾向を認める場合
② インスリン以外の薬物療法では良好な血糖コントロールが得られない場合
③ やせ型で栄養状態が低下している場合
④ ステロイド治療時に高血糖を認める場合
⑤ 糖毒性を積極的に解除する場合

3 禁忌

① 低血糖症状を呈している患者
② 製剤の成分に対し過敏症の既往歴のある患者

C 使用量

【1 型糖尿病】

- MDI が原則である．MDI あるいは CSII によって，基礎インスリンと追加インスリンを補う．インスリンを導入する際は，入院が望ましい．
- 1 型糖尿病患者の基本的な治療法として，MDI により，基礎インスリン（ベーサル）と追加インスリン（ボーラス）を用いて生理的なインスリン分泌を模倣する．
- 導入時は 1 日の総インスリン量を 0.2～0.3 単位/kg 体重とし，総量の 1/2～2/3 を追加インスリン，1/3～1/2 を基礎インスリンとして開始する．例えば体重が 60 kg で 0.3 単位/kg 体重の場合は，1 日総インスリン量が 18 単位であり，追加インスリン 12 単位（朝 4 単位・昼 4 単位・夕 4 単位），基礎インスリン 6 単位の割合となる（図Ⅱ-11-1）．
- インスリン投与量の調整は，責任インスリンの増減によって行う．責任インスリンとは，その血糖値に最も影響するインスリンのことである．通常，標的となる血糖値の前に注射したインスリンが責任インスリンとなる．
- 基礎インスリンの調整は，早朝空腹時血糖（朝食前血糖）を確認しながら，目標血糖値になるまで持効型溶解インスリンを増量する．持効型溶解インスリンを増量しても早朝

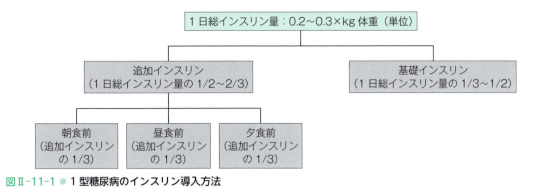

図Ⅱ-11-1 ● 1型糖尿病のインスリン導入方法

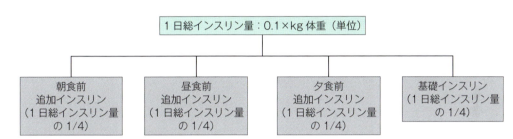

図Ⅱ-11-2 ● 2型糖尿病のインスリン導入方法

空腹時血糖の高値が続く場合は，暁現象（dawn phenomenon）もしくはSomogyi効果の可能性を考える．
- 追加インスリンの調整では，次の食前血糖値を指標に責任インスリンの増減を行い，単位を決定する．標的となる血糖値の値だけでなく，食前血糖値と比較して，次の食前血糖値が上昇しているか低下しているかで判断し，投与するインスリン量を増減する（例えば朝食前血糖120 mg/dLで昼食前血糖170 mg/dLの場合は，朝食前の追加インスリンが不足していると判断し，増量する．昼食前血糖170 mg/dLで夕食前血糖70 mg/dLの場合は，昼食前の追加インスリンが多いと判断し，減量する）．
- 基礎インスリン，追加インスリンともに，増量する際には低血糖に注意する．

【2型糖尿病】
- 2型糖尿病患者のインスリン治療の導入では，他の血糖降下薬に基礎インスリンを追加する方法が汎用されている．先行する他の血糖降下薬を継続したまま，基礎インスリン（持効型溶解インスリン）を1日1回追加投与する．初回の1日総インスリン量は，0.1単位/kg体重で開始するか，または4～6単位で開始することが多い（図Ⅱ-11-2）．注射時間は何時でもよいが，毎日同一時間とする．開始後は，血糖自己測定（self-monitoring of blood glucose：SMBG）で朝食前血糖を評価して，目標血糖値を目指して徐々にインスリンを増減する（表Ⅱ-11-2）．
- 基礎インスリンの追加で食後高血糖が抑制できない場合には，3食のうち最も食後血糖が高値となる食事の前に，（超）速効型インスリン（4単位あるいは基礎インスリンの10%）を追加する．それでもコントロールが不十分な場合には，（超）速効型インスリンの食前注射を2～3回/日に増やしていく．配合溶解インスリンを使用することで，注

表Ⅱ-11-2 ● 基礎インスリン増減方法

朝食前血糖 (mg/dL)	持効型溶解インスリンの増減 (単位)
90 未満	− 2
91 〜 120	± 0
121 〜 150	+ 2
151 〜 180	+ 3
181 〜 210	+ 4
211 以上	+ 5

射回数を増やすことなく治療を強化できる．
- 食前血糖だけでなく，食後血糖も高値の症例では，持効型溶解インスリンと GLP-1 受容体作動薬の配合注射薬を最初の注射製剤として使用することも可能である．
- インスリン投与量の調整あるいは低血糖の予防には，SMBG や CGM を併用することが重要である．CGM を組み合わせることで，詳細な血糖変動を確認できる．さらに，夜間の低血糖や無自覚性低血糖の発見も可能となる．

Memo
持続グルコース測定（CGM）
- CGM とは，組織間質液のグルコース濃度を測定して血糖に換算し，24 時間の血糖変動を評価する方法である．リアルタイム持続グルコース測定（real-time continuous glucose monitoring：リアルタイム CGM）と，間歇スキャン式持続グルコース測定（intermittently scanned continuous glucose monitoring：isCGM）がある．
- CGM は糖尿病の日常の自己管理に用いることができる機器である．必要に応じて SMBG を行い，血糖値を確認・補正する．
- 機種により，低血糖/高血糖アラートや高血糖予測/低血糖予測アラート機能を備えている．
- 専用のリーダーだけでなく，スマートフォンのアプリによるモニタリングも可能である．
- 保険適用か否かは機種により異なるので，使用の際は注意が必要である．

D 注意するべき副作用

1 低血糖

- インスリン治療の副作用で最も重要なのは，低血糖である．特にインスリン開始直後の低血糖や重症低血糖は，低血糖に対する恐怖を抱かせてしまい，過食や低血糖時の過剰な糖質摂取につながり，血糖コントロールの悪化の原因となる．
- 強化インスリン療法によって血糖コントロールが良好になるにつれて，重症低血糖のリスクが増大する．SMBG や CGM の活用，低血糖時の適切な対処方法などを，インスリンを使用している患者に医師・看護師などの医療スタッフから適宜説明し，患者の理解を深めることが重要である．
- グルカゴンの点鼻粉末剤（バクスミー®）が近年使用可能になった．これは，以前の注

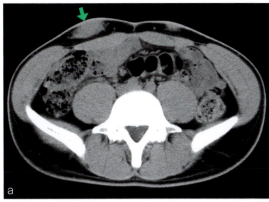
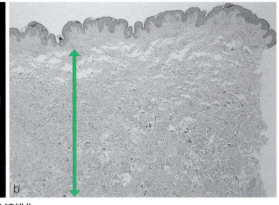

図Ⅱ-11-3 ● 同一部位に皮下注射を繰り返したことによる線維化
a：臍レベル腹部CT．皮下結節を認める（矢印）．b：病理組織所見（HE染色）．真皮の線維化（膠原線維の増生）を認める（矢印）．

射製剤のグルカゴンと比較して，使用方法が簡易であり，低血糖発見から短時間での血糖上昇が期待できる．患者本人だけでなく，家族などの第三者にとっても使用の心理的ハードルが下がった．2024年には，学校などの教育現場で教員などのスタッフによるバクスミー®の投与が認められ，重症低血糖に対して迅速に応急手当ができるようになった．

2 慢性合併症の増悪

- インスリン治療によって急激に血糖コントロールを行うと，糖尿病網膜症の増悪や糖尿病性神経障害（治療後の有痛性神経障害）の一時的な悪化を認めることがある．

3 注射部位の皮膚反応

- 注射部位をローテーションせず，同一部位に皮下注射を繰り返すと，局所に皮下組織の反応が生じることがある．画像診断や病理組織検査により，これらは線維化（図Ⅱ-11-3），lipohypertrophy（脂肪肥大），アミロイド沈着からなることが知られている．
- そのような部位に注射されたインスリンは，皮下の毛細血管から吸収されずに皮下で分解され，作用しない．その結果，血糖が低下せず，インスリンが過剰に投与されるケースがある．注射部位を変更すればインスリンが正常に作用するため，増量されたままインスリンを別の部位に投与すると，低血糖を招く可能性がある．その際は，適切な量に減量して注射することが重要である[3]．

> **Advise**
>
> インスリン注射による皮下硬結は，1型糖尿病患者の約30％，インスリンを使用している2型糖尿病患者の約5％に認められると報告されている．医療者は，インスリン治療中の患者の注射部位（腹部あるいは大腿部）の定期的な触診を行い，注射部位のローテーションを繰り返し指導する．インスリンの投与量を増やしても血糖値が下がらないときは，皮下硬結の存在も疑う．

E 使用上のコツ

- インスリンを注射する部位としては，腹部，殿部，大腿部，上腕部後方がある．腹部は他の部位と比較してインスリンが安定して速やかに効く．
- インスリン治療導入時には，SMBG と CGM の必要性，低血糖の症状とその予防や対応について，患者および家族に十分に理解してもらう必要がある．

> **Memo**
> **リアルタイム CGM を併用したインスリンポンプ療法の進化**
> リアルタイム CGM を併用したインスリンポンプ療法には，次のような機能の進化がある．
> ①リアルタイム CGM 機能付きインスリンポンプ（sensor-augmented pump：SAP）：リアルタイム CGM で測定されたセンサーグルコース値が，リアルタイムでインスリンポンプのモニター画面に表示され，血糖の変動傾向をいつでも確認することができる．
> ②predictive low glucose suspend（PLGS）：リアルタイム CGM で測定されたセンサーグルコース値が一定の範囲を超えて上昇または低下した場合に，音や振動でアラートが伝えられる．さらに，CGM で測定されたセンサーグルコース値があらかじめ設定した下限値に到達するか，または下限値に近づくと予測されると，基礎インスリンを自動停止し，グルコース値が回復すると基礎インスリン注入を自動で再開する．
> ③automated insulin delivery（AID）：センサーグルコース値に応じて基礎インスリン投与量を自動的に増減する hybrid closed loop（HCL），基礎インスリン投与量だけでなく自動補正ボーラス投与機能も備えている advanced hybrid closed loop（AHCL）がある．食事時のインスリン投与は手動で行う必要がある．メドトロニック社のミニメド™780G システムインスリンポンプには，AHCL テクノロジーが搭載されている．

〔飯嶋寿江〕

文献

1) Kramer, CK et al：Short-term intensive insulin therapy in type 2 diabetes mellitus：a systematic review and meta-analysis. Lancet Diabetes Endocrinol 1：28-34, 2013
2) 日本糖尿病学会 編・著：糖尿病専門医研修ガイドブック 日本糖尿病学会専門医取得のための研修必携ガイド，改訂第9版，診断と治療社，2023
3) Nagase, T et al：Insulin-derived amyloidosis and poor glycemic control：a case series. Am J Med 127：450-454, 2014

COLUMN　インスリン イコデク

　2024年6月，週1回投与持効型溶解インスリンのインスリン イコデク（insulin icodec）（アウィクリ®）が製造販売承認を取得した．持効型溶解インスリンのインスリン デテミル，インスリン デグルデクで観察されたように，側鎖の脂肪酸を長くすることにより，インスリンの血中半減期は長くなる．インスリン イコデクは，インスリン構造に炭素数20の脂肪酸側鎖を付加し，さらに3つのアミノ酸置換（TyrA14Glu（A14E），TyrB16His（B16H），PheB25His（B25H））を行うことで，アルブミンとの結合を可逆的かつより強固にし，ヒトインスリン受容体に対する親和性を低下させた．その結果，インスリンのクリアランスが低下し，従来のインスリン製剤と比べ血中半減期をきわめて長くすることに成功した．

　2型糖尿病患者を対象とした臨床薬理試験では，インスリン イコデクは忍容性が高く，週1回の投与に適した薬物動態/薬力学的特性がある．平均半減期は196時間（約1週間）と長く，最大濃度に達するまでの時間の中央値は16時間であり，週1回の投与間隔で，ほぼ均等な血糖降下効果が得られる．また，A14EとB25Hのコンビネーションにより溶解性が向上するため，標準的なU100インスリン製剤と比較して有効成分が7倍の濃度の製剤化が可能になった．週1回のインスリン イコデクは，1回で1週間分のインスリンを投与するため，1回に投与するインスリン単位数は多いが，7倍の濃度という特徴によって投与量（mL）は1日1回の基礎インスリン投与と同程度まで減らすことができた．

　これまでに，6つの第Ⅲa相臨床試験の結果が報告されている（ONWARDS 1〜6）．2型糖尿病を対象としたものとして，インスリン治療歴のない2型糖尿病患者で実施された2試験（ONWARDS 1，3）と，インスリン治療を行っている2型糖尿病患者で実施された2試験（ONWARDS 2，4），および日常診療下においてインスリン イコデクの投与量をアプリを用いて決定する試験（ONWARDS 5）がある．HbA1cの低下に関して，インスリン イコデクは1日1回のインスリン デグルデク（ONWARDS 2，3），インスリン グラルギンU100（ONWARDS 1，4）と比較して，ONWARDS 1〜3では非劣性および有意性が，ONWARDS 4では非劣性のみが示された．1型糖尿病を対象としたONWARDS 6では，インスリン イコデクは，HbA1cの低下において1日1回のインスリン デグルデクと比較して非劣性が示された．レベル2（血糖＜54 mg/dL未満の低血糖）およびレベル3（回復に他者の援助が必要な低血糖）の低血糖イベント発生率は，ONWARDS 1〜4では対照薬と同等であったが，ONWARDS 6ではインスリン イコデクで有意に高かった．

　週1回の投与製剤の注意点として，1つは，血中濃度の安定化に3〜4週間かかることがある．その期間の投与量の調整に工夫が必要となる．2つ目は，シックデイへの対応である．急な胃腸炎や感染症などに伴う嘔吐，下痢や，発熱などにより食事摂取困難となった際，注射したインスリンの効果が1週間持続するため，低血糖リスクの増大と長期化が心配される．シックデイに対する教育と対策が今まで以上に重要になると考えられる．

　週1回の基礎インスリンは，1日1回の基礎インスリンと比較して，年間365回の注射を52回に減少させる．インスリン注射回数の減少は，患者の身体的・精神的負担の軽減にもつながり，インスリン治療への心理的ハードルを下げることが期待される．また，自身では注射管理が困難で介護を要する患者の場合には，家族や介護者の負担の軽減にもつながる．

〈飯嶋寿江〉

Ⅲ章 病態・状況別の薬物療法

III 病態・状況別の薬物療法

1 肥満，インスリン抵抗性を伴う2型糖尿病

ポイント

- 肥満，インスリン抵抗性を伴う2型糖尿病では，治療に伴う体重増加がないこと，心腎保護作用が期待できることなどを指標に薬剤を選択する．
- 血糖コントロールを主な治療目標とする症例では，メトホルミンが第一選択となることが多い．動脈硬化性心血管疾患（ASCVD），心不全，慢性腎臓病（CKD）の合併，または体重減少が強く求められる症例では，SGLT2阻害薬またはGLP-1受容体作動薬を第一選択薬の候補とする．
- 肥満・インスリン抵抗性であっても，インスリン分泌不全を合併する場合には，DPP-4阻害薬やインスリン治療を選択するべき症例がある．

Keyword
ビグアナイド薬，メトホルミン，SGLT2阻害薬，GLP-1受容体作動薬，心腎保護作用，包括的治療，メタボリックシンドローム

A 病態・状況の把握と治療目標

1 肥満とインスリン抵抗性の関係

- 肥満を伴う糖尿病患者はインスリン抵抗性であることが多いが，肥満度とインスリン抵抗性は必ずしも相関するものではなく，個人差が大きい．
- 肥満・インスリン抵抗性優位型と，非肥満・インスリン分泌不全優位型は，明確に二分できるものではなく，2型糖尿病の大半はその両方の特徴を併せ持つ．
- 日本人を含む東アジア人では，BMI 23〜25であってもインスリン抵抗性が存在しうる．そのため，患者ごとにインスリン抵抗性の程度を把握する必要がある．

2 インスリン抵抗性の評価法

- インスリン分泌の指標と異なり，インスリン抵抗性の評価指標には最適といえるものがない．そのため，細かな定量性を求めず，インスリン抵抗性の有無や傾向を把握しようとする態度が日常臨床では大切である（I章-2「糖尿病の診断，分類，検査」参照）．
- インスリン抵抗性の簡易的な指標の一つにHOMA-IRがある．

表Ⅲ-1-1 ● インスリン抵抗性を評価する簡易指標

下記の値でインスリン抵抗性の可能性がある
1. HOMA-IR≧2.5
2. インスリン分泌（CPI）が保たれている ・空腹時 CPI（fCPI）＞2.0
3. 肥満（内臓脂肪蓄積）がある ・BMI≧25 ・腹囲：男性≧85 cm，女性≧90 cm ・腹部 CT で内臓脂肪面積≧100 cm^2
4. 血糖値に比してインスリン注射量が多い 　メトホルミンやチアゾリジン薬がよく効く

CPI：C ペプチドインデックス．

Memo
HOMA-IR

全身のインスリン抵抗性の指標．空腹時 IRI（μU/mL）×空腹時血糖（mg/dL）÷405 の計算式で，1.6 未満で正常，2.5 以上でインスリン抵抗性ありとする．

- 血中 C ペプチド免疫活性（C-peptide immunoreactivity：CPR）や血中免疫反応性インスリン（immunoreactive insulin：IRI）を測定し，血糖値と比較してインスリン濃度が高い場合には，インスリン抵抗性の存在を半定量的に知ることができる．

Pitfall
インスリン抵抗性を評価するためのゴールドスタンダードはグルコースクランプ法であるが，大がかりな装置が必要で手間がかかり，日常臨床での汎用性はない．HOMA-IR や空腹時血中 IRI 値は，内因性インスリン分泌が低下した糖尿病や，インスリン治療中，インスリン抗体が強陽性（中和抗体の可能性あり）の患者などでは，インスリン抵抗性を正しく反映しない．

- ウエスト周囲長（腹囲）や腹部 CT で内臓脂肪蓄積が認められる場合には，インスリン抵抗性の存在を想定する（定量性はない）．
- 血糖コントロールに高用量のインスリンが必要な患者や，メトホルミンやチアゾリジン薬がよく効く患者では，治療を通じてインスリン抵抗性の存在を後から知ることができる（表Ⅲ-1-1）．

3 肥満症とメタボリックシンドローム

- 日本肥満学会は，BMI≧25 で定義される肥満（obesity）のうち，減量という治療介入が必要なものを「肥満症（obesity disease）」として 1 つの疾患単位とすべきと述べている．2 型糖尿病は，肥満に起因ないし関連する健康障害のうち，肥満症の診断に必要な 11 の健康障害に含まれるため，肥満を伴う糖尿病はすべて「肥満症」として扱うべきであり，原則的に減量が求められる[1]．
- 肥満症では，内臓脂肪蓄積が全身のインスリン抵抗性を誘導し，2 型糖尿病に加えて脂質異常症や高血圧など，多彩な代謝異常に共通する基盤病態を形成する．このような複

数の代謝異常が，動脈硬化症を伴う重篤な疾患のリスクを相加的・相乗的に高める．これがメタボリックシンドロームである．

4 肥満，インスリン抵抗性を伴う糖尿病の治療目標

- 肥満，インスリン抵抗性を伴う糖尿病では，他の代謝異常を伴うことが多い．そのため，血糖コントロールに加え，併存する他の代謝異常を包括的に改善することが治療目標となる．
- 減量は，すべての代謝異常において望ましい結果をもたらすことが多い．薬物療法においても，血糖管理と体重管理との両立を目指すことが重要である．

B 治療方針の立て方

1 治療方針の概要　—食事・運動療法の重要性

- 2型糖尿病の成因のうち，インスリン分泌不全は遺伝因子の影響が比較的強いのに対し，インスリン抵抗性は環境因子の影響を強く受ける．そのため，非肥満の糖尿病に比べ，肥満症を伴う糖尿病では徹底した生活習慣の改善がより重要かつ効果的である．
- 食事療法と運動療法のみで著明な血糖値の改善，ときには正常化をもたらすことがあり，その場合は不必要な薬物療法の開始を避けることができる．また，食事・運動療法は体重の管理を容易にし，高血糖以外の代謝異常も改善するなど，多くの効能が期待できる．そのため，すべての糖尿病患者に適切な食事・運動の指導と処方がなされるべきである．具体的には，現体重の3～5％程度の減量によって，さまざまな代謝指標の改善が期待できる[1,2]（Ⅰ章-3「糖尿病の治療戦略」参照）．

2 薬物療法の位置づけ

- 食事・運動療法で十分な血糖コントロールが得られない場合に，薬物療法の適応となる．
- 血糖降下薬には，血糖値改善以外の多面的な作用をもつものがある（SGLT2阻害薬やGLP-1受容体作動薬による体重減少作用や心腎保護作用など）．肥満に伴うさまざまな代謝異常や体重管理，糖尿病合併症に望ましい効果が期待できる血糖降下薬を選択する．

3 高度肥満の治療方針

- 肥満症のなかでも，BMI≧35のものは高度肥満と定義され，特別な対応が必要となる．高度肥満はその原因として社会・心理的な因子が関わっていることがあり，それらへの対応が重要である[1]．
- 高度肥満を合併する糖尿病患者には，抗肥満薬や減量・代謝改善手術（metabolic surgery）の適用について検討する．

C 糖尿病治療薬の選択法

- 肥満，インスリン抵抗性を伴う2型糖尿病では，治療に伴う低血糖や体重増加がないこと，心腎保護作用が期待できることなどを指標に薬剤を選択する．

1 第一選択にどの薬を選ぶか

- 近年は，肥満，インスリン抵抗性が想定される症例にはメトホルミン（ビグアナイド薬）が第一選択薬として処方されることが多かった．メトホルミンは，強い血糖降下作用に加え，体重増加や低血糖のリスクが低く，コストの面でも優れる．そのため，肥満やインスリン抵抗性を伴う2型糖尿病患者の治療において，今後も基本薬として位置づけられるものと考えられる（Ⅱ章-1「ビグアナイド薬」参照）．

- SGLT2阻害薬は血糖降下作用に加え，減量作用，心腎保護作用など，多面的作用が明らかにされてきた．肥満・インスリン抵抗性の糖尿病患者には，動脈硬化性心血管疾患（atherosclerotic cardiovascular disease：ASCVD）や心不全，慢性腎臓病（chronic kidney disease：CKD）の合併が多い．これら血管合併症の一次・二次予防を期待するべき症例では特に，禁忌例を除いて第一選択，第二選択を問わず積極的に使用しなくてはならない．ただし，心腎保護作用に関するエビデンスの有無には注意が必要である（Ⅱ章-5「SGLT2阻害薬」参照）．

- GLP-1受容体作動薬も，血糖降下作用のほか，減量作用や心腎保護作用が期待できる．特に，減量作用を期待する症例では第一選択薬の候補になりうる．GLP-1受容体作動薬の減量効果は製剤により異なる．大きな減量効果を期待する場合には，セマグルチドかGIP/GLP-1受容体作動薬であるチルゼパチドを，中等度の減量効果を期待する場合には，デュラグルチドかリラグルチドを選択する．また，SGLT2阻害薬と同様に，ASCVD，心不全，CKDの合併例には積極的に使用する．心腎保護作用に関するエビデンスの有無を考慮する（Ⅱ章-10「GLP-1受容体作動薬およびGIP/GLP-1受容体作動薬（注射製剤）」参照）．

- 以前はdailyの注射製剤が多かったため，GLP-1受容体作動薬の導入に拒否感を示す患者もいた．しかし，現在は注射製剤でもweekly製剤が中心となり，また経口セマグルチドが使用可能になったため，導入する際の心理的ハードルが下がり，GLP-1受容体作動薬を選択する患者が増えるものと考えられる（Ⅱ章-8「経口GLP-1受容体作動薬（経口セマグルチド）」参照）．

> **Advise**
> 肥満の改善を目指す場合，従来は経口薬の簡便さからSGLT2阻害薬を選択することが多かった．大きな減量効果を期待するべき症例では，GLP-1受容体作動薬を優先的に選択する（Ⅱ章-10「GLP-1受容体作動薬およびGIP/GLP-1受容体作動薬（注射製剤）」参照）．

- 一方，肥満・インスリン抵抗性であっても，初診時からインスリン分泌低下を併せ持つ症例も存在する．例えば，空腹時Cペプチドインデックス（fasting C-peptide index：fCPI）が0.8～1.0程度と中等度にインスリン分泌が低下した症例では，DPP-4阻害薬やイメグリミンなどのインスリン分泌促進系の薬剤が第一選択の候補に挙がる．また，fCPI<0.8と高度にインスリン分泌が低下した症例は，肥満であってもインスリン治療の適応となることに注意する（Ⅲ章-2「やせ，インスリン分泌不全を伴う2型糖尿病」参照）．

> **Memo**
> **Cペプチドインデックス（CPI）**
> 内因性インスリン分泌の指標．CPI＝血清CPR（ng/mL）÷血糖値（mg/dL）×100．空腹時（fasting）のCPIをfCPIと表す．fCPI＜0.8では，血糖コントロールにインスリン注射が必要である．fCPI≧1.2では，食事・運動療法または経口血糖降下薬で治療可能であることが多い．食後のCPI値を薬剤選択の参考にしてもよい．

- 日本糖尿病学会が2023年に第2版を発表した「2型糖尿病の薬物療法のアルゴリズム」では，患者個々の病態を肥満の有無で分け，それぞれの群で選択できる薬剤を挙げている．肥満群（インスリン抵抗性を想定している）にはビグアナイド薬，SGLT2阻害薬，GLP-1受容体作動薬を含む7種類のクラスの薬剤が含まれる（Step 1）．そのなかから，安全性（Step 2），心腎疾患などの併存疾患（Step 3），コストなどの患者背景（Step 4）を考慮して1剤目を選択する[3]（I章-3「糖尿病の治療戦略」図I-3-7参照）．
- 一方，米国糖尿病学会（ADA）と欧州糖尿病会議（EASD）のアルゴリズムでは，主な治療目的を血糖コントロールとする場合，第一選択薬にメトホルミンが挙げられている．しかし，ほかに主な治療目的がある場合には，必ずしもメトホルミンを第一選択薬とする必要はない．主な治療目的を体重管理とする場合には，GLP-1受容体作動薬やGIP/GLP-1受容体作動薬が，心腎リスクの低減など他の優先するべき治療目的がある場合には，エビデンスのあるSGLT2阻害薬やGLP-1受容体作動薬が第一選択薬に挙げられている[4]（I章-3「糖尿病の治療戦略」図I-3-6参照）．

> **Memo**
> **心腎保護作用をもつSGLT2阻害薬とGLP-1受容体作動薬**
> SGLT2阻害薬のなかで心腎保護作用に関するエビデンスをもつものは，エンパグリフロジン，カナグリフロジン，ダパグリフロジンである．また，同じくエビデンスをもつGLP-1受容体作動薬は，リラグルチド，セマグルチド，デュラグルチドである．

2 第二選択以降にどの薬を選ぶか

- 上記の方法で1剤目が選択された後，漫然と同じ治療を繰り返すのではなく，定期的に（例えば3～6ヵ月ごとに）治療法の見直しを繰り返す．その際の指標になるのは，目標のHbA1c値や体重減少が達成できているか，さらなる心腎リスクの低減が必要かなどである．
- 目標が不達成と判断された場合には，まずは生活習慣の評価と食事・運動療法の再指導を行う．その後，1剤目と同様の手順を踏んで，治療目標に応じた薬剤の追加を検討する．
- 2剤目には，作用機序の異なる薬物を選ぶという方法もある．例えば1剤目にメトホルミンが選択されていた症例で，内因性インスリン分泌が低下傾向にあるならば，DPP-4阻害薬が第二選択薬になりうる．DPP-4阻害薬で効果不十分な場合は，GLP-1受容体作動薬への切り替えも良い．
- イメグリミンは，すべての糖尿病治療薬への追加投与でさらなる血糖降下作用をもつため，第二選択以降の候補になりうる（II章-6「イメグリミン塩酸塩」参照）．

Pitfall
DPP-4阻害薬とGLP-1受容体作動薬の併用は，保険診療上認められていないことに注意する．

D その他考慮するべき点への対応

- 肥満・インスリン抵抗性の糖尿病では，その他の多彩な疾患を合併しやすい．糖尿病治療薬以外の薬剤も，インスリン感受性や糖尿病合併症への影響を考慮して選択する．

【降圧薬】
- アンジオテンシン変換酵素（angiotensin converting enzyme：ACE）阻害薬，アンジオテンシンⅡ受容体拮抗薬（angiotensin Ⅱ receptor blocker：ARB），ミネラルコルチコイド受容体拮抗薬（mineralocorticoid receptor antagonist：MRA），アンジオテンシン受容体ネプリライシン阻害薬（angiotensin receptor neprilysin inhibitor：ARNI）：心腎保護作用が期待できる．
- 利尿薬，β遮断薬：インスリン抵抗性を悪化させることがある．
- カルシウム拮抗薬，α遮断薬：耐糖能への影響は少ない．

【脂質異常症治療薬】
- スタチン系：耐糖能悪化，新規糖尿病発症増加の可能性．

（薄井　勲）

文献

1) 日本肥満学会 編：肥満症診療ガイドライン2022，ライフサイエンス出版，2022
2) 日本糖尿病学会 編・著：糖尿病治療ガイド2024，文光堂，2024
3) 日本糖尿病学会：コンセンサスステートメント策定に関する委員会「2型糖尿病の薬物療法のアルゴリズム（第2版）」．糖尿病 66（10）：715-733, 2023
4) American Diabetes Association Professional Practice Committee：9. Pharmacologic approaches to glycemic treatment：Standards of Care in Diabetes-2024. Diabetes Care 47：S158-S178, 2024

Ⅲ 病態・状況別の薬物療法

2 やせ，インスリン分泌不全を伴う2型糖尿病

ポイント

- 日本人2型糖尿病の50％弱は，非肥満型で内因性インスリン分泌不全を伴う．
- 非肥満型の2型糖尿病の特徴は，日本人ではBMI 23未満で明らかになる．
- 内因性インスリン分泌不全の明確な基準（カットオフ値）はないが，血清あるいは尿中Cペプチドの値を参考にする．
- 緩徐進行1型糖尿病（SPIDDM）の可能性を念頭に置き，尿ケトン体をチェックする．尿ケトン体2+〜3+の場合には，GAD抗体を検査する．
- HbA1c 9.0％未満の未治療患者の場合，第一選択薬の候補として，DPP-4阻害薬，メトホルミン，イメグリミンが挙げられる．
- 例えば第一選択薬にDPP-4阻害薬を選択した場合，管理目標値を達成できないときは，メトホルミン（通常用量），次に少量のスルホニル尿素（SU）薬か速効型インスリン分泌促進薬（グリニド薬）の順で併用する．
- SU薬は，第二世代以降（グリクラジド，グリメピリド）を選択する．
- フレイル，サルコペニアのリスクの観点から，SGLT2阻害薬，GLP-1受容体作動薬の投与は慎重に行う．

🔑 Keyword

内因性インスリン分泌能，Cペプチドインデックス（CPI），HOMA-β，尿中Cペプチド・クレアチニン比（UCPCR），サルコペニア

A 病態・状況の把握と治療目標

1 やせ（非肥満）と内因性インスリン分泌不全の関係

- インスリンは同化ホルモンであり，内因性インスリン分泌量が減少すると，脂肪合成，タンパク質合成が抑制され，体重減少に傾く．
- 高血糖状態になると，尿中へのグルコース排泄量が亢進して，エネルギーのネガティブバランスが生じ，体重は減少する．

2 東アジア人，特に日本人2型糖尿病の特徴

- わが国の2型糖尿病の病態の特徴として，遺伝的素因であるインスリン分泌不全，特に初期分泌不全が挙げられる（図Ⅲ-2-1）[1]．患者の50％弱は，インスリン抵抗性よりインスリン分泌不全が優位の病態にある．
- 欧米の2型糖尿病患者の平均BMI 32〜33に比し，わが国のそれは25弱と明らかに低く，

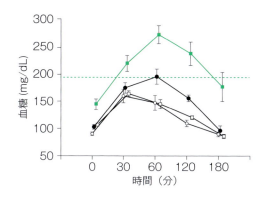
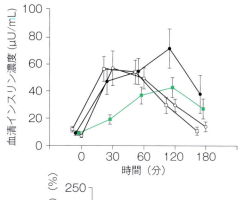
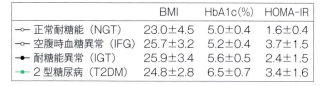
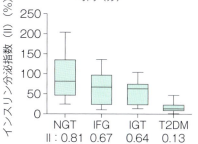

図Ⅲ-2-1 ● 日本人2型糖尿病患者における75g経口ブドウ糖負荷試験の所見

(Ozeki, N et al: Metabolism 58: 1470-1476, 2009 より作成)

表Ⅲ-2-1 ● インスリン分泌能の簡易指標

指標	インスリン分泌不全のカットオフ値	計算式
1日尿中Cペプチド排泄量	< 20 µg/24 時間	蓄尿： 尿中Cペプチド(µg/dL) × 24時間尿量(dL)
尿中Cペプチド・クレアチニン比（UCPCR）	< 20 µg/gCr（分泌不全） < 40 µg/gCr（分泌低下）	早朝空腹時スポット尿： 尿中Cペプチド÷尿中クレアチニン
HOMA-β	< 40 %	（空腹時インスリン値(µU/mL) × 360）÷（空腹時血糖値(mg/dL) − 63）
インスリン分泌指数（II）	< 0.40（40 %）	⊿血中インスリン値(30分値−0分値)(µU/mL)÷⊿血糖値(30分値−0分値)(mg/dL)
Cペプチドインデックス（CPI）	空腹時< 0.8 食後2時間< 1.2	血清Cペプチド(ng/mL) ÷ 血糖値(mg/dL) × 100
食後2時間血清Cペプチド（pp-Cペプチド）	< 2.0 ng/mL	

異なる病態を有する．
- 日本人を含む東アジア人では，BMI 23〜25 であってもインスリン抵抗性を有している可能性がある[2]．そのため，日本人2型糖尿病ではBMI 23未満で「非肥満・インスリン分泌不全優位型」と判断する．

3 インスリン分泌能の評価法（表Ⅲ-2-1）

- 正確に内因性インスリン分泌能を把握できる簡便な指標は存在しない．また，インスリン分泌能の評価は，血糖と対比することでより正確になる．
- 1日尿中Cペプチド排泄量：蓄尿を用いて測定する[3]．20 µg/24 時間未満をインスリン分泌不全と判断する．

- 尿中 C ペプチド・クレアチニン比（urinary C-peptide-creatinine ratio：UCPCR）：スポット尿の C ペプチドをクレアチニンで除した値．1 日のインスリン分泌量を反映する．40 μg/gCr 未満をインスリン分泌低下，20 μg/gCr 未満をインスリン分泌不全と判断する．特に，早朝空腹時の UCPCR は，24 時間蓄尿を用いて測定された 1 日尿中 C ペプチド排泄量と強い相関を認める[4]．
- HOMA-β：空腹時血糖と空腹時内因性インスリン値から算出されるインスリン基礎分泌能の指標である．そのため，インスリン治療中の患者には適用できない（I 章-2「糖尿病の診断，分類，検査」p.14 参照）．
- インスリン分泌指数 (insulinogenic index：II)：インスリン初期分泌能の指標である（図 III-2-1）．75 g 経口ブドウ糖負荷試験時の評価法のため，明らかな高血糖の患者には適用できず，時間的，方法的に煩雑でもある（I 章-2「糖尿病の診断，分類，検査」p.14 参照）．
- C ペプチドインデックス（C-peptide index：CPI）：空腹時 CPI＜0.8，食後 2 時間 CPI＜1.2 をインスリン分泌不全と判断する．CPI は，インスリン治療の必要性など，治療法選択の判断指標として有用である（I 章-2「糖尿病の診断，分類，検査」p.14 参照）．
- 食後 2 時間血清 C ペプチド（postprandial C-peptide：pp-C ペプチド）：より簡便な評価法である．pp-C ペプチド＜2.0 ng/mL をインスリン分泌不全と判断する．その根拠として，食後 2 時間 CPI 1.0 および UCPCR 40 μg/gCr は，pp-C ペプチド 2.0 ng/mL に相当する．

> **Advise**
> 1 日尿中 C ペプチド排泄量を蓄尿で測定することは，患者の負担，衛生・感染症の問題から勧められない．空腹時スポット尿を試料にして，C ペプチドとクレアチニンを同時測定し，UCPCR を算出して 1 日尿中 C ペプチド排泄量に代えて評価する．

4 総合的な病態把握

- インスリン分泌不全を正確に評価できる簡便な指標はないため，検査値だけでインスリン分泌能を判断しない．
- 体型（非肥満），糖尿病の家族歴，長期の糖尿病罹病期間などの所見も，インスリン分泌不全の存在を示唆する．

B 治療方針の立て方

1 やせ，フレイル，サルコペニアを助長しない治療戦略

- 食事療法によるエネルギー制限は緩やかにする．1 日エネルギー摂取量＝標準体重 kg×30 kcal 程度とする．
- 病態はインスリン分泌不全が主体であり，ドラッグナイーブ患者の薬物治療としては，経口インスリン分泌促進薬が中心になる．DPP-4 阻害薬，イメグリミン，少量スルホニル尿素（SU）薬（第二世代以降），速効型インスリン分泌促進薬（グリニド薬）が候

補に挙がる．
- メトホルミンは低血糖のリスクが低く，肥満，非肥満にかかわらず血糖降下作用を示すため，選択肢の一つになる．
- 罹病期間や治療歴の長い糖尿病患者では，インスリン分泌能が著明に低下している場合があり，基礎インスリン治療が必要となる．尿ケトン体を確認して，ケトーシス状態にあれば（尿ケトン体2＋以上），躊躇せずインスリンを導入する．

2 非肥満の高齢者糖尿病への対応

- 潜在的に腎機能低下を有しているため，SU薬の作用が遷延して重症低血糖が誘発されることがある．SU薬の投与はなるべく避ける．
- DPP-4阻害薬は，高度の腎機能障害があっても投与でき，高齢者糖尿病患者にとって最適な糖尿病治療薬となる．

C 糖尿病治療薬の選択法

1 第一選択薬にどの薬を選ぶか

【HbA1c 9.0％未満でドラッグナイーブの場合】

- DPP-4阻害薬：最も有力な候補になる．内因性インクレチン効果の増強による血糖依存性のインスリン分泌促進作用のため，単独投与では低血糖のリスクはきわめて低い．また，欧米人に比し，東アジア人，特に日本人2型糖尿病患者では，十分なHbA1c低下作用（0.8～1.0％の低下）が期待できる．体重については中立的な作用を示す．特に高齢者糖尿病患者では優先的に第一選択薬とする．
- メトホルミン：非肥満の症例でも，肥満例と同様の血糖降下作用が期待できる．DPP-4阻害薬と同様に低血糖のリスクは低い．
- イメグリミン：インスリン抵抗性改善作用とインスリン分泌促進作用の両方の効果を有するとされているが，主な作用は血糖依存性のインスリン分泌促進作用である．その意味で，非肥満型に投与すべき薬剤である．

> **Memo**
> **イメグリミン**[5]
> イメグリミンは，ミトコンドリアを標的としたテトラヒドロトリアジン構造を有する新規の経口糖尿病治療薬である．肝臓での糖新生抑制，骨格筋でのインスリン感受性改善作用に加え，血糖依存性のインスリン分泌促進作用も有するユニークな薬剤である．日本人2型糖尿病の病態生理の特徴として，インスリン分泌不全，特に初期分泌不全が挙げられ，イメグリミンは日本人2型糖尿病に適している．肥満型の患者では，メトホルミンからイメグリミンへの切り替えでHbA1cが悪化するケースがあり，イメグリミンはむしろ非肥満型が良い適応になる．筆者らの予備的な検討[6]では，高比重リポタンパク（high-density lipoprotein：HDL）コレステロールの高値がイメグリミンのレスポンダーの予測因子であった点も，非肥満型症例への投与の理論的根拠になる．

【HbA1c 9.0〜10.0％の場合】
- 少量の第二世代以降のSU薬（グリクラジド，グリメピリド）で開始する．DPP-4阻害薬のマイルドな血糖降下作用では，十分な血糖コントロールが得られないことがある．初期から2剤の併用療法を考慮する．

【HbA1c 11.0％以上の場合】
- 著しい代謝異常（糖毒性）の改善のため，原則入院として頻回インスリン注射で治療する．

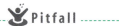

> やせ，インスリン分泌不全を伴う中高年の糖尿病患者（特に女性）のなかに，緩徐進行1型糖尿病（SPIDDM）が隠れている場合がある．尿ケトン体，glutamic acid decarboxylase（GAD）抗体（膵島関連自己抗体）の測定により早期に診断して，早期にインスリン治療を開始する．

2 第二選択薬以降にどの薬を選ぶか

- DPP-4阻害薬が第一選択薬の場合：第二選択薬としてメトホルミン（1日最大1,000 mg）を併用する．クリニカルイナーシアに陥らないために，DPP-4阻害薬とメトホルミンの配合薬を用いて強化する方法もある．投与錠数の低減により，ポリファーマシーの解消および服薬アドヒアランスの改善にもつながる．第三選択としては，少量のSU薬（グリミクロン® 20〜40 mg/日あるいはアマリール® 0.5〜1.0 mg/日）を追加する．高齢者糖尿病の場合は，第三選択薬としてはSU薬の代わりにグリニド薬を投与する．
- メトホルミンが第一選択薬の場合：第二選択薬としてDPP-4阻害薬を併用する．同様に，クリニカルイナーシアに陥らないために，DPP-4阻害薬とメトホルミンの配合薬を用いて強化する．第三選択としては，少量のSU薬あるいはグリニド薬を投与する．
- イメグリミンが第一選択薬の場合：第二選択薬として，DPP-4阻害薬あるいはメトホルミンを併用する．
- 低血糖のリスクのある薬剤は，治療戦略として最後の選択肢に残しておく．
- やせ，フレイル，サルコペニアのリスクがあることから，SGLT2阻害薬，リラグルチド，セマグルチド，チルゼパチドの投与は慎重にする．

3 第三選択薬

- グリニド薬，少量SU薬，持効型溶解インスリン．

D その他考慮するべき点への対応

【サルコペニアを考慮した治療戦略・薬剤の選択】
- サルコペニアの診断：わが国は超高齢社会を迎え，高齢者糖尿病患者が急増している．高齢者糖尿病では，複数の疾患に罹患し，要介護状態となるリスクの高いフレイル（精神的・身体的・社会的に脆弱な状態）に陥りやすい．フレイルの主たる要因と考えられているのが，加齢に伴う筋肉の衰えであるサルコペニアである．診断基準の要素として，①筋肉量の減少，②筋力の低下，③身体能力の低下が挙げられる．Asian Working

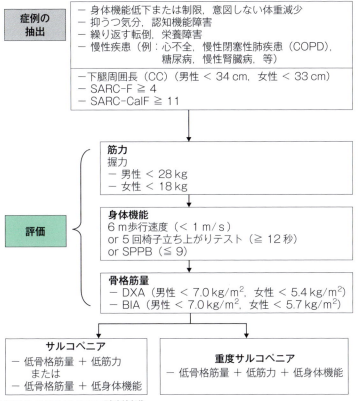

図Ⅲ-2-2 ● AWGS 2019 のサルコペニア診断基準
SPPB：short physical performance battery，DXA：二重エネルギーX線吸収法，BIA：生体電気インピーダンス法.
(Chen, LK et al：J Am Med Dir Assoc 21：300-307.e2, 2020 より抜粋)

Group for Sarcopenia（AWGS）による日本を含むアジア人のサルコペニア臨床診断に関するアルゴリズムを図Ⅲ-2-2[7]に示す．

- 食事・運動療法：サルコペニアの治療に関する明確なエビデンスはない．食事療法では，良質なタンパク質（分岐鎖アミノ酸）の摂取が勧められ，体重1 kgあたり1日1.2〜1.5 gのタンパク質摂取を目標とする．しかしながら，高齢者糖尿病のなかには腎機能が低下している患者も多く，タンパク質の摂取を制限せざるを得ないこともある．運動療法としては，レジスタンス運動を含む複合的な運動プログラムが必要である．
- 薬剤の選択：インスリンはタンパク質の合成を促進するため，少量のSU薬あるいは基礎（持効型溶解）インスリンの投与が望ましい．一方，SGLT2阻害薬は，骨格筋からの糖原性アミノ酸の供給を増加させて肝臓での糖新生を惹起する．サルコペニアを悪化させる可能性があるため，投与は控える．また，体重減少作用のあるリラグルチド，セマグルチド，チルゼパチドの投与は慎重に考慮する．

E 実際の症例から ―少量SU薬を上手に使う！

〈症例〉69歳，男性．
〈現病歴〉12年前（57歳時）に急性心筋梗塞を発症して，当院循環器内科で入院加療を受けた．

その際に糖尿病を指摘され，同科で血糖コントロールも行われていた．3年前（65歳時）からグリメピリド（アマリール®）2 mg/日，ピオグリタゾン（アクトス®）15 mg/日，シタグリプチン（ジャヌビア®）50 mg/日で治療されていたが，HbA1c 8.5〜9.0％が続くため，当科紹介となった．
〈当科紹介時所見〉身長 161 cm，体重 59 kg，BMI 22.8，体脂肪率 25.0％，随時血糖 153 mg/dL，血清Cペプチド 2.10 ng/mL，eGFR 70.0 mL/分/1.73 m²．

- 治療経過：問診により，低血糖の恐怖で多食，間食が習慣になっていることが判明した．血清Cペプチドの結果より，内因性インスリン分泌能は比較的保持されていたことから，アマリール®とジャヌビア®を中止して，イニシンク®配合錠（アログリプチン 25 mg＋メトホルミン 500 mg）に変更した．HbA1cは 8.0％前後で推移したが，改善はなく，2年前にカナグリフロジン（カナグル®）100 mg/日を追加したところ，HbA1cは 7.5〜8.0％となった．1年前にグリクラジド（グリミクロン® HA）20 mg/日を追加後，HbA1cは 7.0％まで改善した．低血糖はみられていない．

- 治療方針：非肥満型，内因性インスリン分泌能の低下，心筋梗塞の既往を特徴とする症例である．循環器内科からの紹介時に，SU薬による低血糖への恐怖感から過食があったため，一時SU薬を中止し，代わりにDPP-4阻害薬とメトホルミンの配合薬（イニシンク®）を投与した．低血糖発作は消失したが，十分な血糖コントロールが得られず，非肥満型ではあるが，心筋梗塞の既往からSGLT2阻害薬（カナグル®）を追加した．それでも管理目標値に到達せず，第二世代SU薬（グリミクロン®）を少量投与して，HbA1c 7.0％まで改善している．低血糖のリスクが高く，心筋梗塞の既往があることなどを考慮して，当初SU薬の使用は避けていたが，十分な血糖コントロールが得られず，5剤目に少量の第二世代SU薬を投与し，許容範囲の血糖コントロールを得た．

- 今後の治療方針：今後さらなる悪化がみられた場合には，SU薬を中止して，基礎インスリン（持効型溶解インスリン）を導入する予定である．インスリン導入時には，インスリン分泌促進系のDPP-4阻害薬の中止も考慮する．

（麻生好正）

文献

1) Ozeki, N et al：Serum high-molecular weight adiponectin decreases abruptly after an oral glucose load in subjects with normal glucose tolerance or impaired fasting glucose, but not those with impaired glucose tolerance or diabetes mellitus. Metabolism 58：1470-1476, 2009
2) American Diabetes Association Professional Practice Committee：8. Obesity and weight management for the prevention and treatment of type 2 diabetes：Standards of Care in Diabetes-2024. Diabetes Care 47：S145-S157, 2024
3) 日本糖尿病学会 編・著：糖尿病専門医研修ガイドブック 日本糖尿病学会専門医取得のための研修必携ガイド，改訂第9版，診断と治療社，2023
4) McDonald, TJ et al：Stability and reproducibility of a single-sample urinary C-peptide/creatinine ratio and its correlation with 24-h urinary C-peptide. Clin Chem 55：2035-2039, 2009
5) Dubourg, J et al：Efficacy and safety of imeglimin monotherapy versus placebo in Japanese patients with type 2 diabetes（TIMES 1）：a double-blind, randomized, placebo-controlled, parallel-group, multicenter phase 3 trial. Diabetes Care 44：952-959, 2021
6) Shinohara, Y et al：Acute effect of imeglimin add-on therapy on 24-h glucose profile and glycemic variability in patients with type 2 diabetes receiving metformin. Med Princ Pract 33：569-577, 2024
7) Chen, LK et al：Asian Working Group for Sarcopenia：2019 consensus update on sarcopenia diagnosis and treatment. J Am Med Dir Assoc 21：300-307.e2, 2020

3 妊娠糖尿病，糖尿病合併妊娠

Ⅲ 病態・状況別の薬物療法

ポイント

- 糖尿病女性に対しては，妊娠前からの血糖コントロールや体重管理の重要性，催奇形性のある薬剤の中止の必要性，信頼できる避妊方法などを含むプレコンセプションケアが重要である．
- 妊娠の計画がある場合は，妊娠前からインスリン治療とする．頻回インスリン注射（MDI）あるいは持続皮下インスリン注入（CSII）が推奨される．
- 妊娠前，妊娠中とも，血糖コントロール目標としては，空腹時血糖値は 95 mg/dL 以下，食後 1 時間血糖値は 140 mg/dL 以下，食後 2 時間血糖値は 120 mg/dL 以下を目指す．
- 1 型糖尿病では妊娠前から持続グルコース測定（CGM）の使用を考慮する．
- 糖尿病合併妊娠の対応は，糖尿病専門医によって行われることが望ましい．

Keyword

妊娠糖尿病（GDM），糖尿病合併妊娠，インスリン治療，プレコンセプションケア

A 病態・状況の把握と治療目標

1 妊娠中の糖代謝の変化

- 正常血糖の妊婦においても，妊娠後半期では生理的にインスリン抵抗性の増大をきたし，高インスリン血症，食後高血糖を呈することがある．インスリン抵抗性増大の原因としては，胎盤から産生されるプロゲステロンやヒト胎盤性乳腺刺激ホルモン（human placental lactogen：hPL），プロラクチン，コルチゾールなどのホルモン，腫瘍壊死因子 α（tumor necrosis factor-α：TNF-α）などのサイトカインの関与が考えられる．
- 一方，空腹時血糖値は妊娠の進行に伴い低下する．その機序として，胎児へのグルコース供給，循環血漿量増加による希釈（みかけ上の血糖低下）などが考えられている．

2 妊娠中に取り扱う糖代謝異常の分類（表Ⅲ-3-1）

- 妊娠中に取り扱う糖代謝異常（hyperglycemic disorder in pregnancy）は，次のように分類される．
  ① 妊娠糖尿病（gestational diabetes mellitus：GDM）：妊娠中に初めて発見または発症するも，糖尿病まで至っていない糖代謝異常．
  ② 妊娠中の明らかな糖尿病（overt diabetes in pregnancy）：妊娠中に初めて診断された糖尿病．
  ③ 糖尿病合併妊娠（pregestational diabetes mellitus）：妊娠前より既に診断されている

表Ⅲ-3-1 ● 妊娠中の糖代謝異常の診断基準

妊娠時の3つの糖代謝異常は，次の診断基準により診断する．

1) 妊娠糖尿病 (gestational diabetes mellitus：GDM)

75 g OGTT において次の基準の1点以上を満たした場合に診断する．
① 空腹時血糖値≧92 mg/dL (5.1 mmol/L)
② 1 時間値≧180 mg/dL (10.0 mmol/L)
③ 2 時間値≧153 mg/dL (8.5 mmol/L)

2) 妊娠中の明らかな糖尿病 (overt diabetes in pregnancy) (註1)

以下のいずれかを満たした場合に診断する．
① 空腹時血糖値≧126 mg/dL
② HbA1c 値≧6.5 %
＊随時血糖値≧200 mg/dL あるいは 75 g OGTT で2時間値≧200 mg/dL の場合は，妊娠中の明らかな糖尿病の存在を念頭に置き，①または②の基準を満たすかどうか確認する．(註2)

3) 糖尿病合併妊娠 (pregestational diabetes mellitus)

① 妊娠前にすでに診断されている糖尿病
② 確実な糖尿病網膜症があるもの

註1．妊娠中の明らかな糖尿病には，妊娠前に見逃されていた糖尿病と，妊娠中の糖代謝の変化の影響を受けた糖代謝異常，および妊娠中に発症した1型糖尿病が含まれる．いずれも分娩後は診断の再確認が必要である．
註2．妊娠中，特に妊娠後期は妊娠による生理的なインスリン抵抗性の増大を反映して糖負荷後血糖値は非妊時よりも高値を示す．そのため，随時血糖値や 75 g OGTT 負荷後血糖値は非妊時の糖尿病診断基準をそのまま当てはめることはできない．

これらは妊娠中の基準であり，出産後は改めて非妊娠時の「糖尿病の診断基準」に基づき再評価することが必要である．
OGTT：経口ブドウ糖負荷試験．

(日本糖尿病学会 編・著：糖尿病治療ガイド 2024, 文光堂, p.98, 2024 より改変)

糖尿病．

Memo
妊娠中の糖代謝異常と診断基準

妊娠時は各種ホルモンやサイトカインの変化，妊娠によるインスリン抵抗性，胎児の存在による糖代謝への影響などがあるため，妊娠中の糖代謝異常に対する診断基準が必要である．HAPO (Hyperglycemia and Adverse Pregnancy Outcome) study のエビデンスから，International Association of the Diabetes and Pregnancy Study Groups (IADPSG) は，世界統一の GDM の診断基準を提唱した[1]．日本でも 2015 年 8 月，IADPSG に準じ，日本糖尿病学会，日本糖尿病・妊娠学会，日本産科婦人科学会の 3 学会の合意により，現在の診断基準が策定された (表Ⅲ-3-1)．

B 治療方針の立て方

1 治療と血糖コントロール目標の概要

- 食事療法，運動療法を基本治療として，母体の肥満や妊娠経過中の過度の体重増加を起こさないようにする．食事療法，運動療法で十分な血糖コントロールができない場合は，インスリンによる血糖コントロールを行う．
- 肥満を合併した糖代謝異常の場合は，血糖コントロールに加えて，妊娠中の体重増加量に特に注意する．

- 妊娠前，妊娠中とも，血糖コントロール目標としては，空腹時血糖値は 95 mg/dL 以下，食後 1 時間血糖値は 140 mg/dL 以下，食後 2 時間血糖値は 120 mg/dL 以下を目指す．

2 食事・運動療法

- 食事療法：必要十分な栄養を摂取し，胎児の健全な発育と母体の良好な血糖コントロールおよび妊娠に伴う体重増加の適正化を目指す．非肥満妊婦のエネルギー摂取量に関しては，目標体重 kg×30 kcal/日を基本として，妊娠中に増加するエネルギー需要に対応して適宜追加する．
- 食後の血糖値は，摂取した食事の内容と投与したインスリン量により決まる．糖質の摂取量に対する食前インスリン量の調整が，良好な食後血糖のコントロールに重要である．
- 食後 2 時間血糖値 120 mg/dL 未満を目指すと，次の食前に低血糖をきたしやすくなる．このような場合は，分割食により食前低血糖の予防が期待できる．
- 運動療法：血糖コントロールの改善や適切な体重管理などに有効である．競技性の高い運動は避ける．また，腹部に圧迫が加わる，転倒の危険がある，相手と接触しうる運動や，長時間仰臥位になるような運動も避ける．

> **Memo**
> **妊娠中の運動療法**
> 「産婦人科診療ガイドライン産科編 2023」では，ウォーキング，フィットネスバイク，ダンス，柔軟運動，水中エクササイズ，水泳，ウエイトやバンドを使った筋力トレーニングを，好ましいスポーツとして紹介している．接触や腹部外傷の危険が高いため，サッカー，ホッケー，サーフィンなどのスポーツは好ましくないスポーツ，転倒による外傷を受けやすい乗馬，スキー，スケートなどは危険なスポーツとして紹介している[2]．

3 薬物療法

- GDM，妊娠中の明らかな糖尿病，糖尿病合併妊娠は，いずれも原則としてインスリン治療となる．
- 食後血糖のみが高い場合は，追加インスリン（(超)速効型インスリン）の注射を開始する．低血糖に注意しながら，食（直）前に 2〜4 単位程度から開始する．空腹時血糖が管理目標値に到達できない場合は，基礎インスリン注射を 2〜4 単位から開始する．
- 1 型糖尿病あるいは内因性インスリン分泌不全の 2 型糖尿病では，頻回インスリン注射（multiple daily injection：MDI）または持続皮下インスリン注入（continuous subcutaneous insulin infusion：CSII）が用いられる．
- 妊娠中期以降にはインスリン抵抗性が増大するため，適宜インスリンを増量する．妊娠後期の最大インスリン必要量は，1 型糖尿病で非妊娠時の 1.5 倍，2 型糖尿病で 2 倍以上となることが多い．

表Ⅲ-3-2 ● 血糖自己測定（SMBG）実施のタイミング例

	朝前	朝後	昼前	昼後	夕前	夕後	就寝前
①毎食前後＋就寝前に測定するパターン							
	○	○	○	○	○	○	○
②いずれかの食事の食前と食後で1日3回測定するパターン							
	○	○					○
			○	○			○
					○	○	○
③朝食前＋食後3回の1日4回測定するパターン							
	○			○		○	○

	朝前	朝後	昼前	昼後	夕前	夕後	就寝前
④いずれかの食事の前後で1日2回測定するパターン							
	○	○					
			○	○			
					○	○	
⑤朝食前＋いずれかの食事の前後の1日3回測定するパターン							
	○		○	○			
	○				○	○	
	○					○	○

○：血糖測定のタイミング．
SMBG導入後数日は7回/日（①）とし，血糖変動を確認する．その後は患者の血糖コントロール状況にあわせて1日の測定回数を②～⑤のように減らす．患者の負担を減らしつつ血糖変動を把握するよう工夫していく．

> **Memo**
> **GDMに対するインスリン治療の保険適用**
> GDMに対するインスリン治療は保険適用ではなかったが，2020年10月に社会保険診療報酬支払基金審査情報提供検討委員会によって，インスリン ヒト，インスリン アスパルト，インスリン リスプロ，インスリン デテミルのGDMに対する使用が審査のうえで認められるようになった．

> **Memo**
> **インスリン必要量**
> インスリンは通常胎盤を通過しないため，妊娠中のインスリン必要量の決定には，母体の血糖値を指標とする．

4 SMBGとCGM

- 血糖の厳格なコントロールにおいては，血糖自己測定（self-monitoring of blood glucose：SMBG）や持続グルコース測定（continuous glucose monitoring：CGM）の併用が有用である．
- SMBGの保険適用は，①妊娠前BMI≧25かつ75g経口ブドウ糖負荷試験（oral glucose tolerance test：OGTT）1点以上陽性のGDM妊婦，②75g OGTT 2点以上陽性のGDM妊婦，③妊娠中の明らかな糖尿病に該当する妊婦である．
- SMBGの目的は，①妊婦の日常生活における血糖推移の把握，②食事療法やインスリン治療による血糖コントロール目標の達成状況の把握，③低血糖の有無の確認などである．
- 回数やタイミングは，1日血糖パターンをみる場合は1日7回測定を行い，その後は1日2～4回測定を行う（表Ⅲ-3-2）．また，CGMを併用することで，より詳細な血糖推移が把握できる．
- CGMを用いる場合，非妊娠時の目標血糖（target range）は70～180 mg/dLであるが，

妊娠中の目標血糖は 63～140 mg/dL とする．1 型糖尿病合併妊娠の場合は time in range（TIR）＞70 %，time above range（TAR）＜25 %，time below range（TBR）＜4 % が目標である．GDM や 2 型糖尿病合併妊娠ではデータが乏しいため，TIR，TAR，TBR の具体的な目標値は定められていない．

- 1 型糖尿病合併妊娠の場合には，妊娠中の CGM の使用は母体の高血糖を抑制し，large for gestational age（LGA）や新生児集中治療室入院，新生児低血糖といった新生児アウトカムの改善に貢献することから，妊娠前から CGM の使用を検討する[3]．

> **Advise**
> 妊娠中は通常よりも厳格な血糖コントロールが求められるため，SMBG の回数が増加する．SMBG と CGM を併用することで，頻回の指先の穿刺に対する患者の負担を軽減できる．さらに，CGM による 24 時間の血糖変動の確認は，インスリン投与量や食事の内容とタイミングの指導に有用である．

5 糖尿病女性，GDM 既往のある女性のプレコンセプションケア

- 糖尿病合併妊娠では，児の形態異常や流産，早産，胎児死亡，LGA などの胎児へのリスクや母体の合併症の発症リスクがあるため，計画妊娠が勧められる．
- 糖尿病女性に対しては，妊娠前や妊娠中の血糖コントロールの重要性，体重管理の重要性，妊娠中の糖尿病合併症の進展リスク，信頼できる避妊方法のアドバイス，月経周期に伴う血糖コントロールへの影響など，通常の診療時からカウンセリングを行っておくことが重要である．
- 糖尿病合併妊娠に対するプレコンセプションケアにより，妊娠第 1 三半期の HbA1c 低下や胎児の形態異常，早産や周産期死亡のリスクが低下するなどの有効性が報告されている[4]．
- 妊娠に適した糖尿病の状態は，①HbA1c 6.5 % 未満の血糖コントロール，②糖尿病網膜症はなし，または良性網膜症（福田分類）に安定，③糖尿病性腎症の微量アルブミン尿期（第 2 期）まで，かつ eGFR 60 mL/分/1.73 m^2 以上の 3 つの条件をすべて満たした状態である．
- 高血圧症に対してアンジオテンシン変換酵素阻害薬やアンジオテンシン II 受容体拮抗薬を服用している場合は，妊婦への投与は禁忌とされているため，妊娠前に中止，変更を行う．脂質異常症に対するフィブラート系薬剤も，妊娠前に中止する．スタチン系薬剤は妊娠前に中止するのが原則ではあるが，スタチン系薬剤の催奇形性は否定的な報告もある[5]．
- 薬物療法では，経口血糖降下薬や GLP-1 受容体作動薬の安全性は確立されていない．これらの薬剤を使用している場合は，妊娠前からインスリン治療による血糖コントロールに変更する．
- 肥満女性の場合は，肥満に伴う卵巣機能低下などによる妊孕性の低下や，妊娠中の妊娠高血圧症候群，流産，早産，LGA や帝王切開など，母児ともに妊娠合併症が増加する．妊娠前から肥満を予防・是正することでこれらのリスクが低下するため，妊娠前からのライフスタイルへの介入や栄養指導が勧められる．

表Ⅲ-3-3 ● 血糖コントロール目標

	日本糖尿病学会	米国糖尿病学会（ADA）
空腹時血糖値	95 mg/dL 未満[*1]	95 mg/dL 未満
食後1時間血糖値	140 mg/dL 未満	140 mg/dL 未満
食後2時間血糖値	120 mg/dL 未満	120 mg/dL 未満
HbA1c	6.0～6.5％未満[*2]	6.0％未満[*3]

[*1] 無自覚性低血糖例など重症低血糖のリスクが高い症例では，さまざまな時間帯で血糖測定を行うことや，目標血糖値を緩和することも考慮する．
[*2] 母体の鉄代謝の影響を受ける点に留意する．そのため，血糖自己測定（SMBG）による血糖コントロール目標を優先する．HbA1cの管理目標値は，妊娠週数や低血糖のリスクなどを考慮し，個別に設定する．
[*3] 低血糖が問題となる場合は，低血糖を予防するため7.0％未満に緩和してもよい．

6 妊娠中に取り扱う糖代謝異常の治療目標

- 「GDM」「妊娠中の明らかな糖尿病」「糖尿病合併妊娠」とも，低血糖のリスクを最小限にとどめながら，可能な限り正常耐糖能妊婦と同様の血糖推移に近づける．
- HbA1cは妊娠時には見かけ上やや低下するため，血糖値を中心にコントロールする．
- 日本糖尿病学会と米国糖尿病学会（ADA）の母体の血糖コントロール目標を，表Ⅲ-3-3に示した[6,7]．妊娠前，妊娠中とも，血糖コントロール目標としては，空腹時血糖値は95 mg/dL以下，食後1時間血糖値は140 mg/dL以下，食後2時間血糖値は120 mg/dL以下を目指す．
- 無自覚性低血糖など重症低血糖の危険性が高い症例では，表Ⅲ-3-2の測定時刻以外にもSMBGやCGMで血糖値を評価する．目標血糖値を緩和することも検討する．

7 分娩時の血糖コントロール

- 「産婦人科診療ガイドライン産科編2023」[2]では，分娩管理中の母体血糖値は70～120 mg/dLを推奨している．また，帝王切開前後の母体血糖値は，周術期の血糖コントロールと同等としている（Ⅲ章-14「周術期・絶食検査時の薬剤中止と再開」参照）．
- ADAは，周術期の目標血糖コントロール値として80～180 mg/dLを推奨している．

Pitfall

分娩時にブドウ糖を含まない輸液のみで対処した場合に，グルコース不足や，母体の脂質の異化亢進とそれに続くケトン体産生亢進の結果，母体のケトーシスやケトアシドーシス，胎児のアシドーシスが発生することがある[8]．

8 分娩後の血糖コントロール

- 分娩後はインスリンの需要量が急速に低下するため，速やかにインスリンの減量，中止が必要となる．特にGDMでは，分娩直後に直ちにインスリン治療を中止する．
- 1型糖尿病合併妊娠では，分娩直後に，食事開始前であっても分娩前の1/3～1/2の量に減量し基礎インスリンを投与する．血糖値を確認しながら，妊娠前のインスリン量に

戻していく．カーボカウントを行っている場合，分娩後はインスリン効果値と糖質・インスリン比を分娩前に戻す．
- 2型糖尿病合併妊娠の場合，分娩直後はインスリンを中止または妊娠中の1/5量に減量する．食事開始時から分娩直前の半量でインスリン投与を再開し，血糖値を確認しながら投与量を調整する．
- 授乳期に薬物療法が必要な場合は，インスリン治療を継続する．授乳期の終了後には経口血糖降下薬やGLP-1受容体作動薬への変更も可能である．
- GDM女性は，将来的に2型糖尿病を高率に発症することが知られている．さらに，糖尿病合併妊娠やGDMの母体から出生した児は，将来肥満や耐糖能障害となる頻度が高くなる．母親のみでなく児の生活習慣にも注意が必要となる．

母乳育児の場合の母体の総エネルギー消費量には，母体のエネルギー消費量と母乳のエネルギー量が含まれる．低血糖を起こすこともあるので，補食やインスリンの減量法を指導する．

9 注意点

- 妊娠中は，高血糖や体重増加を気にするあまり，極端な食事制限や糖質制限を行わないように注意する．特に，妊娠後期は糖質摂取量の不足により容易にケトーシスを起こしやすい．食事内容も確認しながら，胎児の健全な発育と母体の良好な血糖コントロール，適切な体重増加を目指す．

C 糖尿病治療薬の選択法

- 経口血糖降下薬の服用中に妊娠した場合は，急な内服中断による糖尿病の悪化に注意する．そのためにも，妊娠前からインスリン治療に変更しておくことが望ましい（計画妊娠の重要性については，本項B-5「糖尿病女性，GDM既往のある女性のプレコンセプションケア」参照）．
- 妊婦へのインスリン治療には，インスリン ヒト，インスリン アスパルト（ノボラピッド®，フィアスプ®），インスリン リスプロ（ヒューマログ®，ルムジェブ®），インスリン デテミル（レベミル®），インスリン グラルギン（ランタス®），インスリン デグルデク（トレシーバ®）といったさまざまなインスリン製剤が使用できる．各インスリン製剤のエビデンスや特徴を理解し使用する．
- かつて米国食品医薬品局（FDA）の薬剤胎児危険度分類で分類Bに該当するインスリン製剤が使用されていたが，FDAは2015年6月にこの分類を廃止した．妊娠中は，各インスリン製剤の利点と欠点を評価し，使用する妊婦やその家族に対して十分なインフォームドコンセントを行い，治療薬を決定することを推奨している．
- インスリン グルリジン，インスリン グラルギン，インスリン イコデクは，添付文書において，「治療上の有益性が危険性を上回ると判断される場合にのみ投与すること」と記載されている（表Ⅲ-3-4）．
- 海外では，経口血糖降下薬のうち，グリベンクラミドとメトホルミンにGDMに対する

表Ⅲ-3-4 ● 各種インスリン製剤の妊婦への安全性についての添付文書の記載内容

分類	一般名	商品名	添付文書の妊婦への安全性についての記載
超速効型インスリン	インスリン アスパルト	ノボラピッド® フィアスプ® インスリン アスパルト BS	妊娠した場合，あるいは妊娠が予測される場合には医師に知らせるよう指導すること．妊娠中，周産期等にはインスリンの需要量が変化しやすいため，用量に留意し，定期的に検査を行い投与量を調整すること．
	インスリン リスプロ	ヒューマログ® ルムジェブ® インスリン リスプロ BS	妊娠した場合，あるいは妊娠が予測される場合には医師に知らせるように指導すること．妊娠中，周産期等にはインスリンの需要量が変化しやすいため，用量に留意し，定期的に検査を行い投与量を調整すること．
	インスリン グルリジン	アピドラ®	治療上の有益性が危険性を上回ると判断される場合にのみ投与すること．妊娠した場合，あるいは妊娠が予測される場合には医師に知らせるよう指導すること．妊娠中，周産期等にはインスリンの需要量が変化しやすいため，用量に留意し，定期的に検査を行い投与量を調整すること．
速効型インスリン	インスリン ヒト	ノボリン® R	妊娠した場合，あるいは妊娠が予測される場合には医師に知らせるよう指導すること．妊娠中，周産期等にはインスリンの需要量が変化しやすいため，用量に留意し，定期的に検査を行い投与量を調整すること．
		ヒューマリン® R	妊娠した場合，あるいは妊娠が予測される場合には医師に知らせるように指導すること．妊娠中，周産期等にはインスリンの需要量が変化しやすいため，用量に留意し，定期的に検査を行い投与量を調整すること．
中間型インスリン	ヒトイソフェンインスリン	ノボリン® N	妊娠した場合，あるいは妊娠が予測される場合には医師に知らせるよう指導すること．妊娠中，周産期等にはインスリンの需要量が変化しやすいため，用量に留意し，定期的に検査を行い投与量を調整すること．
		ヒューマリン® N	妊娠した場合，あるいは妊娠が予測される場合には医師に知らせるように指導すること．妊娠中，周産期等にはインスリンの需要量が変化しやすいため，用量に留意し，定期的に検査を行い投与量を調整すること．
混合型インスリン	ヒト二相性イソフェンインスリン	ノボリン® 30R	妊娠した場合，あるいは妊娠が予測される場合には医師に知らせるよう指導すること．妊娠中，周産期等にはインスリンの需要量が変化しやすいため，用量に留意し，定期的に検査を行い投与量を調整すること．
		ヒューマリン® 3/7	妊娠した場合，あるいは妊娠が予測される場合には医師に知らせるように指導すること．妊娠中，周産期等にはインスリンの需要量が変化しやすいため，用量に留意し，定期的に検査を行い投与量を調整すること．
	二相性プロタミン結晶性インスリン	ノボラピッド® 30 ミックス ノボラピッド® 50 ミックス	妊娠した場合，あるいは妊娠が予測される場合には医師に知らせるように指導すること．
	インスリン リスプロ	ヒューマログ® ミックス 25 ヒューマログ® ミックス 50	妊娠した場合，あるいは妊娠が予測される場合には医師に知らせるように指導すること．妊娠中，周産期等にはインスリンの需要量が変化しやすいため，用量に留意し，定期的に検査を行い投与量を調整すること．

（次ページにつづく）

有用性が報告されている．しかし，胎児に対する安全性に関しての情報は十分でなく，日本では認められていない．

D その他考慮するべき点への対応

- 糖尿病網膜症や糖尿病性腎症は，妊娠中に増悪する可能性があるため，正確に評価して妊娠を許可することが重要である．妊娠中も眼科医との連携や定期的なアルブミン尿の

(表Ⅲ-3-4 のつづき)

分類	一般名	商品名	添付文書の妊婦への安全性についての記載
配合溶解インスリン	インスリン デグルデク／インスリン アスパルト	ライゾデグ®	治療上の有益性が危険性を上回ると判断される場合にのみ投与すること．本剤を妊婦に投与した臨床試験成績は得られていない．
持効型溶解インスリン	インスリン デテミル	レベミル®	妊娠した場合，あるいは妊娠が予測される場合には医師に知らせるよう指導すること．妊娠中，周産期等にはインスリンの需要量が変化しやすいため，用量に留意し，定期的に検査を行い投与量を調整すること．
	インスリン グラルギン	ランタス® ランタス® XR	治療上の有益性が危険性を上回ると判断される場合にのみ投与すること．妊娠した場合，あるいは妊娠が予測される場合には医師に知らせるよう指導すること．妊娠中，周産期等にはインスリンの需要量が変化しやすいため，用量に留意し，定期的に検査を行い投与量を調整すること．
		インスリン グラルギン BS	治療上の有益性が危険性を上回ると判断される場合にのみ投与すること．妊娠した場合，あるいは妊娠が予測される場合には医師に知らせるように指導すること．妊娠中，周産期等にはインスリンの需要量が変化しやすいため，用量に留意し，定期的に検査を行い投与量を調整すること．
	インスリン デグルデク	トレシーバ®	妊娠した場合，あるいは妊娠が予測される場合には医師に知らせるよう指導すること．妊娠中，周産期等にはインスリンの需要量が変化しやすいため，用量に留意し，定期的に検査を行い投与量を調整すること．
	インスリン イコデク	アウィクリ®	治療上の有益性が危険性を上回ると判断される場合にのみ投与すること．本剤を妊婦に投与した臨床試験成績は得られていない．

測定が必要である[6]．
- GDM の既往をもつ女性は，将来の 2 型糖尿病発症および心血管疾患発症のリスクが高いため，出産後の栄養指導や肥満の改善などライフスタイルへの介入や，血糖値，HbA1c の評価を継続的に行い，長期的にフォローアップする．
- GDM の患者は出産後 6〜12 週で 75 g OGTT を行い，耐糖能の再評価を行う．
- 妊娠中は厳格な血糖コントロール目標を達成することが難しいと予想されるため，妊娠中の血糖コントロールは糖尿病専門医によって行われることが望ましい．

（飯嶋寿江）

文献

1) Metzger, BE et al：International association of diabetes and pregnancy study groups recommendations on the diagnosis and classification of hyperglycemia in pregnancy. Diabetes Care 33：676-682, 2010
2) 日本産科婦人科学会ほか 編・監：産婦人科診療ガイドライン産科編 2023，日本産科婦人科学会事務局，2023
3) Feig, DS et al：Continuous glucose monitoring in pregnant women with type 1 diabetes（CONCEPTT）：a multicentre international randomised controlled trial. Lancet 390：2347-2359, 2017
4) Wahabi, HA et al：Preconception care for diabetic women for improving maternal and fetal outcomes：a systematic review and meta-analysis. BMC Pregnancy Childbirth 10：63, 2010
5) Karalis, DG et al：The risks of statin use in pregnancy：a systematic review. J Clin Lipidol 10：1081-1090, 2016
6) 日本糖尿病学会 編・著：糖尿病専門医研修ガイドブック 日本糖尿病学会専門医取得のための研修必携ガイド，改訂第 9 版，診断と治療社，2023
7) American Diabetes Association：14. Management of diabetes in pregnancy：Standards of Medical Care in Diabetes-2020. Diabetes Care 43：S183-S192, 2020
8) 日本糖尿病・妊娠学会 編：妊婦の糖代謝異常 診療・管理マニュアル，第 3 版，メジカルビュー社，2021

Ⅲ 病態・状況別の薬物療法

4 小児糖尿病
― 2 型糖尿病を中心に

> **ポイント**
> - 小児・思春期には，1 型糖尿病と 2 型糖尿病のいずれも発生しうる．
> - 1 型糖尿病では，いかなる年齢であっても，頻回インスリン注射（MDI）または持続皮下インスリン注入（CSII）で治療する．
> - 小児・思春期 2 型糖尿病の約 80 ％は肥満を伴っている．インスリン抵抗性が高まる思春期に発症することが多い．
> - 小児・思春期 2 型糖尿病の治療は，生活習慣の改善（食事・運動療法）が主体となるが，HbA1c＜7.0 ％にならない場合は薬物療法の適応となる．
> - 小児・思春期 2 型糖尿病で使用できる薬剤は限定されている．第一選択薬はメトホルミンであり，必要に応じてインスリン治療を行う．

Keyword
2 型糖尿病，肥満，思春期，メタボリックシンドローム，メトホルミン，インスリン

A 病態・状況の把握と治療目標

1 小児糖尿病の病態・特徴・状況の把握

【1 型糖尿病】
- 膵 β 細胞の破壊によってインスリン分泌が不足することで発症する．膵 β 細胞の約 80 ％が破壊された際に顕性化する．
- 急性発症 1 型糖尿病はケトアシドーシスなどの代謝異常を伴って発症することが多いが，緩徐進行 1 型糖尿病では膵 β 細胞機能の低下が緩徐であるため，無症状のまま学校検尿などで発見されることが多い．
- 日本の小児・思春期 1 型糖尿病の発症頻度は約 2〜3 人/10 万人・年であり，欧米諸国に比べると少ない．

【2 型糖尿病】
- インスリン分泌低下やインスリン抵抗性をきたす複数の遺伝因子に，過食・高脂肪食・運動不足などの生活習慣，肥満などの環境因子が重なり生じる．約半数で，第 1 度近親者に 2 型糖尿病が存在する．
- 小児肥満の増加と生活習慣の悪化に伴い，世界的に増加している．日本での発症頻度は約 2.5〜3.5 人/10 万人・年である．
- 平均発症年齢は 13.5 歳で，思春期の生理的なインスリン抵抗性が高まる時期と一致する．思春期前の児は，肥満であっても 2 型糖尿病を呈することは少ない．

- 約 80 % は肥満を伴っており，黒色表皮腫を認めるなど，インスリン抵抗性を示す症例が多い．約 20 % は非肥満であり，インスリン抵抗性を示す所見が軽度で，初期インスリン分泌能が低下している症例が多い．非肥満症例は女児に多い．
- 出生時，低出生体重児（出生体重＜2,500 g）および巨大児（出生体重≧4,000 g）の頻度が高い．低出生体重児では非肥満症例が多い．
- 幼児期に BMI が減少から増加に転じる現象を，adiposity rebound（AR）という．AR が早期に起こると（4 歳未満），将来の肥満，2 型糖尿病，メタボリックシンドロームのリスクとなる[1]．

> **Memo**
> **肥満を伴う症例では併存症に注意する**
> 成人と同様に，肥満を伴う症例では脂質異常症，高血圧，代謝機能障害関連脂肪性肝疾患（metabolic dysfunction-associated steatotic liver disease：MASLD）などの併存症を有することが多い．将来の動脈硬化性心血管疾患発症のリスクを考えると，小児メタボリックシンドロームの診断が重要である．

> **Memo**
> **小児メタボリックシンドロームの診断基準（6～15 歳）**
> ウエスト周囲長≧80 cm（小学生では≧75 cm）またはウエスト身長比≧0.5 があり，血清脂質（中性脂肪≧120 mg/dL かつ/または 高比重リポタンパク（high-density lipoprotein：HDL）コレステロール＜40 mg/dL），血圧（収縮期血圧≧125 mmHg かつ/または 拡張期血圧≧70 mmHg），空腹時血糖（≧100 mg/dL）の 3 つの動脈硬化危険因子のうち，2 項目で異常を認めた場合に診断となる．

> **Pitfall**
> 非肥満の 2 型糖尿病では，緩徐進行 1 型糖尿病や若年発症成人型糖尿病（maturity-onset diabetes of the young：MODY），ミトコンドリア糖尿病など，単一遺伝子異常による糖尿病との鑑別が必要となる．膵島関連自己抗体や，単一遺伝子異常による糖尿病に関連する遺伝子検査が診断の指標となる．3 世代にわたる家族歴や，軽症，メトホルミンへの反応低下などの所見を認めた場合には MODY を考慮する．

2 小児糖尿病の治療目標

- 1 型糖尿病では，可能な限り生理的なインスリン動態に類似したインスリン治療による適切な血糖コントロールを達成すること．
- 2 型糖尿病の多くは，病初期に学校検尿や偶然行った検査で発見されることが多い．自覚症状が乏しいために，治療に対する動機づけが難しいことがある．血糖値が改善すると通院を中断する例もあり，その結果，1 型糖尿病よりも短い期間で血管合併症が進行するリスクが高いことが報告されている[2]．合併症予防のためにも，診断時から患児と

その家族に十分な糖尿病教育を行い，治療の中断を防ぐことが重要である．

B 治療方針の立て方

1 1型糖尿病

- いかなる年齢の小児であっても，頻回インスリン注射（multiple daily injection：MDI）や，ポンプを用いた持続皮下インスリン注入（continuous subcutaneous insulin infusion：CSII）による強化インスリン療法で治療することが望ましい．
- 初めは，1日総インスリン量の40〜60％を基礎インスリンとして配分し，残りを3等分して各食前に注射する．各食前の超速効型インスリンは，摂取する糖質の量と食前の血糖値に応じて投与量を決定するカーボカウント法の習得に努める．
- 低年齢で食事摂取にむらがある際は，食直後の超速効型インスリン注射も考慮される．

2 2型糖尿病

- 小児・思春期2型糖尿病の治療の基本は，成人と同様にまずは食事・運動療法である．食事・運動療法を十分に行っても，良好な血糖コントロール（HbA1c＜7.0％）が得られない場合には，経口血糖降下薬あるいはインスリンによる薬物療法を考慮する．

3 食事療法

- 食事療法は正常な成長を促すことを目標とする．標準の栄養所要量を参考にし，肥満を伴わない場合は栄養バランスを是正する．
- 肥満がある場合は，肥満を改善させることが重要である．しかし，小児は成長段階にあるため，エネルギー摂取量を制限して体重を減らすのではなく，肥満度を低下させることを目標とする．高度肥満の場合には，エネルギー摂取量を標準から5〜10％減らすこともある．
- エネルギー配分は，タンパク質20％，脂質25〜30％，炭水化物50〜55％を目安にするとよい．ラードなどが多用されている市販の惣菜や外食の揚げ物など，飽和脂肪酸の多い食品は控え，食物繊維を多く含む食品や，青魚や植物油（オリーブ油など）等に含まれる不飽和脂肪酸を摂取する．高エネルギーで低栄養のもの（ジュース，スナック菓子，ファストフードなど）は避け，飲み物は水や麦茶にする．

4 運動療法

- 有酸素運動（ウォーキング，スイミングなど），レジスタンス運動（標的とする筋肉に抵抗をかける動作を繰り返し行う運動，スクワット，腕立て伏せなど），およびその組み合わせが有効である．
- 有酸素運動（心拍数120〜140/分）を基本とし，1日あたり500〜1,000歩（外遊び10〜15分）程度増やすことから始める．最低でも20分，最終的には1日あたり合計60分程度の運動を，少なくとも週5日は実施することを目標にする．
- 家族とともに行うウォーキングなど無理のない運動から始め，歩数や肥満度などをモニタリングし，励ましや賞賛によって継続率を高めるようにする．

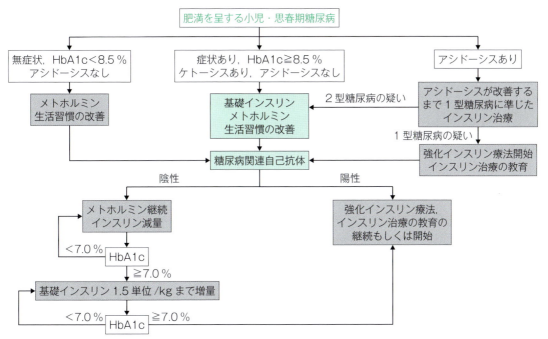

図Ⅲ-4-1 ● ISPADの2022年コンセンサスガイドラインを参考とした肥満を呈する小児・思春期糖尿病の治療
(Shah, AS et al : Pediatr Diabetes 23 : 872-902, 2022より作成)

5 ● 小児・思春期2型糖尿病における薬物療法の位置づけ

- 食事・運動療法のみで良好な血糖コントロールが得られるのは，患者の約60〜70％であり，残りの症例では薬物療法が行われる．大半の症例は最終的には薬物療法へ移行する．
- 肥満症例の多くは，食事・運動療法により体重が減少すると，比較的短期間で血糖コントロールが改善する．一方，非肥満症例では薬物療法を必要とすることが多い．

C 小児・思春期2型糖尿病治療薬の選択法

- 日本で小児に対する使用が承認されている経口血糖降下薬は，ビグアナイド薬のメトホルミン（10歳以上）と，スルホニル尿素（SU）薬のグリメピリド（9歳以上）のみである．
- 欧米では，10歳以上の2型糖尿病の治療でGLP-1受容体作動薬のリラグルチド，エキセナチドと，SGLT2阻害薬のエンパグリフロジン，ダパグリフロジンが承認されている．日本においても，15歳以上の2型糖尿病患者に対しては成人同様の治療が考慮される．
- 国際小児思春期糖尿病学会（ISPAD）の2022年のコンセンサスガイドライン[3]（図Ⅲ-4-1）では，次のように薬剤選択法が示されている．現在日本で使用可能な薬剤のみを記載する．
  ① HbA1c＜8.5％の場合には，生活習慣の改善とともにメトホルミン内服開始が推奨されている．1日500〜1,000 mgより開始し，1〜2週ごとに必要に応じ500 mgを目安

に増量する．初期治療の目標はHbA1c＜7.0 %である．メトホルミン単独治療で開始した場合は，4ヵ月のうちにHbA1c＜7.0 %にならなければインスリン治療（基礎インスリン）を考慮する．基礎インスリン（初期量0.25〜0.5単位/kg）を加え，インスリン量を1.5単位/kgまで増量してもHbA1c＜7.0 %にならない場合は，さらに食前の超速効型インスリンの追加投与を考慮する．

②症状あり，HbA1c≧8.5 %，ケトーシスあり，アシドーシスなしの場合には，1日1回の基礎インスリンの投与（初期量0.25〜0.5単位/kg）およびメトホルミンの併用で開始する．治療開始後2〜6週間かけてインスリンを減量しながらメトホルミンを増量し，メトホルミン単独療法へ移行していく．改善しなければ，強化インスリン療法へ移行する．

③アシドーシスありの場合には，1型糖尿病に準じたインスリン治療を開始し，アシドーシスが改善したらメトホルミンを併用する．

- 小児・思春期2型糖尿病では，90 %の症例でメトホルミン単独治療に移行できたと報告されている．また，メトホルミン単独あるいは基礎インスリン単独，もしくは両者の併用でHbA1c＜7.0 %を達成できることがほとんどである．

Pitfall

日本における10歳以上の小児でのメトホルミンの最高投与量は，1日2,000 mg（メトグルコ®のみ）である．

Memo

メトホルミン単独治療の有効性（TODAY studyより）

TODAY studyでは，10〜17歳の計927人の小児・思春期2型糖尿病において，中央値2ヵ月の短期間の観察では，約90 %の症例がメトホルミン単独治療でHbA1c＜8.0 %を達成したと報告された[4]．しかし，追跡調査ではメトホルミン単独治療で長期にわたり良好な血糖コントロールを維持するのは困難であり，経過とともにチアゾリジン薬などの他の経口血糖降下薬の併用を必要とする症例が増加したと報告されている．

- SU薬は，主に非肥満あるいは軽度肥満でインスリン分泌能が保持されている症例に対して使用される．グリメピリドの小児における使用量は，1日0.5〜1.0 mg（1日1〜2回朝または朝夕）で開始されることが多く，1日3.0〜4.0 mgまで増量する症例は少ない．
- 小児2型糖尿病でグリメピリドとメトホルミンの効果を比較したところ，グリメピリドで体重増加は大きかったものの，両者の血糖コントロールに対する効果は同等であったという報告がある[5]．メトホルミンは，肥満を有し，インスリン抵抗性を認める症例が主な適応となるが，非肥満例の血糖コントロール改善にも有効である．

D その他考慮するべき点への対応

- 成人の2型糖尿病で有効とされる他の経口血糖降下薬や注射薬は，小児・思春期2型糖尿病においても有効性が期待されるが，現時点では有効性，安全性に関する報告が限ら

れている．

- 今後，9〜10歳以降の小児・思春期2型糖尿病においても，DPP-4阻害薬，GLP-1受容体作動薬，SGLT2阻害薬などの有効性と安全性が証明されれば，治療の選択肢が広がる．特にSGLT2阻害薬は，小児・思春期2型糖尿病の大半を占める肥満例においても，体重減少効果と低血糖のリスクの低い血糖降下作用を有すると思われ，有効な選択肢の一つとして期待される．現在，わが国ではSGLT2阻害薬であるルセオグリフロジンの小児保険適用取得を目的とした第Ⅲ相臨床試験が行われている．

（小山さとみ）

文献

1) Koyama, S et al：Adiposity rebound and the development of metabolic syndrome. Pediatrics 133：e114-e119, 2014
2) TODAY Study Group：Retinopathy in youth with type 2 diabetes participating in the TODAY clinical trial. Diabetes Care 36：1772-1774, 2013
3) Shah, AS et al：ISPAD Clinical Practice Consensus Guidelines 2022：type 2 diabetes in children and adolescents. Pediatr Diabetes 23：872-902, 2022
4) Laffel, L et al：Metformin monotherapy in youth with recent onset type 2 diabetes：experience from the prerandomization run-in phase of the TODAY study. Pediatr Diabetes 13：369-375, 2012
5) Gottschalk, M et al：Glimepiride versus metformin as monotherapy in pediatric patients with type 2 diabetes：a randomized, single-blind comparative study. Diabetes Care 30：790-794, 2007

Ⅲ 病態・状況別の薬物療法

5 高齢者糖尿病

> **ポイント**
> - 65歳以上の糖尿病を高齢者糖尿病と定義する.
> - 日本の糖尿病患者の60%強は高齢者である.
> - 高齢者糖尿病は,合併症だけでなく,身体機能,認知機能などの個人差が大きい.
> - 重症低血糖に陥りやすく,転倒・骨折,認知症,心血管疾患(致死性不整脈)などに至り,低血糖に対して脆弱である.
> - 高齢者に特有な種々の老年症候群の合併例が多い.
> - ポリファーマシーにより,薬物間の相互作用による副作用のリスクが高い.

Keyword

老年症候群,認知症,サルコペニア,フレイル,日常生活活動度(ADL)低下,シックデイ,低血糖

A 病態・状況の把握と治療目標

1 高齢者における糖尿病の特徴

- 病態は多様性を示し,不均一な集団である.例えば高齢者になって発症したのか,あるいは若年・壮年期に発症したのか,罹病期間でも病態はまったく異なる.
- 心血管疾患の合併率が高い.
- 認知機能障害や認知症の合併率が高い.
- 腎機能が低下している例が多く,薬物の有害事象が現れやすい.
- 食後高血糖が特徴である.
- 低血糖時には非定型的症状(体のふらつきなど)を呈する例が多い.
- 自律神経機能低下により,無自覚性低血糖から重症低血糖に発展する.
- 感染症などを契機に,高浸透圧高血糖状態(hyperosmolar hyperglycemic state:HHS)を起こしやすい.HHSでは著しい高血糖(600 mg/dL以上)と脱水に伴う高浸透圧血症(320 mOsm/L以上)を有する.糖尿病性ケトアシドーシスとは違い,通常明らかな代謝性アシドーシスは認めない(pH 7.35以上)が,両者の病態が同時に生じることもある.

2 高齢者糖尿病と老年症候群 (図Ⅲ-5-1)[1]

- 糖尿病に老化という要素が加わることにより,さまざまな老年症候群(認知機能障害,サルコペニア,フレイル,日常生活活動度(activities of daily living:ADL)低下,低栄養,転倒・骨折,排尿障害,誤嚥など)の合併例が多い.

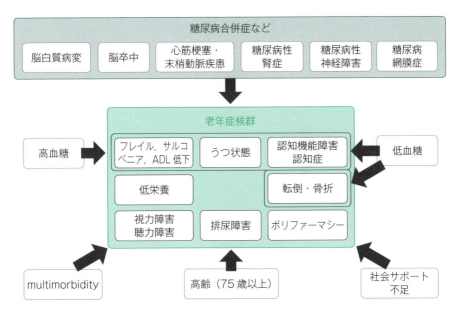

図Ⅲ-5-1 ● 高齢者糖尿病と老年症候群
老年症候群とは，「一般成人ではみられないが，高齢者では複合的な原因によって生じる重複症状・状態」であり，誤嚥，認知症，ADL低下など多岐にわたる．高齢者で合併頻度が高まる糖尿病合併症には，脳白質病変，脳卒中，心筋梗塞・末梢動脈疾患，糖尿病性腎症，糖尿病性神経障害，糖尿病網膜症などがあるが，これらは老年症候群の原因となり，QOLを大きく低下させるだけでなく，生活機能障害をもたらし，自立的な生活を送ることが困難になる．

(日本糖尿病学会・日本老年医学会 編・著：高齢者糖尿病治療ガイド2021，文光堂，p.16，2021より)

- 糖尿病に伴う血管合併症（心血管疾患，細小血管症）の発症・進展が老年症候群に拍車をかけている．
- サルコペニア／フレイルのため，転倒・骨折をきたし，自立的な生活が困難になり，QOLを著しく損なう．
- 認知症やうつ病を発症しやすい．Yaffeらの高齢者糖尿病患者の検討でも，低血糖を有すると認知症発症率が2.09倍に，逆に認知症を有すると低血糖発現率が3.10倍になり，両者の関連性の深さが指摘されている（図Ⅲ-5-2）[2]．つまり，重症低血糖は認知症のリスクを高める可能性がある．

> **📝 Memo**
> **ダイナペニア**
> サルコペニアは，量的障害として骨格筋量の減少を必須項目とし，そこに筋力または身体パフォーマンスの低下のいずれかを伴えば診断される．また，近年では質的障害として骨格筋量が維持されているにもかかわらず上肢かつ下肢の筋力が低下するダイナペニア（dynapenia）の病態が提唱されている[3]．

5 高齢者糖尿病

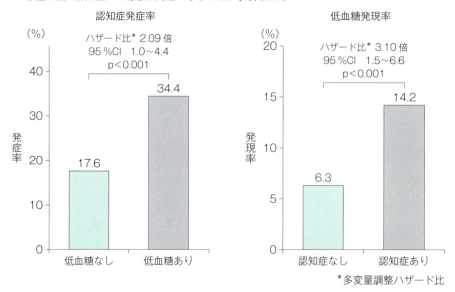

図Ⅲ-5-2 ● 糖尿病における低血糖と認知症の関連
対象：認知症未発症の高齢者糖尿病患者783例（平均年齢74.0歳）．
方法：入院を要する低血糖と，認知症発症との関係を12年間の追跡により検討した．
観察期間終了時：低血糖の発現は7.8％（61例），認知症の発症は18.9％（148例）にそれぞれ認められた．
(Yaffe, K et al：JAMA Intern Med 173：1300-1306, 2013 より作成)

3 高齢者糖尿病の個別化医療

● 荒木は高齢者糖尿病に対して望ましい個別化医療についての概念図を提唱している（図Ⅲ-5-3)[4]．すなわち，老年症候群にはアドヒアランス低下の対策，合併症・併存症には慢性腎臓病（chronic kidney disease：CKD)・心血管疾患の対策，multimorbidity（複数の疾患・病態が併存している状態）には高齢者総合的機能評価（comprehensive geriatric assessment：CGA）に基づく治療，1型糖尿病には持続グルコース測定（continuous glucose monitoring：CGM）の活用やインスリン注射のための環境整備を行う．それに加えて，フレイル対策，低血糖対策，社会サポートなどの対策の重要性を強調している．

Pitfall

サルコペニアを呈している高齢者糖尿病患者では，厳格なエネルギー摂取制限は避けるべきである．食事では良質なタンパク質（アミノ酸）の摂取が勧められ，体重1 kgあたり1日1.2〜1.5 g/kgのタンパク質摂取を目標とする．運動療法としては，レジスタンス運動を含む複合的な運動プログラムが必要である．

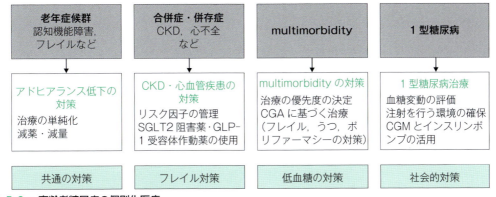

図Ⅲ-5-3 ● 高齢者糖尿病の個別化医療
CKD：慢性腎臓病，CGA：高齢者総合的機能評価，CGM：持続グルコース測定．

(荒木　厚：Diabetes J 51：22-26, 2024 より)

4 治療目標

- 日本糖尿病学会と日本老年医学会との合同委員会により，「高齢者糖尿病の血糖コントロール目標（HbA1c 値）」が発表されている[6]（Ⅰ章-3「糖尿病の治療戦略」図Ⅰ-3-4 参照）．そのなかで高齢者は年齢だけの区分ではなく，認知機能および ADL などを指標に，カテゴリーⅠ～Ⅲに分類された．また，重症低血糖が危惧される薬剤の使用の有無により，異なる血糖コントロール目標を掲げた．
- この目標では，高齢者の重症低血糖を予防する観点より，インスリン，スルホニル尿素（SU）薬，速効型インスリン分泌促進薬（グリニド薬）で治療中の患者には，HbA1cの下限を設けていることが大きな特徴といえる．特にカテゴリーⅢ（中等度以上の認知症，または基本的 ADL 低下，または多くの併存疾患や機能障害）の患者では，厳格な血糖コントロールは避け，HbA1c の目標を 7.5～8.5 %とした．
- カテゴリーの分類には，認知・生活機能質問票（Dementia Assessment Sheet for Community-based Integrated Care System 8-items：DASC-8）を用いる．総計で 10 点以下をカテゴリーⅠ，11～16 点をカテゴリーⅡ，17 点以上をカテゴリーⅢとしている．

Memo
DASC-8
DASC-8 は糖尿病患者における認知機能障害のスクリーニング検査である．ミニメンタルステート検査（mini-mental state examination：MMSE），改訂長谷川式簡易認知機能評価スケール（revised Hasegawa dementia scale：HDS-R）とは異なり，認知機能障害と生活機能障害（社会生活の障害）を評価する尺度である．DASC-21 の短縮版で，8 項目の検査からなり，簡便に施行できる[5]．

B 治療方針の立て方

- 基本的には，若年・中年患者と同様に，食事・運動療法を 2～3 ヵ月続けても血糖コントロールが不十分である場合，経口血糖降下薬，GLP-1 受容体作動薬あるいは基礎インスリン（持効型溶解インスリン）注射が選択される．
- 経口血糖降下薬の選択では，高齢者の特徴である低血糖リスク，骨折リスク，腎機能低下，心機能低下，服薬アドヒアランスなどの要素を評価し，個別化した対応をとる．
- 高齢者糖尿病においても，心血管イベントの阻止あるいは再発予防が重要であり，心血管疾患危険因子（脂質異常症，高血圧，喫煙，肥満など）の包括的な治療が望まれる．

C 糖尿病治療薬の選択法

1 経口薬はどのように使用するべきか

- 米国糖尿病学会（ADA）と欧州糖尿病会議（EASD）のアルゴリズムでは，高齢者糖尿病への薬物治療としてメトホルミンが第一選択薬の一つとなっているが，日本では経口血糖降下薬にあえて序列をつけず，すべての薬剤が第一選択薬となりうるとしている．ただし，高齢者糖尿病では，第一選択薬の候補としては DPP-4 阻害薬，α-グルコシダーゼ阻害薬，少量のメトホルミン（ビグアナイド薬），グリニド薬などが推奨される．
- ビグアナイド薬：高齢者では高率に腎機能低下を伴っており，少量から中等量（250～750 mg/日）の投与にとどめる．乳酸アシドーシスのリスク低減のため，定期的に腎機能（eGFR 測定など）を確認して投与量を調節する．
- チアゾリジン薬：単独使用では低血糖をきたす可能性は低いが，体重増加，浮腫，心不全，骨折（特に閉経後女性），膀胱癌のリスク上昇などの副作用があり，高齢者糖尿病では特に注意を要する．心不全合併患者，心不全の既往のある患者には使用しない．
- SU 薬：低血糖を起こしやすく，使用する場合はできるだけ少量にとどめる．腎機能が低下している高齢者糖尿病では，重症あるいは遷延性低血糖のリスクがあり，勧められない．
- グリニド薬：SU 薬に比して短時間で血糖降下作用を発揮し，作用時間も短いことから，高齢者糖尿病の特徴である食後高血糖の良い適応となる．しかし，低血糖や服用回数の負担の増加には注意する．
- DPP-4 阻害薬：高度の腎機能低下例でも投与可能であり，体重に中立的な作用を示し，サルコペニアの悪化もみられないことから，最適な治療薬の一つである．なお，SU 薬治療中の患者に本剤を追加投与する場合は，SU 薬を減量する．
- α-グルコシダーゼ阻害薬：糖質摂取量が多い日本の高齢者糖尿病では，血糖降下作用が期待できる．低血糖のリスクも低い．開腹手術歴のある高齢者では注意を要する．低血糖時にはブドウ糖を経口投与する．
- SGLT2 阻害薬：心血管疾患，心不全，腎イベントの抑制効果が期待でき，一部の薬剤では慢性心不全，腎不全がある患者での使用も認められている．心疾患・腎疾患の合併率が高い高齢者糖尿病には良い適応となる．一方，脱水，尿路・性器感染症に加え，低栄養やサルコペニアを悪化させる可能性があることから，老年症候群を有する患者では

慎重な投与が必要である．
- イメグリミン：インスリン分泌促進作用と肝臓・骨格筋での糖代謝改善作用を有する新規の糖尿病治療薬．明らかな低血糖を惹起することはほとんどなく，現時点では高齢者糖尿病にも通常の投与法でよいとされている．ただし，eGFR＜45 mL/分/1.73 m^{2}の患者への投与は推奨されない．
- 経口 GLP-1 受容体作動薬（セマグルチド）については，本項 C-2「注射薬はどのように使用するべきか」を参照．

> **Advise**
> チアゾリジン薬は脂質代謝あるいは虚血性心疾患への有効性が指摘されており，これらの病態を呈する高齢者糖尿病に使用する場合が多い．しかし，本薬は水分貯留を示すことより，心不全の患者および心不全の既往歴のある患者への投与は禁忌とされている．

2 注射薬はどのように使用するべきか

- GLP-1 受容体作動薬，GIP/GLP-1 受容体作動薬：単独使用では低血糖を起こしにくく，高齢者糖尿病でも心血管イベント，複合腎イベントを抑制するエビデンスが確認されている．利便性が高く，体重減少作用の弱いweekly製剤が推奨される．ただし，食欲低下，体重減少，サルコペニアが悪化した場合には，中止を検討する．
- インスリン：経口糖尿病治療薬と GLP-1 受容体作動薬，GIP/GLP-1 受容体作動薬で管理目標値に到達できない場合は，基礎インスリン療法を導入する．特に注射回数の少ない持効型溶解インスリンを1日1回，少量（kg 体重あたり 0.1 単位）から開始し，低血糖に注意しながら漸増する．

> **Pitfall**
> 発熱，下痢，嘔吐，食思不振などのシックデイのときには，低血糖を惹起する SU 薬，正常血糖ケトアシドーシスのリスクを考慮して SGLT2 阻害薬，また乳酸アシドーシスのリスクを考慮してメトホルミンを，速やかに減量・中止すべきである．なお，持効型溶解インスリンや中間型インスリンは投与を中止しないことが原則である．

3 治療薬の選択の流れ

- 以上の経口薬，注射薬の特性を踏まえ，松久は私見に基づく高齢者糖尿病への血糖降下薬の選択のフローを提唱している（図Ⅲ-5-4）[7]．このフローでは，やせ型（非肥満型）・インスリン分泌不全型と，肥満型・インスリン分泌保持型の病態に応じて，低血糖をきたしにくい薬剤群のなかから，血糖降下薬が適切に選択できる．また，高い内服率が期待できる服用回数の少ない治療薬の選択も推奨されている．

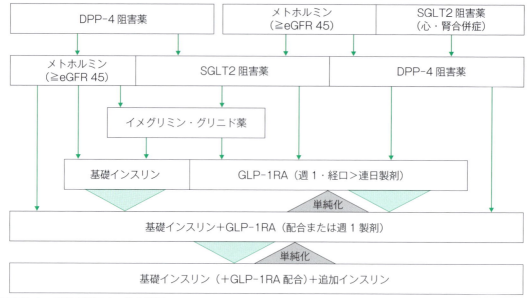

図Ⅲ-5-4 ● 高齢者糖尿病の治療選択
eGFR：推算糸球体濾過率（mL/分/1.73 m²），GLP-1RA：GLP-1 受容体作動薬．

(松久宗英：日内会誌 113：522-526，2024 より)

> **Advise**
> 高齢者 2 型糖尿病の注射療法では，QOL の維持，低血糖予防の観点より，まずは weekly 製剤の GLP-1 受容体作動薬で開始する．効果不十分や副作用が出現した場合には，持効型溶解インスリンの 1 日 1 回投与が良い選択であると考えられる．

D その他考慮するべき点への対応

1 高齢者のインスリン治療と在宅あるいは入所生活

- 高齢者の生活スタイルは，主に在宅と療養施設に分けられる．インスリン治療の実施について，生活スタイル別に図Ⅲ-5-5 に提示した．
- 在宅では，自己注射ができない場合に，家族あるいは訪問看護師などのサポートが必須となる．
- 法律上インスリンの注射が許可されているのは，患者本人，家族（本人に準ずる），医療従事者である．看護師は医療従事者に含まれるが，介護士は含まれないため患者へのインスリン注射が許可されていない．
- 療養施設に入所している場合は，看護師常駐施設ではインスリン注射が可能である．看護師が非常駐の場合は，毎日のインスリン注射は困難となり，経口薬治療のみへの転換を余儀なくされることが多い．

（犬飼敏彦）

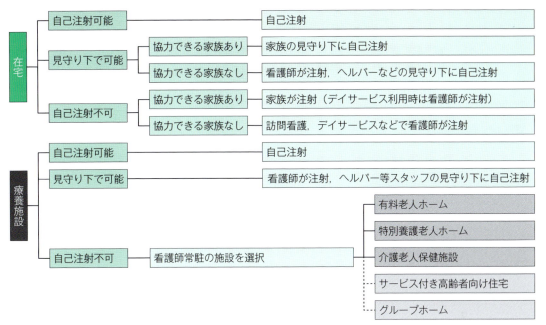

図Ⅲ-5-5 ● インスリン治療と生活スタイル

文献

1) 日本糖尿病学会ほか 編・著:高齢者糖尿病治療ガイド 2021,文光堂,16,2021
2) Yaffe, K et al:Association between hypoglycemia and dementia in a biracial cohort of older adults with diabetes mellitus. JAMA Intern Med 173:1300-1306, 2013
3) Manini, TM et al:Dynapenia and aging:an update. J Gerontol A Biol Sci Med Sci 67:28-40, 2012
4) 荒木　厚:『高齢者糖尿病診療ガイドライン 2023』を踏まえた高齢者糖尿病の個別化医療. Diabetes J 51:22-26, 2024
5) Toyoshima, K et al:Use of Dementia Assessment Sheet for Community-based Integrated Care System 8-items (DASC-8) for the screening of frailty and components of comprehensive geriatric assessment. Geriatr Gerontol Int 20:1157-1163, 2020
6) 日本老年医学会ほか 編・著:高齢者糖尿病診療ガイドライン 2023,南江堂,94,2023
7) 松久宗英:高齢者糖尿病の病態的特徴とその治療. 日内会誌 113:522-526, 2024

III 病態・状況別の薬物療法

6 CKD・腎機能障害合併糖尿病

ポイント

- 腎機能障害（慢性腎臓病（CKD））合併時，特に腎機能低下例では，経口糖尿病治療薬のなかに慎重投与あるいは禁忌になる薬剤があるため，適切に処方する．
- 薬剤選択や用量調整は，eGFR<60，<45，<30 mL/分/1.73 m^2 を目安にして決定されている．
- 腎機能低下例では，メトホルミン，スルホニル尿素（SU）薬，速効型インスリン分泌促進薬（グリニド薬）の投与は慎重に行う．
- CKD合併患者の血糖コントロールには，SGLT2阻害薬が第一選択として推奨され，次にGLP-1受容体作動薬の併用に進む．
- SGLT2阻害薬は，CKD合併患者の腎機能の低下を緩徐にし，心血管イベントを低減するエビデンスを有することから，積極的な投与が推奨される．
- 心血管疾患を合併することも多いため，血糖コントロールに加えて，血圧などの心血管疾患危険因子をコントロールする包括的治療が重要である．

Keyword

eGFR，尿アルブミン量，SGLT2阻害薬，GLP-1受容体作動薬，メトホルミン，DPP-4阻害薬，遷延性低血糖

A 病態・状況の把握と治療目標

1 病態の把握

- 腎機能の評価には，血清クレアチニン値あるいはシスタチンCから算出される推算糸球体濾過率（estimated glomerular filtration rate：eGFR）を用いる．通常は血清クレアチニン値から算出するが，正確でない可能性がある状況（例えば高齢者）では，シスタチンCを併用する．慢性腎臓病（chronic kidney disease：CKD）の重症度分類とリスク管理方法を図Ⅲ-6-1に示す．
- 糖尿病性腎症（diabetic nephropathy）の病期分類は，eGFRと尿中アルブミンあるいは尿タンパクを定量することで決定される．
- 糖尿病性腎症の自然史は，正常アルブミン尿期（第1期）ののち初期に糸球体過剰濾過が起こり，その後微量アルブミン尿期（第2期），顕性アルブミン尿期（第3期），糸球体濾過量（glomerular filtration rate：GFR）高度低下・末期腎不全期（第4期）を経て，腎代替療法期（第5期）になると考えられている．近年，糖尿病性腎症の典型的な経過をたどらず，顕性アルブミン尿を伴わないままGFRが低下する例が増加している．そ

				Albuminuria categories Description and range		
		CKD is classified based on: • Cause（C） • GFR（G） • Albuminuria（A）		A1 Normal to mildly increased <30 mg/g <3 mg/mmol	A2 Moderately increased 30–299 mg/g 3–29 mg/mmol	A3 Severely increased ≧300 mg/g ≧30 mg/mmol
GFR categories （mL/min/1.73m²） Description and range	G1	Normal or high	≧90	Screen 1	Treat 1	Treat and refer 3
	G2	Mildly decreased	60–89	Screen 1	Treat 1	Treat and refer 3
	G3a	Mildly to moderately decreased	45–59	Treat 1	Treat 2	Treat and refer 3
	G3b	Moderately to severely decreased	30–44	Treat 2	Treat and refer 3	Treat and refer 3
	G4	Severely decreased	15–29	Treat and refer* 3	Treat and refer* 3	Treat and refer 4+
	G5	Kidney failure	<15	Treat and refer 4+	Treat and refer 4+	Treat and refer 4+

■ Low risk（if no other markers of kidney disease, no CKD）　■ High risk
■ Moderately increased risk　■ Very high risk

図Ⅲ-6-1 ● 慢性腎臓病（CKD）の重症度分類とリスク管理（KDIGOとADAの2022年コンセンサスレポート）
色つきの欄の数字1〜4+は，スクリーニングまたはモニタリングの頻度（/年）を表す．
CKD：chronic kidney disease, GFR：glomerular filtration rate.

（American Diabetes Association Professional Practice Committee：Diabetes Care 47：S219-S230, 2024,
de Boer, IH et al：Diabetes Care 45：3075-3090, 2022 より）

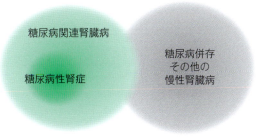

図Ⅲ-6-2 ● 糖尿病関連腎臓病（DKD）の概念図

（金﨑啓造ほか：糖尿病 67：43-49, 2024 より改変）

のため，糖尿病患者にみられる腎臓病は次のように整理される．糖尿病が病態に影響を及ぼしている可能性があるCKDを，糖尿病関連腎臓病（diabetic kidney disease：DKD）とする．DKDは，①アルブミン尿が増加し，タンパク尿が出現した後に腎機能が低下する典型的な糖尿病性腎症と，②アルブミン尿の増加がないにもかかわらず腎機能が低下し，糖尿病症例に併存し糖尿病状態に関連すると考えられる腎疾患の，両方を包含する．糖尿病症例において，その他の明確なCKD（糸球体腎炎，囊胞腎，間質性腎炎など）が存在する場合は，DKDに含まない（糖尿病併存その他のCKD）（図Ⅲ-6-2）．

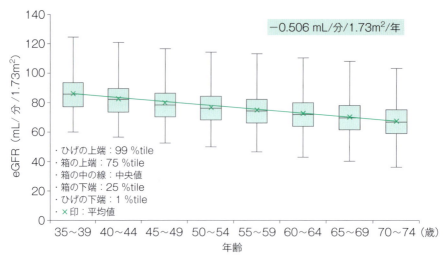

図Ⅲ-6-3 ● **年間推算糸球体濾過率（eGFR）低下率（年齢階級別）**
対象・方法：全国健康保険協会東京支部の生活習慣病予防健診を2012年度に受診した35～74歳の766,095名（男性521,550名，女性244,545名）について，血清クレアチニン値と年齢・性別から推算されたeGFRを年齢（5歳階級）別に集計し，平均値・中央値・75 %tile・25 %tile及び99 %tile・1 %tileを算出した．各年齢階級別eGFR平均値の回帰直線から，年間eGFR低下率を推定したところ，−0.506 mL/分/1.73 m²/年であった．

（全国健康保険協会：平成28年度協会けんぽ調査研究報告書 平成28年度，p.138, 2017より）

- わが国における糖尿病患者の高齢化が急速に進み，平均年齢は優に65歳を超えている．健常者においても，35歳以降はeGFRが加齢とともに低下し（−0.506 mL/分/1.73 m²/年），65～69歳の平均eGFRは70.9 mL/分/1.73 m²と報告されている（図Ⅲ-6-3）．高齢化が進む現代の糖尿病患者では，過半数が腎機能障害を有していると捉え，薬剤選択に配慮が必要となる．

2 治療目標

- 糖尿病患者における腎症（CKD）の進行防止には，血糖コントロールが最も重要であり，HbA1c 7.0 %未満を管理目標とする．ただし，高齢者，低血糖の回避など，患者背景を考慮した血糖コントロールの個別化が重要である．比較的若く，低血糖リスクの低い症例では，日本糖尿病学会の血糖コントロール目標で正常化を指すHbA1c 6.0 %を目指す．
- CKDの進行防止には，血糖コントロールと同等に血圧のコントロールが重要であり，血圧130/80 mmHg未満に管理する．

B 治療方針の立て方

- 薬物療法だけでなく，食事療法（塩分，タンパク質，カリウム制限）と運動療法を同時に行う．Kidney Disease: Improving Global Outcomes（KDIGO）の2024年版CKDガイドライン[1]では，CKDのGFRカテゴリーG3～5の患者には0.8 g/kg体重/日のタンパク質制限を推奨している．
- SGLT2阻害薬は，CKD合併患者の腎機能の低下を緩徐にし，心血管イベントを低減するエビデンスを有することから，第一選択薬とする．SGLT2阻害薬で血糖コントロール（HbA1c 7.0 %未満）が達成できない場合は，GLP-1受容体作動薬を併用する．

- 血糖の管理と同等に，血圧の管理が重要となる．高血圧合併患者で，尿中アルブミン・クレアチニン比（urinary albumin-creatinine ratio：UACR）300 mg/g 以上を有する場合は，アンジオテンシン変換酵素（angiotensin converting enzyme：ACE）阻害薬またはアンジオテンシンⅡ受容体拮抗薬（angiotensin Ⅱ receptor blocker：ARB）の投与が強く推奨される．ACE 阻害薬あるいは ARB で十分な降圧が得られない場合には，アンジオテンシン受容体ネプリライシン阻害薬（angiotensin receptor neprilysin inhibitor：ARNI）であるサクビトリルバルサルタン（エンレスト®）に切り替える．ARNI は心不全の治療薬として確立されているが，腎保護作用も期待されている[2]．
- ACE 阻害薬や ARB の最大耐容量投与後も CKD とアルブミン尿が残存する患者に対しては，心血管イベントおよび CKD 進行の抑制を目的に，臨床試験で有効性が示されている非ステロイド型ミネラルコルチコイド受容体拮抗薬（mineralocorticoid receptor antagonist：MRA）（フィネレノン）が推奨される（eGFR≧25 mL/分/1.73 m^2 の場合）（後述の Memo 参照）．

C 糖尿病治療薬の選択法 （表Ⅲ-6-1）

1 糖尿病性腎症の進行防止目的の薬剤選択

- 2 型糖尿病 CKD 合併患者（eGFR≧20 mL/分/1.73 m^2 以上，UACR≧200 mg/g）に対しては，CKD の進行と心血管イベントを抑制するために，SGLT2 阻害薬（エンパグリフロジン，カナグリフロジン[3]，ダパグリフロジン）の使用が推奨される（後述の Memo 参照）．
- SGLT2 阻害薬で血糖管理目標値を達成できない場合は，GLP-1 受容体作動薬を追加する（図Ⅲ-6-4）．

2 腎機能障害合併時の糖尿病治療薬の選択と調整

- 腎機能低下例では，経口糖尿病治療薬のなかに注意が必要あるいは禁忌になる薬剤がある．特に CKD の GFR カテゴリー G4 以上の腎不全患者には，禁忌の糖尿病治療薬が多い．
- GLP-1 受容体作動薬のリラグルチド，デュラグルチド，リキシセナチド，セマグルチドは，腎機能障害合併例でも使用を認められている．また，GIP/GLP-1 受容体作動薬（チルゼパチド）は腎機能障害による使用制限はない．
- メトホルミンを処方した場合は，腎不全による薬剤血中濃度の上昇で惹起される乳酸アシドーシスの重篤な副作用に留意する．中等度以上の腎機能障害は注意が必要であり，eGFR 別に最高投与量が明記されている．eGFR＜30 mL/分/1.73 m^2 では禁忌である．
- スルホニル尿素（SU）薬，ナテグリニド（速効型インスリン分泌促進薬（グリニド薬））は遷延性低血糖をきたすため，チアゾリジン薬は体液貯留の副作用があるため，GFR＜30 mL/分/1.73 m^2 では禁忌となる．ただし，ミチグリニドとレパグリニドは透析まで使用が可能である．
- SGLT2 阻害薬は，CKD を有する糖尿病患者において CKD 進行防止および心血管イベント抑制のエビデンスが示され，eGFR≧25 mL/分/1.73 m^2 であれば，投与が推奨さ

表Ⅲ-6-1 ● 慢性腎臓病（CKD）重症度別による糖尿病治療薬の使い方（インスリンは除く）

血糖降下薬	一般名	商品名	1日用量	腎機能障害のある場合
ビグアナイド薬	メトホルミン	メトグルコ®	500～2,250 mg	45≦eGFR＜60：～1,500 mg/日 30≦eGFR＜45：～750 mg/日 eGFR＜30 または透析（腹膜透析）：禁忌
		グリコラン®	500～750 mg	軽度～中等度の腎機能障害は慎重投与 eGFR＜30 または透析（腹膜透析）：禁忌
チアゾリジン薬	ピオグリタゾン	アクトス®	15～45 mg	腎機能障害のある患者は慎重投与 重度の腎機能障害のある患者：禁忌
スルホニル尿素（SU）薬	グリクロピラミド	デアメリン®	125～500 mg	腎機能障害のある患者は慎重投与 重度の腎機能障害のある患者：禁忌（低血糖を起こすおそれがある）
	グリベンクラミド	オイグルコン®	1.25～10 mg	腎機能障害のある患者は慎重投与 重度の腎機能障害のある患者：禁忌（低血糖を起こすおそれがある）
	グリクラジド	グリミクロン®	40～160 mg	腎機能障害のある患者は慎重投与 重度の腎機能障害のある患者：禁忌（低血糖を起こすおそれがある）
	グリメピリド	アマリール®	0.5～6 mg	腎機能障害のある患者は慎重投与 重度の腎機能障害のある患者：禁忌（低血糖を起こすおそれがある）
速効型インスリン分泌促進薬（グリニド薬）	ミチグリニド	グルファスト®	30 mg	腎機能障害のある患者は慎重投与
	レパグリニド	レパグリニド®	0.75～3 mg	重度の腎機能障害のある患者は慎重投与
	ナテグリニド	スターシス® ファスティック®	270～360 mg	腎機能障害（重篤な腎機能障害患者を除く）のある患者は慎重投与 透析を要するような重篤な腎機能障害のある患者：禁忌
DPP-4 阻害薬	シタグリプチン	ジャヌビア® グラクティブ®	50～100 mg	30≦CCr＜50：25～50 mg/日 CCr＜30：12.5～25 mg/日
	ビルダグリプチン	エクア®	50～100 mg	中等度以上の腎機能障害のある患者または透析中の末期腎不全患者：50 mg/日
	アログリプチン	ネシーナ®	25 mg	30≦CCr＜50：12.5 mg/日 CCr＜30：6.25 mg/日
	リナグリプチン	トラゼンタ®	5 mg	
	テネリグリプチン	テネリア®	20～40 mg	
	アナグリプチン	スイニー®	200～400 mg	CCr＜30：100 mg/日
	サキサグリプチン	オングリザ®	2.5～5 mg	CCr＜50：2.5 mg/日
	オマリグリプチン	マリゼブ®	25 mg/週1回	eGFR＜30：12.5 mg/週1回
	トレラグリプチン	ザファテック®	100 mg/週1回	30≦CCr＜50：50 mg/週1回 CCr＜30：25 mg/週1回

（次ページにつづく）

れる．一方，KDIGO と米国糖尿病学会（ADA）の 2022 年コンセンサスレポートでは，eGFR≧20 mL/分/1.73 m^2 をカットオフ値として SGLT2 阻害薬の投与を推奨している（図Ⅲ-6-4）．

- DPP-4 阻害薬のうち，胆汁排泄型のリナグリプチンとテネリグリプチンは，CKD の G4 以降（eGFR＜30 mL/分/1.73 m^2）の腎不全でも通常用量で変更なく投与可能である．一方，腎排泄型のシタグリプチン，アログリプチン，ビルダグリプチンなどは腎機能別に投与量の減量が必要である．
- α-グルコシダーゼ阻害薬は，腎機能障害による使用制限はなく，腎不全でも慎重投与となる．

(表III-6-1のつづき)

血糖降下薬	一般名	商品名	1日用量	腎機能障害のある場合
α-グルコシダーゼ阻害薬	アカルボース	アカルボース®	150〜300 mg	CCr 25未満で血中濃度上昇の報告あり
	ボグリボース	ベイスン®	0.6〜0.9 mg	重篤な障害のある患者では代謝状態が変化することがあるため血糖管理状況が大きく変化するおそれがある
	ミグリトール	セイブル®	150〜225 mg	重度の腎機能障害のある患者で血中濃度上昇の報告あり
SGLT2阻害薬	イプラグリフロジン	スーグラ®	50〜100 mg	中等度の腎機能障害のある患者は投与の必要性を慎重に判断すること 重度の腎機能障害のある患者は投与しないこと（効果が期待できない）
	トホグリフロジン	デベルザ®	20 mg	中等度の腎機能障害のある患者は投与の必要性を慎重に判断すること 重度の腎機能障害のある患者は投与しないこと（効果が期待できない）
	カナグリフロジン	カナグル®	100 mg	中等度の腎機能障害のある患者は投与の必要性を慎重に判断すること 重度の腎機能障害のある患者は投与しないこと（効果が期待できない）
	ダパグリフロジン	フォシーガ®	5〜10 mg	中等度の腎機能障害のある患者は投与の必要性を慎重に判断すること 重度の腎機能障害のある患者は投与しないこと（効果が期待できない）
	エンパグリフロジン	ジャディアンス®	10〜25 mg	中等度の腎機能障害のある患者は投与の必要性を慎重に判断すること 重度の腎機能障害のある患者は投与しないこと（効果が期待できない）
	ルセオグリフロジン	ルセフィ®	2.5〜5 mg	中等度の腎機能障害（30≦eGFR≦59）のある患者は投与の必要性を慎重に判断すること 重度の腎機能障害（15≦eGFR≦29）のある患者は投与しないこと（効果が期待できない）
GLP-1受容体作動薬	リラグルチド	ビクトーザ®皮下注	0.3〜1.8 mg	
	デュラグルチド	トルリシティ®皮下注	0.75 mg/週1回	
	セマグルチド	オゼンピック®皮下注	0.25〜1.0 mg/週1回	
	経口セマグルチド	リベルサス®錠	3〜14 mg	
GIP/GLP-1受容体作動薬	チルゼパチド	マンジャロ®皮下注	2.5〜15 mg/週1回	
グリミン薬	イメグリミン	ツイミーグ®	2,000 mg	eGFR＜45の腎機能障害患者（透析患者を含む）は、投与は推奨されない（血中濃度が著しく上昇するおそれがある）

eGFR：推算糸球体濾過率（mL/分/1.73 m²），CCr：クレアチニンクリアランス（mL/分）． （各薬剤添付文書より作成）

- イメグリミンは，グリミン系の初の薬剤である．中等度または重度（eGFR＜45 mL/分/1.73 m²）の腎機能障害のある患者を対象とした有効性および安全性を指標とする臨床試験は実施されておらず，腎機能障害患者（透析患者を含む）には投与は推奨されない．
- インスリンは，すべての病期の腎機能障害患者に対して投与可能である．しかし，高度腎機能障害（腎不全期）例ではインスリンの血中半減期が延長し，低血糖のリスクが上昇することがある．そのため，インスリン投与量の減量が必要になる．

6 CKD・腎機能障害合併糖尿病

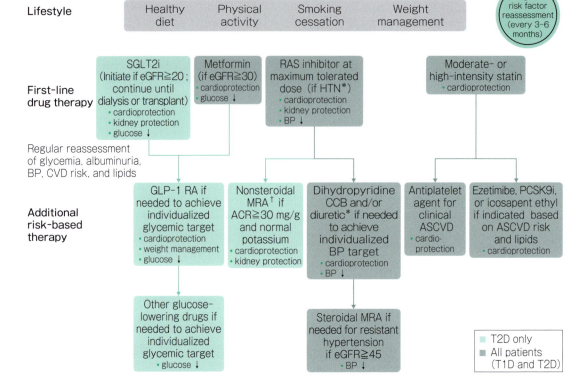

図Ⅲ-6-4 ● Chronic Kidney Disease and Risk Management（KDIGO/ADA-2024）
KDIGO：Kidney Disease: Improving Global Outcomes, ADA：American Diabetes Association, SGLT2i：SGLT2 inhibitor, eGFR：estimated glomerular filtration rate, RAS：renin-angiotensin system, HTN：hypertension, BP：blood pressure, CVD：cardiovascular disease, GLP-1 RA：GLP-1 receptor agonist, MRA：mineralocorticoid receptor antagonist, ACR：albumin-creatinine ratio, CCB：calcium channel blocker, ASCVD：atherosclerotic cardiovascular disease, PCSK9i：PCSK9 inhibitor, T2D：type 2 diabetes, T1D：type 1 diabetes.
(American Diabetes Association Professional Practice Committee：Diabetes Care 47：S219-S230, 2024, de Boer, IH et al：Diabetes Care 45：3075-3090, 2022 より)

> **Memo**
>
> **米国糖尿病学会（ADA）：Standards of Care in Diabetes-2024[4]**
> ①CKD 合併 2 型糖尿病患者において，eGFR≧20 mL/分/1.73 m² 以上，かつ UACR≧200 mg/g の場合には，CKD の進行と心血管イベントを抑制するために，SGLT2 阻害薬の使用が推奨される（grade A）．
> ②CKD 合併 2 型糖尿病患者における心血管リスク軽減のためには，SGLT2 阻害薬（eGFR≧20 mL/分/1.73 m² の場合），GLP-1 受容体作動薬，非ステロイド型 MRA（eGFR≧25 mL/分/1.73 m² の場合）の使用を考慮する（grade A）．
> ③CKD およびアルブミン尿を有する患者は，心血管イベントおよび CKD の進行リスクが高いため，心血管イベントと CKD 進行の抑制を目的に，臨床試験で有効性が示されている非ステロイド型 MRA の使用が推奨される（eGFR≧25 mL/分/1.73 m² の場合）．ただし，カリウム値をモニタリングすべきである（grade A）．

D その他考慮するべき点への対応

- 腎性貧血で，赤血球造血刺激因子製剤，低酸素誘導因子-プロリン水酸化酵素（hypoxia-inducible factor prolyl hydroxylase：HIF-PH）阻害薬を使用している場合，あるいは血液透析症例では，見かけ上のHbA1c低値を示す場合がある．その場合には，グリコアルブミン（glycoalbumin：GA）での血糖コントロール評価を考慮する．ただし，尿タンパク排泄量が多いネフローゼ症候群症例などでは，GAも見かけ上低値を示すことがあるため，その評価には注意を要する．HbA1c，GAとも血糖コントロールの指標として信頼性が低い場合には，空腹時・食後血糖値，あるいは持続グルコース測定（continuous glucose monitoring：CGM）が利用できる場合は，time in range（TIR）などambulatory glucose profile（AGP）のデータを参考にして血糖コントロールを評価する．
- 糖尿病透析予防指導管理料：外来に通院する糖尿病性腎症第2期（微量アルブミン尿期）以降の糖尿病患者を対象に，医師と管理栄養士，看護師または保健師などが連携して「透析予防診療チーム」を編成し，重点的な医学管理を指導することにより，月1回に限り350点を算定できる．2024年度（令和6年度）の診療報酬改定により，CKD（非糖尿病も含む）まで対象が拡大された（慢性腎臓病透析予防指導管理料，月1回に限り300点または250点）．ただし，施設基準があることに注意が必要である．

F トピック

1 FLOW試験

- FLOW（Evaluate Renal Function with Semaglutide Once Week）試験[5]は，2型糖尿病とCKDを合併する患者を対象としたセマグルチドの腎アウトカム試験である．結果として，セマグルチド群ではプラセボ群に比して，一次アウトカムイベント（腎不全（透析，腎移植，eGFR 15 mL/分/1.73 m^{2}未満の持続性の複合アウトカム），血清クレアチニン値の倍加，腎臓または心血管系の原因による死亡）のリスクが24％低下した（ハザード比0.76，95％信頼区間0.66～0.88，P＝0.0003）．心血管死を除いた腎臓特異的複合アウトカムにおいても，リスクが有意に低下した（ハザード比0.79，95％信頼区間0.66～0.94）．年間eGFR slopeは，セマグルチド群で1.16 mL/分/1.73 m^{2}と緩やかであった．major adverse cardiovascular events（MACE）（主要有害心血管イベント）のリスクは18％（ハザード比0.82，95％信頼区間0.68～0.98，P＝0.029），全死亡リスクも20％と有意に低減された（ハザード比0.80，95％信頼区間0.67～0.95，P＝0.01）．
- 本試験は，CKDと2型糖尿病を有する患者において，セマグルチドによる心血管系と腎臓の両方のベネフィットを実証した唯一のGLP-1受容体作動薬の試験であり，この結果は2型糖尿病患者のCKD管理のための新たな治療選択肢とガイドライン更新に影響する可能性がある[5]．

2 KDIGO/ADA 2024 ガイドライン[4]（図Ⅲ-6-4）

- Standards of Care in Diabetes-2024[4] には，2型糖尿病と CKD の患者における血糖降下薬のアルゴリズムが記載されている．
- 【First-line】メトホルミンは eGFR＜30 mL/分/1.73 m^2 の患者には使用すべきでないが，SGLT2 阻害薬は eGFR が 20 mL/分/1.73 m^2 と低い患者にも使用できる．しかし，SGLT2 阻害薬は血糖降下作用の機序として eGFR 値に依存するため，低 eGFR では血糖降下効果が減弱する．
- 【Additional risk-based therapy】メトホルミンと SGLT2 阻害薬の使用にもかかわらず，個々に設定された血糖目標値を達成できない患者，あるいはこれらの薬剤を使用できない患者には，GLP-1 受容体作動薬が推奨される．
- 【Additional risk-based therapy】2型糖尿病で eGFR が 25 mL/分/1.73 m^2 以上，血清カリウム濃度が正常，レニン・アンジオテンシン・アルドステロン系阻害薬の最大耐容量投与にもかかわらずアルブミン尿（UACR 30 mg/g 以上）がある患者に対して，腎臓または心血管系への有益性が証明された非ステロイド型 MRA が推奨される（日本で現在承認されているのはフィネレノンのみ）．

（麻生好正）

文献

1) Kidney Disease: Improving Global Outcomes (KDIGO) CKD Work Group：KDIGO 2024 clinical practice guideline for the evaluation and management of chronic kidney disease. Kidney Int 105：S117-S314, 2024
2) Solomon, SD et al：Angiotensin-neprilysin inhibition in heart failure with preserved ejection fraction. N Engl J Med 381：1609-1620, 2019
3) Perkovic, V et al：Canagliflozin and renal outcomes in type 2 diabetes and nephropathy. N Engl J Med 380：2295-2306, 2019
4) American Diabetes Association Professional Practice Committee：11. Chronic kidney disease and risk management：Standards of Care in Diabetes-2024. Diabetes Care 47：S219-S230, 2024
5) Perkovic, V et al：Effects of semaglutide on chronic kidney disease in patients with type 2 diabetes. N Engl J Med 391：109-121, 2024

参考文献

6) 日本糖尿病学会 編・著：糖尿病治療ガイド 2024，文光堂，2024
7) 日本糖尿病学会 編・著：糖尿病診療ガイドライン 2024，南江堂，2024
8) 日本腎臓学会 編：CKD 診療ガイド 2024，東京医学社，2024

Ⅲ 病態・状況別の薬物療法

7 心疾患合併糖尿病

ポイント

- 糖尿病患者は健常者に比べて，心不全の発症リスクが男性で2倍，女性で5倍以上である．
- 心不全の合併患者には，ベネフィットが証明されたSGLT2阻害薬を使用する．
- 糖尿病患者は健常者に比べて，冠動脈疾患のリスクが2〜4倍である．
- 虚血性心疾患の合併患者には，ベネフィットが証明されたGLP-1受容体作動薬やSGLT2阻害薬を選択する．
- 心疾患合併糖尿病の患者では，血糖の改善に加え脂質・血圧・体重管理，禁煙指導など，包括的なリスク管理が重要である．

Keyword

心不全，虚血性心疾患，低血糖，メトホルミン，SGLT2阻害薬，GLP-1受容体作動薬，ミネラルコルチコイド受容体拮抗薬（MRA），アンジオテンシン受容体ネプリライシン阻害薬（ARNI），包括的管理

A 病態・状況の把握と治療目標

1 心疾患と糖尿病の関係

- 心不全は2型糖尿病に合併することが多く，2型糖尿病の存在自体が心不全の独立したリスク因子である[1]．糖尿病患者では健常者と比べ，心不全の発症リスクが男性で2倍，女性では5倍以上である．
- 心不全には，駆出率の低下した心不全（heart failure with reduced ejection fraction：HFrEF）と，駆出率の保たれた心不全（heart failure with preserved ejection fraction：HFpEF）がある．糖尿病患者ではいずれも合併しやすい．
- 心不全のスクリーニングには，症状の観察ならびに年1回の胸部X線検査や心電図検査が推奨される．症状または所見の異常が認められる場合，もしくは脳性ナトリウム利尿ペプチド（brain natriuretic peptide：BNP）100 pg/mL以上，またはN末端プロ脳性ナトリウム利尿ペプチド（N-terminal prohormone of brain natriuretic peptide：NT-proBNP）400 pg/mL以上の場合には，循環器専門医による精査が推奨される[2]．
- 1型糖尿病および2型糖尿病では，健常者に比べて冠動脈疾患の発症リスクが2〜4倍である．日本における2型糖尿病患者を対象とした大規模臨床試験JDCS（Japan Diabetes Complications Study）では，冠動脈疾患の発症率が9.59人/1,000人/年であり，一般日本人の2.64人と比べると約4倍であった[3]．

虚血性心疾患と低血糖の関係

厳格な血糖コントロールによる心血管イベント抑制効果をみた ACCORD 試験では，厳格コントロール群で総死亡が有意に増加した．死亡率の上昇の原因として，重症低血糖の発症率上昇の関与が示唆された．その機序として，低血糖に伴う交感神経系の活性化，炎症，血小板凝集，血圧上昇などが虚血性心疾患の誘因となった可能性がある．

2 心疾患合併糖尿病の治療目標

- 心不全合併の糖尿病患者における明確な血糖コントロールの指標は，現時点では明らかでない．
- 虚血性心疾患の急性期においては，低血糖を回避して緩徐な血糖コントロール（血糖 100～199 mg/dL）を目指す．慢性期では，長期間にわたり良好な血糖コントロール（原則として HbA1c 7.0％未満）を維持する．

高齢者糖尿病では，低血糖を回避する点からも HbA1c の目標値を若年者よりやや高めに設定する（Ⅲ章-5「高齢者糖尿病」参照）．

B 治療方針の立て方

1 ガイドライン

- 米国糖尿病学会（ADA）と欧州糖尿病会議（EASD）のアルゴリズムでは，2 型糖尿病の薬物選択において，主な治療目標が心腎リスクの低減なのか，血糖コントロール・体重管理目標の達成と維持なのかを考慮するよう述べている（Ⅰ章-3「糖尿病の治療戦略」参照）．
- 心不全の合併患者は前者に該当し，ベネフィットが証明された SGLT2 阻害薬の使用を推奨している．
- 虚血性心疾患の合併患者には，ベネフィットが証明された GLP-1 受容体作動薬または SGLT2 阻害薬の選択を推奨している．
- 日本糖尿病学会より発表された「2 型糖尿病の薬物療法のアルゴリズム（第 2 版）」においても，「Step 3 Additional benefits を考慮するべき併存疾患」において，心不全では SGLT2 阻害薬を，心血管疾患では SGLT2 阻害薬と GLP-1 受容体作動薬を推奨している[4]．

2 低血糖の回避

- 虚血性心疾患をもつ患者では，低血糖を起こしやすい薬剤（インスリン，スルホニル尿素薬，グリニド薬）を選択する際には，低血糖の予防に十分注意する．
- 心不全や虚血性心疾患の既往がある，またはハイリスクの患者で，特に高齢者では，低

血糖症状の遷延や不顕性化を増す可能性のあるβ遮断薬の服用に注意する．

C 糖尿病治療薬の選択法

- 第一選択・第二選択以降を問わず，心疾患を合併する糖尿病の治療には，低血糖のリスクが低く，心不全を悪化させない薬剤を優先的に選択する．ただし，超急性期には病態を問わずインスリンを用いて血糖コントロールを行う．

1 第一選択にどの薬を選ぶか

- SGLT2阻害薬は，心血管疾患や心不全の既往がある患者では第一選択薬になりうる．大規模臨床試験において，心血管イベントと心不全による入院の有意な減少が認められた．SGLT2阻害薬の尿糖排泄促進に伴う利尿作用，体重減少，血圧低下，尿酸値低下，脂質代謝改善，腎保護効果などの多面的な作用が，心疾患のリスクを低減すると考えられている．2023年に日本循環器学会・日本心不全学会より発表された「心不全治療におけるSGLT2阻害薬の適正使用に関するRecommendation」でも，心血管疾患のハイリスク2型糖尿病患者において，「リスクとベネフィットを十分に勘案して積極的にその使用を検討する」としている．
- GLP-1受容体作動薬は，心血管疾患の既往がある患者では第一選択薬になりうる．リラグルチドでは，3-point major adverse cardiovascular events（3-point MACE）（主要有害心血管イベント）（心血管死，非致死性心筋梗塞，非致死性脳卒中）の発症を有意に抑制した．ただし，リラグルチドは心拍数増加作用があるため，心不全を合併する症例では注意が必要である．また，weekly注射製剤のセマグルチドは，心血管死の抑制に関するエビデンスを有する（表Ⅲ-7-1）．
- メトホルミンは，糖尿病患者の虚血性心疾患の一次予防，二次予防において第一選択薬となりうる．特に肥満を伴う患者に対しては，一次予防のエビデンスを有し，また体重増加や低血糖をきたしにくい．一方，適正使用を遵守し，乳酸アシドーシスのリスクに十分に配慮する必要がある．日本糖尿病学会より発表された「メトホルミンの適正使用に関するRecommendation」によれば，eGFRが30～60 mL/分/1.73 m^{2}の患者では，冠動脈造影検査などヨード系造影剤を用いた場合は，検査後48時間はメトホルミンの中止が必要である．また，ショック，急性うっ血性心不全，急性心筋梗塞などの低酸素血症を伴いやすい状態では，メトホルミンの使用は禁忌とされている．

2 その他の糖尿病治療薬

- チアゾリジン薬（ピオグリタゾン）は，動脈硬化の進展防止作用が期待できる．一方で，体脂肪量の増加や，ナトリウム貯留による循環血漿量の増加が原因とされる体重増加および浮腫をきたしやすい点が問題になる．心不全の合併や心不全の既往がある患者には禁忌である．
- DPP-4阻害薬は，これまでの大規模臨床試験において心血管イベントの抑制効果が認められていない．むしろ，一部の薬剤では心不全による入院が増加したとの報告がある．

表Ⅲ-7-1 ● SGLT2 阻害薬と GLP-1 受容体作動薬の心血管，腎，全死亡のアウトカム

試験名 （薬剤）	主要有害心血管イベントハザード比 （95％信頼区間）	全死亡ハザード比 （95％信頼区間）	心不全による入院ハザード比 （95％信頼区間）	顕性アルブミン尿の新規発症ハザード比 （95％信頼区間）	腎ハードアウトカムハザード比 （95％信頼区間）
EMPA-REG OUTCOME（エンパグリフロジン）	0.86 (0.74〜0.99)	0.68 (0.57〜0.82)	0.65 (0.50〜0.85)	0.62 (0.54〜0.72)	0.54 (0.40〜0.75)
CANVAS（カナグリフロジン）	0.86 (0.75〜0.97)	0.87 (0.74〜1.01)	0.67 (0.52〜0.87)	0.73 (0.67〜0.79)	0.60 (0.47〜0.77)
CREDENCE（カナグリフロジン）	0.80 (0.67〜0.95)	0.83 (0.68〜1.02)	0.61 (0.47〜0.80)	—	0.66 (0.53〜0.81)
DECLARE-TIMI 58（ダパグリフロジン）	0.93 (0.84〜1.03)	0.93 (0.82〜1.04)	0.73 (0.61〜0.88)	—	0.53 (0.43〜0.66)
ELIXA（リキシセナチド）	1.02 (0.89〜1.17)	0.94 (0.78〜1.13)	0.96 (0.75〜1.23)	0.8 (0.66〜0.99)	1.16 (0.74〜1.82)
LEADER（リラグルチド）	0.87 (0.78〜0.97)	0.85 (0.74〜0.97)	0.87 (0.73〜1.05)	0.74 (0.60〜0.91)	0.89 (0.67〜1.19)
SUSTAIN 6（セマグルチド）	0.74 (0.58〜0.95)	1.05 (0.74〜1.50)	1.11 (0.77〜1.61)	0.54 (0.37〜0.77)	1.28 (0.64〜2.58)
EXSCEL（持続性エキセナチド）	0.91 (0.83〜1.00)	0.86 (0.77〜0.97)	0.94 (0.78〜1.13)	—	0.87 (0.73〜1.04)
HARMONY（albiglutide）	0.78 (0.68〜0.90)	0.95 (0.79〜1.16)	0.85 (0.70〜1.04)	—	—
REWIND（デュラグルチド）	0.88 (0.79〜0.99)	0.90 (0.80〜1.01)	0.93 (0.77〜1.12)	0.77 (0.68〜0.87)	0.70 (0.57〜0.85)
PIONEER 6（経口セマグルチド）	0.79 (0.57〜1.11)	0.51 (0.31〜0.84)	0.86 (0.48〜1.55)	—	—

緑字：有意差（優越性）あり．

(Giorgino, F et al: Metabolism 104：154045, 2020 より作成)

D 包括的管理

- 脂質管理：動脈硬化性疾患の予防において，糖尿病は単独でハイリスクに該当する．そのため，低比重リポタンパク（low-density lipoprotein：LDL）コレステロールの管理目標値を，一次予防では 120 mg/dL 未満，二次予防では 70 mg/dL 未満とし，積極的にスタチン系を投与する．スタチン系で LDL コレステロールが管理目標値に到達できない場合には，エゼチミブあるいは PCSK9 阻害薬を併用する．
- 血圧管理：130/80 mmHg 未満を管理目標とする．アルブミン尿（タンパク尿）を有する場合は，アンジオテンシン変換酵素（angiotensin converting enzyme：ACE）阻害薬，あるいはアンジオテンシンⅡ受容体拮抗薬（angiotensin Ⅱ receptor blocker：ARB）を選択する．
- 糖尿病の有無にかかわらず，心不全（特に HFrEF）に対し優れた効果を発揮する薬剤に，非ステロイド型ミネラルコルチコイド受容体拮抗薬（mineralocorticoid receptor antagonist：MRA）や，アンジオテンシン受容体ネプリライシン阻害薬（angiotensin receptor neprilysin inhibitor：ARNI）がある．心不全を合併する糖尿病患者において，血行動態を保ちつつ降圧作用を有する非ステロイド型 MRA と，ARB の作用に加え心腎保護作用も有する ARNI は，積極的に導入を検討する．
- 肥満の是正：食事療法および運動療法に関する指導が重要．

- 禁煙を遵守するよう指導する．

> **Memo**
> **心不全（HFrEF）治療におけるファンタスティック・フォー**
> 心不全治療に関するエビデンスを有するβ遮断薬，MRA，ARNI，SGLT2阻害薬は，アメリカンコミックスに登場するヒーローになぞらえて「ファンタスティック・フォー」と呼ばれることがある[5]．

（櫻井慎太郎）

文献

1) Nichols, GA et al：Congestive heart failure in type 2 diabetes：prevalence, incidence, and risk factors. Diabetes Care 24：1614-1619, 2001
2) 日本循環器学会・日本糖尿病学会合同委員会 編，日本循環器学会ほか 監：糖代謝異常者における循環器病の診断・予防・治療に関するコンセンサスステートメント，南江堂，2020
3) Sone, H et al：Serum level of triglycerides is a potent risk factor comparable to LDL cholesterol for coronary heart disease in Japanese patients with type 2 diabetes：subanalysis of the Japan Diabetes Complications Study（JDCS）. J Clin Endocrinol Metab 96：3448-3456, 2011
4) 日本糖尿病学会：コンセンサスステートメント策定に関する委員会「2型糖尿病の薬物療法のアルゴリズム（第2版）」．糖尿病 66（10）：715-733，2023
5) Bauersachs, J：Heart failure drug treatment：the fantastic four. Eur Heart J 42：681-683, 2021

III 病態・状況別の薬物療法

8 肝機能障害合併糖尿病

ポイント

- 肝機能障害は，インスリン抵抗性による高血糖および肝予備能低下による低血糖の両者の原因になりうる．
- 肝機能障害を合併した糖尿病では，肝代謝型の糖尿病治療薬の代謝遅延，効果増強の可能性があるため，少量から投与を開始する．
- 急性肝機能障害と肝硬変（非代償期）を合併する糖尿病では，原則としてインスリン治療を用いる．
- 2型糖尿病では，代謝機能障害関連脂肪性肝疾患（MASLD）の合併が多い．SGLT2阻害薬，GLP-1受容体作動薬，チアゾリジン薬は，MASLDを改善するというエビデンスがある．

Keyword

肝機能障害，代謝機能障害関連脂肪性肝疾患（MASLD），代謝機能障害関連脂肪肝炎（MASH），インスリン抵抗性

A 病態・状況の把握と治療目標

1 肝疾患と血糖値の関係

- 肝機能障害は，原因の如何にかかわらず，しばしば耐糖能に悪影響を与える．その影響は，急性肝炎，慢性肝炎，肝硬変など肝疾患の病期により異なる特徴をもつ．

2 急性肝機能障害

- 急性肝炎を含む急性の肝機能障害は，インスリン抵抗性を惹起して血糖を上昇させる．
- しかし，重症の急性肝機能障害や劇症肝炎などでは，広範な肝細胞破壊による糖産生の低下から，低血糖を生じることがある．

3 慢性肝炎・肝硬変

- 慢性肝機能障害には，B型肝炎，C型肝炎，自己免疫性肝障害，薬物性肝障害などの多彩な病因・病態が含まれ，いずれも耐糖能異常の原因になりうる．特にC型慢性肝炎では，B型慢性肝炎に比べて糖尿病の合併率が高い．
- C型肝炎では，①C型肝炎ウイルスのcoreタンパクが小胞体ストレスや酸化ストレスの亢進を介して肝細胞の脂肪化や線維化を促進する，②直接的にインスリンシグナル伝達分子の発現を低下させるなどの機序により，肝臓のインスリン抵抗性を悪化させ，血糖を上昇させる．

- 肝硬変では，空腹時血糖の低下と著明な食後高血糖が特徴である．空腹時血糖の低下には，肝臓でのグリコーゲンの枯渇や糖新生の低下が，食後高血糖には，肝臓でのインスリン作用不足が関与する．また，肝臓でのインスリンクリアランスの低下や，肝外の大循環シャントによって，高インスリン血症になることがある．経口糖尿病治療薬の効果が低く，インスリン治療が必要となることが多い．

4 MASLD/MASH

- 代謝機能障害関連脂肪性肝疾患（metabolic dysfunction-associated steatotic liver disease：MASLD）は，脂肪肝の病期進展に深く関わる「過体重・肥満」，「2型糖尿病」，もしくは「非肥満でも複数の代謝異常」を併発している脂肪肝である．MASLDのなかでも肝炎を合併するものを，代謝機能障害関連脂肪肝炎（metabolic dysfunction-associated steatohepatitis：MASH）と呼ぶ．
- MASLDの罹患率は，2型糖尿病患者で高くなる．
- MASLDは肝臓のインスリン抵抗性により糖代謝に悪影響を与える．新規糖尿病発症のリスクになる．
- MASLDの死因として肝不全・肝癌が想起されるが，実際に最も多いのは心血管疾患である．したがって，MASLDを合併する糖尿病患者の予後の改善には，心血管疾患リスクの包括的な管理が重要となる（Ⅲ章-7「心疾患合併糖尿病」参照）．
- 従来，MASLDは非アルコール性脂肪性肝疾患（non-alcoholic fatty liver disease：NAFLD），MASHは非アルコール性脂肪肝炎（non-alcoholic steatohepatitis：NASH）と呼ばれていた．2023年6月24日に，欧州肝臓学会（EASL），米国肝臓病学会（AASLD），ラテンアメリカ肝疾患研究協会（ALEH）が脂肪性肝疾患（steatotic liver disease：SLD）の病名と分類の変更に関する合同声明を発表した[1]．
- 日本においても，2023年9月29日にこの「病名と分類の変更に賛同」する声明が，2024年8月22日にはそれぞれに対する日本語病名が決定されたことが，日本消化器病学会と日本肝臓学会より発表された（図Ⅲ-8-1）．

B 治療方針の立て方

1 急性肝機能障害を合併する糖尿病の薬物治療

- 急性肝機能障害を合併する糖尿病患者の血糖コントロールには，原則的にインスリン注射を用いる．

2 MASLD以外の慢性肝機能障害を合併する糖尿病の薬物治療

- 慢性肝炎や肝硬変（代償期）では，インスリン抵抗性，高インスリン血症，食後高血糖が特徴である．インスリン抵抗性に対し，チアゾリジン薬やビグアナイド薬などを選択したいところであるが，肝機能障害ではこれらは慎重投与または禁忌になる．
- 軽症の慢性肝機能障害に経口糖尿病治療薬を処方する場合には，腎排泄型のDPP-4阻害薬や速効型インスリン分泌促進薬（グリニド薬），α-グルコシダーゼ阻害薬が選択される．

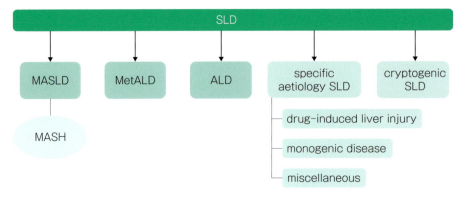

- さまざまな病因の脂肪性肝疾患全体を，SLD と呼ぶ
- 重要な病態生理学的概念である steatohepatitis という用語は変更しない
- NAFLD は，MASLD に変更する
- NASH は MASH に変更する
- 1 週間あたりのアルコール摂取量が多い MASLD 患者（女性では 140〜350 g/週，男性では 210〜420 g/週）を，MetALD とする
- 心血管代謝リスク因子のいずれにも該当せず，原因不明のものは，cryptogenic SLD とする

図Ⅲ-8-1 ● 日本および欧米の肝臓病関連学会が示した脂肪性肝疾患（SLD）の新分類
SLD：steatotic liver disease（脂肪性肝疾患）
MASLD：metabolic dysfunction-associated steatotic liver disease（代謝機能障害関連脂肪性肝疾患）
NAFLD：non-alcoholic fatty liver disease（非アルコール性脂肪性肝疾患）
MASH：metabolic dysfunction-associated steatohepatitis（代謝機能障害関連脂肪肝炎）
NASH：non-alcoholic steatohepatitis（非アルコール性脂肪肝炎）
MetALD：MASLD with increased alcohol intake（代謝機能障害アルコール関連肝疾患）
ALD：alcohol-associated（alcohol-related）liver disease（アルコール関連肝疾患）
drug-induced liver injury（薬物性肝障害）
monogenic disease（単一遺伝子疾患）
miscellaneous（その他の肝疾患）

- 進行した肝機能障害患者には，原則としてインスリン治療が必要となる．このとき，肝臓内のグリコーゲン貯蔵が低下した肝硬変では，夜間や絶食時に肝糖産生の低下に伴う低血糖を生じやすいため，注意を要する．

3 MASLD を合併する糖尿病の薬物治療

- MASLD と 2 型糖尿病は，インスリン抵抗性を共通の病態とする．食事療法と運動療法が基本的治療になる．肥満があれば，現体重の最低 3％以上の体重減少を目指す．
- 糖尿病治療薬を必要とする際には，「肝機能障害があっても使用可能なのか」（本項 C-1「肝機能障害合併例に使用可能な薬剤」，C-2「肝機能障害合併例で慎重投与・禁忌の薬剤」参照）という視点に加え，「共通する病態であるインスリン抵抗性の改善効果があり，MASLD の改善も期待できるのか」（本項 C-3「MASLD の改善効果が期待できる薬剤」参照）という点も考慮して選択する．

C 糖尿病治療薬の選択法

1 肝機能障害合併例に使用可能な薬剤

【インスリン】
- 急性肝機能障害および肝硬変（非代償期）などの進行した慢性肝臓病を合併する糖尿病

では，原則としてインスリンの適応となる．
- 糖新生の低下が疑われる肝硬変の場合には，空腹時の低血糖を避けるために，中間型や持効型溶解インスリンを減量ないし用いず，超速効型インスリンの1日3回注射を中心とした処方が推奨される．

【グリニド薬】
- グリニド薬は，スルホニル尿素（SU）薬に比べて低血糖のリスクが低いため，肝硬変を合併する場合の選択肢となりうる．レパグリニドは胆汁排泄型であるため，肝予備能の低い患者では慎重投与とする．

【DPP-4阻害薬】
- DPP-4阻害薬は，単剤では低血糖を起こしにくく，肝機能障害を合併していても比較的使用しやすい．
- テネリグリプチン（テネリア®）とリナグリプチン（トラゼンタ®）は胆汁排泄型であり，軽度の肝機能障害では慎重投与になる．重度の肝機能障害の場合にはリナグリプチンは禁忌となる．

【α-グルコシダーゼ阻害薬】
- 食後高血糖を是正する効果があり，食後高血糖を特徴とする肝機能障害合併糖尿病には適する．
- 消化器症状（腹部膨満，放屁，下痢など）の副作用の頻度が高い．
- 肝硬変患者にボグリボースを投与したところ，高アンモニア血症をきたしたとの報告があるため，投与を避ける．

2　肝機能障害合併例で慎重投与・禁忌の薬剤

【SU薬】
- 肝機能障害では慎重投与とする．重度の肝機能障害では禁忌となる．
- 空腹時低血糖のリスクが高い．
- 投与が必要な場合は，少量から開始する．

【チアゾリジン薬】
- 肝機能障害では慎重投与，重度の肝機能障害（肝硬変を含む）では禁忌である．
- MASLDでは改善が期待できる症例もある（本項C-3「MASLDの改善効果が期待できる薬剤」参照）．

【ビグアナイド薬（メトホルミン）】
- 重度の肝機能障害を有する例では，乳酸代謝が阻害され，乳酸アシドーシスのリスクが高くなるため禁忌となる．

【DPP-4阻害薬】
- ビルダグリプチンのみ重度の肝機能障害で禁忌となる．

3　MASLDの改善効果が期待できる薬剤

- 糖尿病に合併したMASLDでは，肝機能障害の進展抑制効果を有する糖尿病治療薬が選択されることがある．

【SGLT2阻害薬】
- SGLT2阻害薬に脂肪肝および脂肪肝炎の改善作用があることが報告されている[2]．

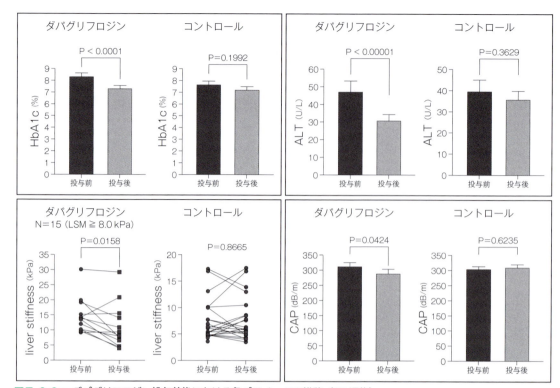

図Ⅲ-8-2 ● ダパグリフロジン投与前後における各パラメータの推移（24週後）
ALT：アラニンアミノトランスフェラーゼ，CAP：controlled attenuation parameter，LSM：liver stiffness measurement.
(Shimizu, M et al：Diabetes Obes Metab 21：285-292, 2019 より作成)

- 筆者らは，NAFLD（MASLD）合併2型糖尿病患者を対象に，ダパグリフロジンが肝脂肪量を減少させることを報告した．さらに，FibroScan®を用いて，明らかな肝線維化を有する患者では，肝線維化が改善することを示した（図Ⅲ-8-2）[2]．

【GLP-1受容体作動薬】
- LEAN試験では，リラグルチドのNASH（MASH）の改善効果が証明された[3]．同様に，日本で実施されたLEAN-Jにおいても，NAFLD（MASLD）における有効性が証明されている．
- 今後，セマグルチド（weekly製剤のGLP-1受容体作動薬，経口GLP-1受容体作動薬）のNASH（MASH）改善効果に関する大規模臨床試験（第Ⅲ相臨床試験ESSENCE）の結果が待たれる．

【GIP/GLP-1受容体作動薬（チルゼパチド（マンジャロ®））】
- 糖尿病治療薬として，新たにわが国で上市されたチルゼパチドは，糖尿病と肥満症への治療に効果が示されているが，MASLD/MASHにおいても検討が進んでいる．第Ⅱ相臨床試験SYNERGY-NASHでは，肝線維化の進展抑制とNASH（MASH）の改善が示されており[4]，今後のMASHに対する適応拡大の可能性が期待される．

【チアゾリジン薬（ピオグリタゾン（アクトス®））】
- NAFLD（MASLD）ではインスリン抵抗性が存在することから，インスリン分泌非促進薬であるピオグリタゾンの投与が日本肝臓学会，米国肝臓学会のガイドラインで推奨されている．

- 体重増加，浮腫，骨折，膀胱癌などの副作用の懸念から，使用は限定的である．

（城島輝雄）

文献

1) Rinella, ME et al：A multisociety Delphi consensus statement on new fatty liver disease nomenclature. Hepatology 78：1966-1986, 2023
2) Shimizu, M et al：Evaluation of the effects of dapagliflozin, a sodium-glucose co-transporter-2 inhibitor, on hepatic steatosis and fibrosis using transient elastography in patients with type 2 diabetes and non-alcoholic fatty liver disease. Diabetes Obes Metab 21：285-292, 2019
3) Armstrong, MJ et al：Liraglutide safety and efficacy in patients with non-alcoholic steatohepatitis（LEAN）：a multicentre, double-blind, randomised, placebo-controlled phase 2 study. Lancet 387：679-690, 2016
4) Loomba, R et al：Tirzepatide for metabolic dysfunction-associated steatohepatitis with liver fibrosis. N Engl J Med 391：299-310, 2024

III 病態・状況別の薬物療法

9 ステロイド治療中の糖尿病

ポイント

- ステロイド薬（グルココルチコイド）の投与により，いままで糖尿病がなかった患者であっても糖尿病を発症することがある．これをステロイド糖尿病という．
- ステロイド糖尿病の発症に関わる因子として，ステロイド薬の投与量，投与期間，年齢，肥満，糖尿病の家族歴などがある．
- ステロイド糖尿病は，原因となるステロイド薬の投与を中止すれば血糖が正常化することがあるが，そのまま糖尿病へ移行することもある．
- もともと糖尿病があった場合は，ステロイド薬の効果で血糖値が上昇し，経口血糖降下薬でコントロールが良好な患者であってもインスリンが必要になることがある．

🔑 Keyword
グルココルチコイド，ステロイド糖尿病，インスリン抵抗性，インスリン治療

A 病態・状況の把握と治療目標

1 ステロイド治療による糖尿病の頻度

- もともと糖尿病ではなかった患者にステロイド薬を投与することで，約1/3の患者にステロイド糖尿病が発症するとの報告があるが，これはステロイド薬の投与量や投与期間に大きく左右される．一方，糖尿病患者にステロイド薬を投与することで血糖コントロールは悪化する[1,2]．
- 1日投与量がヒドロコルチゾン20 mg，プレドニゾロン5 mg，メチルプレドニゾロン4 mg，デキサメタゾン0.75 mg，ベタメタゾン0.75 mgを超える場合に，ステロイド糖尿病発症のリスクが増大する[3]．

2 ステロイドと血糖の関係

- ステロイド（グルココルチコイド）は生体内，特に肝臓や骨格筋，脂肪組織において多様な作用を示す．肝臓においては糖新生酵素の誘導による糖新生の亢進，骨格筋・脂肪組織では4型糖輸送担体（glucose transporter type 4：GLUT4）の細胞内トランスロケーションやグルコースのリン酸化抑制，遊離脂肪酸の増加などにより，グルコースの取り込みを低下させる．また，膵α細胞からのグルカゴン分泌亢進を引き起こし，その結果血糖値を上昇させる．
- このように，ステロイドはインスリン分泌の低下よりもインスリン抵抗性の増強を主たる機序として，耐糖能を悪化させる．

表Ⅲ-9-1 ● 各種副腎皮質ホルモン

ステロイド（分類）	生物学的半減期（時間）	血漿消失半減期（時間）	糖質コルチコイド作用（抗炎症作用）	鉱質コルチコイド作用（ナトリウム貯留作用）	等価投与量（mg）
コルチゾン	短時間 8〜12	1.2〜1.5	0.8	0.8	25
ヒドロコルチゾン		—	1	1	20
フルドロコルチゾン		—	10	125	—
プレドニゾロン	中時間 12（18）〜36	2.5〜3.3	3.5〜4	0.8	5
メチルプレドニゾロン		2.8〜3.3	5	0.5	4
トリアムシノロン		—	4〜5	0	4
デキサメタゾン	長時間 36〜54（72）	3.5〜5.0	25〜30	0	0.5〜0.75
パラメタゾン		5.0〜	10〜20	0	2
ベタメタゾン		3.3〜5.0	25〜30	0	0.5〜

(日本糖尿病学会 編・著：糖尿病専門医研修ガイドブック，改訂第9版，診断と治療社，p.449, 2023 より改変)

- ステロイドによる食欲亢進も血糖コントロール悪化を招く．

> **Pitfall**
> ステロイドは腎臓におけるグルコース排泄閾値を下げる作用があり，尿糖が陽性になる頻度が高くなる．

3 ステロイド薬投与法による血糖への影響（表Ⅲ-9-1）

- プレドニゾロンなど短時間作用型のステロイド薬を経口投与する場合は，朝に投与することが多い．この場合はステロイド薬の血中濃度が上昇する朝食後1時間程度から血糖が上昇しはじめ，昼食後から夕食前にかけて血糖へのステロイド薬の影響はピークとなる．その後，就寝時間から血糖は低下しはじめ，早朝空腹時血糖は正常に戻る．
- ただし，短時間作用型のステロイド薬を分割投与する場合や，経静脈的に持続投与する場合，またデキサメタゾンなど長時間作用型ステロイド薬の投与では，上述のような血糖パターンを示すとは限らない．
- 以前は，ステロイド薬の吸入や外用は血糖に影響を与えないといわれていたが，近年は吸入や外用，また関節内投与による血糖コントロール悪化，糖尿病発症の報告もあるため，注意が必要である[4]．

> **Advise**
> 吸入ステロイド薬の場合，フルチカゾンを 1,000 μg/日以上で使用したところ，使用患者の糖尿病が 34％増加したとの報告がある[4]．吸入ステロイド薬使用時の口腔内の残存ステロイドは，吸入後1分以内に咳嗽を5秒間程度行うだけで50％以上除去できる．吸入ステロイド薬使用後の咳嗽やうがいの指導も重要である．

B 治療方針の立て方

1 治療方針の概要

- ステロイド薬による血糖コントロール悪化であったとしても，食事・運動療法は基本治療となる．ステロイド薬の副作用に食欲亢進があるため，間食や夜食には特に注意が必要である．ステロイド薬投与が運動療法の制限の理由になることはないため，禁忌となる他の事項がなければ積極的に行うべきである．

2 薬物療法の位置づけ

- ステロイド薬による血糖上昇はインスリン抵抗性が主な病態であるため，インスリン抵抗性を改善する薬剤が有用である．
- 目安として，食後血糖が 200 mg/dL を超える場合は，薬物療法の開始を考慮すべきである[1]．空腹時血糖の段階で 200 mg/dL を超える場合は，最初から経口血糖降下薬でなくインスリンの使用を検討する．この場合は，血糖値の推移を評価するため血糖自己測定も同時に導入する．

3 注意点

- ステロイド糖尿病やステロイド薬による糖尿病悪化では，早朝空腹時血糖が正常なことがあるため，夜間から早朝空腹時にかけて低血糖を起こす可能性があるスルホニル尿素（SU）薬の使用の際には注意が必要である．
- 基礎インスリンも，持効型溶解インスリンでなく，中間型インスリンの朝 1 回注射とした方がよい場合もある．

C 糖尿病治療薬の選択法

1 治療薬の選択

- ステロイド糖尿病やステロイド薬による糖尿病の悪化は，インスリン抵抗性がメインであり，これを是正する薬剤が選択肢となる．現在，インスリン抵抗性を改善する薬剤としてはビグアナイド薬およびチアゾリジン薬があるが，チアゾリジン薬は体重増加をきたす作用があるため，ビグアナイド薬を優先的に選択したい．
- SU 薬は，膵 β 細胞からのインスリン分泌を促進することにより血糖を低下させる．食後高血糖と同時に空腹時血糖値も低下させるため，朝 1 回投与の短時間作用型グルココルチコイドと併用すると，その長い作用と狭い治療域により夜間から早朝にかけての低血糖リスクが上昇する可能性がある．
- GLP-1 受容体作動薬（GIP/GLP-1 受容体作動薬を含む）や DPP-4 阻害薬は，単独では低血糖発症のリスクが低く，すぐに作用が現れ，主に食後血糖をコントロールするという特徴があり，さらにステロイド薬による高グルカゴン血症の抑制が期待できるため有用と考えられる．
- α-グルコシダーゼ阻害薬は，速効型インスリン分泌促進薬（グリニド薬）との併用で，

表Ⅲ-9-2 ● グルココルチコイド投与量に対する中間型インスリン投与量の目安

プレドニゾロン投与量（mg/日）	インスリン投与量（単位/kg）
≧ 40	0.4
30	0.3
20	0.2
10	0.1

(Clore, JN et al: Endocr Pract 15: 469-474, 2009 より)

関節リウマチ患者のグルココルチコイドによる食後高血糖を改善したと報告されている[5]．
- 早朝空腹時血糖が 200 mg/dL，もしくは経口血糖降下薬を使用するも，随時血糖が 200 mg/dL もしくは HbA1c が 8 ％を超えるようであれば，インスリンの使用を検討する．

2　インスリン投与量の決め方

- 食事療法もしくは経口血糖降下薬のみで加療している患者のインスリンの 1 日必要量は，症例により大きく異なり，さらにグルココルチコイドの投与量（表Ⅲ-9-2）や投与期間で大きく変わる．通常はプレドニゾロン 20 mg で 1 日 12〜18 単位，40 mg で 1 日 26〜32 単位のインスリン投与量が必要といわれている．
- インスリン使用中の患者では，それまでのインスリン使用量に加え，プレドニゾロン 5 mg あたりインスリン 2〜4 単位の増量を考慮する．

3　インスリン投与方法の決め方

- 食事療法もしくは経口糖尿病治療薬のみで加療している患者に短時間作用型ステロイド薬を朝 1 回投与する場合は，まずは速効型もしくは超速効型インスリンの各食前の 1 日 3 回注射で導入する．早朝空腹時血糖は正常であることが多いため，持効型溶解インスリンは多くの場合は必要ない．
- インスリン使用中の患者などでは，食後血糖だけでなく早朝空腹時血糖も上昇することがある．その場合には，各食前の速効型もしくは超速効型インスリンに加えて，朝食前に中間型インスリンや，インスリン デテミルなど作用時間が比較的短い持効型溶解インスリンを追加する．昼〜夕の血糖値のピークを抑えると同時に，深夜〜早朝の低血糖を予防することができる．

> **Advise**
> インスリン投与回数を減らすため，朝のインスリンを，中間型と超速効型の混合型インスリンへ変更するのも一つの方法である．

D　その他考慮するべき点への対応

- ステロイドパルス療法では，大量のグルココルチコイドにより急激に血糖値が上昇し，1,000 mg/dL 以上に至ることもある．ただし，ステロイドパルス療法の治療期間は通常

数日間であるため，スライディングスケールがしばしば用いられる．この場合は皮下注射でなく，持続静脈内インスリン注入によるスライディングスケールを用いる．

原疾患の寛解などによりステロイド薬が減量となった場合には，持効型溶解インスリンやSU薬を使用している症例では夜間から早朝空腹時にかけて低血糖を起こすことがあるため，注意が必要である．

（中谷祐己）

文献

1) Tamez-Pérez, HE et al：Steroid hyperglycemia：prevalence, early detection and therapeutic recommendations：a narrative review. World J Diabetes 6：1073-1081, 2015
2) Hwang, JL et al：Steroid-induced diabetes：a clinical and molecular approach to understanding and treatment. Diabetes Metab Res Rev 30：96-102, 2014
3) Barker, HL et al：Practical guide to glucocorticoid induced hyperglycaemia and diabetes. Diabetes Ther 14：937-945, 2023
4) Li, JX et al：Fresh insights into glucocorticoid-induced diabetes mellitus and new therapeutic directions. Nat Rev Endocrinol 18：540-557, 2022
5) Ito, S et al：Early diagnosis and treatment of steroid-induced diabetes mellitus in patients with rheumatoid arthritis and other connective tissue diseases. Mod Rheumatol 24：52-59, 2014

Ⅲ 病態・状況別の薬物療法

10 1型糖尿病への経口糖尿病治療薬の選択

ポイント

- 1型糖尿病の治療の基本はインスリン治療であり，経口糖尿病治療薬はあくまで補助療法である．
- 経口糖尿病治療薬を併用する際にも，インスリン治療を中断しないよう十分に教育・指導することが重要である．
- 1型糖尿病に使用できる経口糖尿病治療薬は，インスリン分泌非促進系のα-グルコシダーゼ阻害薬とSGLT2阻害薬の一部のみである．
- 併用によって，インスリン必要量の低下，体重減少，心腎保護などの効果が期待できる．
- 使用に際しては安全性に十分配慮する．SGLT2阻害薬併用時には，正常血糖ケトアシドーシスに特に注意を要する．

Keyword
1型糖尿病，α-グルコシダーゼ阻害薬，SGLT2阻害薬，正常血糖ケトアシドーシス，BMI

A 1型糖尿病の病態・状況の把握と治療目標

1 1型糖尿病とインスリン依存状態

- 1型糖尿病は，主に自己免疫を基礎にした膵β細胞の破壊により，インスリンの欠乏が生じ発症する．発症形式により，緩徐進行1型糖尿病（slowly progressive type 1 diabetes mellitus），急性発症1型糖尿病（acute-onset type 1 diabetes mellitus），劇症1型糖尿病（fulminant type 1 diabetes mellitus）に分類される[1]．

Memo
1型糖尿病の分類

1型糖尿病は，約90％が自己免疫性（1A型），残り10％が特発性（1B型）とされている．glutamic acid decarboxylase（GAD）抗体，IA-2抗体，インスリン自己抗体（insulin autoantibody：IAA），亜鉛輸送担体8（zinc transporter 8：ZnT8）抗体，膵島細胞抗体（islet cell antibody：ICA）のうち，いずれかの自己抗体の陽性が経過中に確認された場合に，膵島関連自己抗体陽性の自己免疫性と判定する．緩徐進行1型糖尿病の新しい診断基準（2023年）により，GAD抗体以外の膵島関連自己抗体が陽性の場合も自己免疫性に含まれることになった[2]．

> **Pitfall**
> IAAは，インスリン治療開始前に測定することが肝要である．

- 1型糖尿病の多くは，絶対的インスリン欠乏のために生命の維持にインスリン治療が不可欠である「インスリン依存状態」に陥る（緩徐進行1型糖尿病などインスリン分泌能が残存する症例もある）．そのため，治療の原則は強化インスリン療法（基礎-追加インスリン療法）である．

> **Memo**
> **インスリン依存状態**
> インスリンを投与しないとケトーシスをきたし，生命に危険が及ぶような状態をいう．血糖コントロールのためにインスリン投与が必要であるが，ケトーシス予防や生命維持のためのインスリン投与が不要なものは，インスリン非依存状態である．

2　1型糖尿病治療における問題点

- インスリン分泌が枯渇した「インスリン依存状態」になると血糖値は大きく変動して，高血糖ばかりでなく，治療に伴う低血糖のリスクも高まる．高血糖は合併症を引き起こす原因となり，低血糖はQOLを低下させ，ときに生命を脅かす事態（致死性不整脈など）を引き起こすこともある．
- インスリン依存状態の患者は，基本的には生涯にわたりインスリン治療が必須であるが，膵臓移植，膵島移植，膵腎同時移植などにより，インスリン治療を離脱できる場合がある．
- インスリンアナログ製剤，インスリンポンプ療法，持続グルコース測定（continuous glucose monitoring：CGM）など，治療法や検査は著しく進歩しているが，多くの症例で治療目標を達成できていない現状がある．
- インスリンを増量してHbA1cの低下を目指すと，低血糖リスクが上昇する．低血糖への恐れから間食・補食が増えると，さらに体重が増加する．その結果，インスリン必要量を増大させてしまうことがあり，治療上の障壁となる．

> **Memo**
> **持続グルコース測定（CGM）**
> 皮下に留置した細いセンサーにより，連続して皮下の間質液のグルコース濃度を測定し，血糖値を推定する機器．血糖の変動を連続的に確認できることから，血糖自己測定（self-monitoring of blood glucose：SMBG）だけでは発見しにくい夜間や早朝の低血糖や食後の高血糖などを知ることができる．

3　1型糖尿病に経口糖尿病治療薬を併用する場合の治療目標

- インスリン治療のみでは管理困難な症例に，経口糖尿病治療薬を併用することがある．
- 現在，1型糖尿病に保険診療上使用できる経口糖尿病治療薬は，インスリン分泌非促進

系の α-グルコシダーゼ阻害薬と SGLT2 阻害薬の一部のみである．
- 1 型糖尿病に α-グルコシダーゼ阻害薬を併用することで，食後血糖の急な上昇を緩やかにするほかに，インスリン必要量を減らす効果が期待できる．
- 1 型糖尿病に SGLT2 阻害薬を併用することで，インスリン必要量を減らすほかに，体重減少効果，心腎保護作用が期待できる．
- 1 型糖尿病では膵β細胞が破壊されていることがほとんどであり，インスリン分泌促進系の薬剤は無効である．
- 経口糖尿病治療薬を併用する場合でも，重症低血糖のリスクを上昇させてはならない．

B 治療方針の立て方

1 治療方針の概要

- 1 型糖尿病でも食事・運動療法の重要性は変わらない．不規則な食生活は血糖の日内変動だけでなく日差変動も大きくし，血糖コントロールをより困難にする．
- 血糖値と炭水化物の摂取量に応じてインスリン必要量を算出するカーボカウントの積極的な活用は，血糖コントロール状態をより良好に保つのに有用である[3]．
- 1 型糖尿病の薬物療法の基本は，インスリン治療である．インスリン分泌の枯渇例では，基礎-追加インスリン療法を選択する．
- 基礎-追加インスリン療法やインスリンポンプ療法を駆使しても管理目標を達成できない場合，または血糖変動が激しくインスリン治療のみでは制御困難な場合，α-グルコシダーゼ阻害薬や SGLT2 阻害薬の血糖降下作用以外の効果（本項 C「糖尿病治療薬の選択法」参照）を期待するべき場合，インスリン必要量を減らしたい場合などに，経口糖尿病治療薬の併用を検討する．

2 経口糖尿病治療薬併用の位置づけ

- 1 型糖尿病における経口糖尿病治療薬の位置づけは，あくまでインスリン治療との併用を前提とした補助療法であり，インスリン治療を代替するものではない．

3 経口糖尿病治療薬併用時の注意点

- 日本では，α-グルコシダーゼ阻害薬と SGLT2 阻害薬の一部のみが，1 型糖尿病で保険診療上の使用が認められている（表III-10-1）．
- いずれの経口糖尿病治療薬も，重症ケトーシス，糖尿病性昏睡や重症感染症，手術前後などの際には使用禁忌である．
- 作用機序から効果を期待して，1 型糖尿病に他の経口糖尿病治療薬および GLP-1 受容体作動薬を使用することは，保険適用外となる．

Pitfall
緩徐進行 1 型糖尿病での DPP-4 阻害薬の使用や，肥満を合併した 1 型糖尿病症例でのインスリン抵抗性改善薬の使用は，保険適用外である．

表Ⅲ-10-1 ● インスリン分泌非促進系の経口糖尿病治療薬の一覧

	薬剤名	効能・効果	用法・用量	1型糖尿病への保険適用
α-グルコシダーゼ阻害薬	アカルボース	糖尿病の食後過血糖の改善	1回50または100 mg, 1日3回食直前	可
	ボグリボース	糖尿病の食後過血糖の改善 耐糖能異常における2型糖尿病の発症抑制	1回0.2または0.3 mg, 1日3回食直前 (耐糖能異常では1回0.2 mgのみ)	可
	ミグリトール	糖尿病の食後過血糖の改善	1回50または75 mg, 1日3回食直前	可
SGLT2阻害薬	イプラグリフロジン	2型糖尿病 1型糖尿病	1回50または100 mg, 1日1回朝食前または朝食後	可
	ダパグリフロジン	2型糖尿病 1型糖尿病 慢性心不全 慢性腎臓病	1回5または10 mg, 1日1回 (慢性心不全・慢性腎臓病では1回10 mgのみ)	可
	エンパグリフロジン	2型糖尿病 慢性心不全 慢性腎臓病	1回10または25 mg, 1日1回朝食前または朝食後 (慢性心不全・慢性腎臓病では1回10 mgのみ)	不可
	ルセオグリフロジン	2型糖尿病	1回2.5または5 mg, 1日1回朝食前または朝食後	不可
	トホグリフロジン	2型糖尿病	1回20 mg, 1日1回朝食前または朝食後	不可
	カナグリフロジン	2型糖尿病 2型糖尿病を合併する慢性腎臓病	1回100 mg, 1日1回朝食前または朝食後	不可

> **Advise**
> るいそうを呈している場合は，インスリン作用不足であるため，インスリンの増量が第一選択である．

C 糖尿病治療薬の選択法

1 α-グルコシダーゼ阻害薬

- α-グルコシダーゼ阻害薬は，主に食後高血糖を改善し，血糖変動を減少させる効果を有している．また，治療に伴う体重増加もない．
- （超）速効型インスリンのみでは食後高血糖が制御できない場合や，低血糖リスクによりインスリンの増量がためらわれる場合などに良い適応となる．
- α-グルコシダーゼ阻害薬にはアカルボース，ボグリボース，ミグリトールの3種類があるが，いずれも1型糖尿病でインスリンと併用可能である．
- 特徴的な副作用として胃腸障害があるが，発現頻度は1型糖尿病と2型糖尿病で同等である[4]．

> **Advise**
> α-グルコシダーゼ阻害薬は，グルコース吸収の遅延作用により食後高血糖を改善する．低血糖が発現する場合には，併用するインスリンの影響が大きい．

2 SGLT2阻害薬

- SGLT2阻害薬は血糖降下作用以外に，体重減少や心腎保護など多彩な効果が期待できる．
- 既に高用量インスリン使用下で肥満を呈しており，安易にインスリンを増量しにくい場合などが良い適応となる．
- SGLT2阻害薬のうち，イプラグリフロジンとダパグリフロジンの2種類のみが1型糖尿病でインスリンと併用可能である．
- 欧州ではBMI 27以上に限定した承認であり，米国では承認は見送られている．日本での1型糖尿病への使用に際しても，十分な注意が必要であり，症例を選ぶ必要がある．
- 重篤な副作用として，正常血糖ケトアシドーシス（euglycemic ketoacidosis）がある（血糖250 mg/dL以下）．SGLT2阻害薬の作用により，高血糖でなくてもケトーシスが生じている可能性があることを念頭に置くことが重要である．シックデイ，インスリンの中止，極端な糖質制限，清涼飲料水の多飲などが誘因となる．早期診断のためには，十分な問診と尿ケトン体の測定が必須である．

> **Advise**
> SGLT2阻害薬使用者に発生したケトアシドーシスの治療は，通常のケトアシドーシスと異なり，治療初期より十分なブドウ糖補充が必須である[5]．ブドウ糖の補充により，脂肪酸の分解を抑制してケトン体の産生を止める．

> **Pitfall**
> SGLT2阻害薬のうち，エンパグリフロジン，ルセオグリフロジン，トホグリフロジン，カナグリフロジンは，1型糖尿病での使用が保険診療上認められていない．

3 α-グルコシダーゼ阻害薬とSGLT2阻害薬の併用

- 1型糖尿病においても，保険診療上は両薬の処方は可能であり，それぞれの適応と考えられる症例で考慮する．

D その他考慮するべき点への対応

- シックデイの十分な患者教育（インスリン治療の継続，SMBG，主治医への連絡など）が必要である．
- 低血糖時の対策として，常にブドウ糖を携帯するように指導する．特にα-グルコシダーゼ阻害薬を併用している際は，低血糖時に砂糖などではなくブドウ糖の摂取が必須であ

る.
- 低血糖時の救急治療薬として,グルカゴン製剤がある.従来は皮下または筋肉注射用の注射薬のみであったが,現在は点鼻粉末剤(バクスミー®)も使用可能である.これらは,他者の援助を必要とする重症低血糖の際に使用される.使用法について介護者,家族への指導が必須である.

(土屋天文)

文献

1) 日本糖尿病学会 編・著:糖尿病診療ガイドライン 2024,南江堂,2024
2) 島田 朗ほか:緩徐進行 1 型糖尿病の診断基準(2023)―1 型糖尿病における新病態の探索的検討委員会報告―.糖尿病 66:587-591,2023
3) Yamada, E et al:Effect of carbohydrate counting using bolus calculators on glycemic control in type 1 diabetes patients during continuous subcutaneous insulin infusion. J Diabetes Investig 8:496-500,2017
4) 松原 旭ほか:糖尿病患者に対する α-グルコシダーゼ阻害薬ミグリトール(セイブル®錠)とインスリン製剤との長期併用における安全性および有効性の検討 ―特定使用成績調査―.薬理と治療 46:739-756,2018
5) Committee on the Proper Use of SGLT2 Inhibitors:Recommendations on the proper use of SGLT2 inhibitors. Diabetol Int 11:1-5,2019

Ⅲ 病態・状況別の薬物療法

11 1型糖尿病へのインスリン治療

ポイント

- 1型糖尿病の治療の基本は，血糖自己測定（SMBG）を併用した強化インスリン療法である．
- 強化インスリン療法には，ペン型注入器を用いた頻回インスリン注射（MDI）と，インスリンポンプを用いた持続皮下インスリン注入（CSII）がある．
- 血糖変動が激しく不安定な場合は，持続グルコース測定（CGM）の継続使用が推奨される．
- 1型糖尿病（インスリン依存状態）の患者では，いかなる場合でも基礎インスリン注射を中断してはならない．

Keyword

1型糖尿病，強化インスリン療法，持続皮下インスリン注入（CSII），持続グルコース測定（CGM），hybrid closed loop（HCL）

A 病態・状況の把握と治療目標

1 ● 1型糖尿病と強化インスリン療法

- 1型糖尿病は，膵β細胞の破壊に伴う高度なインスリン分泌低下によって引き起こされ，多くは絶対的インスリン欠乏状態に至る．
- 緩徐進行1型糖尿病を除き，多くは発症当初からインスリン依存状態であるため，強化インスリン療法（intensive insulin therapy）が治療の基本となる．
- 健常者のインスリン分泌には，持続的に分泌されている基礎分泌と，食後の血糖上昇に対応する追加分泌がある．強化インスリン療法では，この正常なインスリン分泌パターンを可能な限り再現するように，各種インスリン製剤を組み合わせて治療を行う（基礎-追加インスリン療法）[1]．

Memo
強化インスリン療法

強化インスリン療法は，頻回インスリン注射（multiple daily injection：MDI）と同義ではない．MDIあるいは持続皮下インスリン注入（continuous subcutaneous insulin infusion：CSII）に，血糖自己測定（self-monitoring of blood glucose：SMBG）を併用し，医師の指示に従い，患者自身がインスリン注射量を決められた範囲内で調節しながら，血糖コントロール目標達成を目指す治療法が，強化インスリン療法である[2]．

> **Pitfall**
> 1型糖尿病（インスリン依存状態）の患者では，生命維持にインスリンが必須である．そのため，いかなる場合にもインスリン注射を中断してはならない．

2 強化インスリン療法における問題点

- 通常のインスリン治療と同様に，副作用として低血糖や体重増加が挙げられる．また，インスリンアレルギーや lipohypertrophy（インスリンボール）などの局所の皮膚反応もある．
- 強化インスリン療法では，従来療法群と比較して，特に重症低血糖と体重増加の発生頻度が有意に高いため，注意を要する[3]．
- 急速な血糖降下により，糖尿病網膜症や糖尿病性神経障害が一時的に悪化することがある．
- 患者の高齢化により強化インスリン療法の継続が困難となり，介護者の確保に難渋することがある．

> **Memo**
> **インスリンアレルギー**
> インスリンアレルギーは，高純度のヒトインスリン製剤の普及により著明に減少しているが，いまだ一定の割合で発症する．発赤や腫脹などの局所アレルギーと，アナフィラキシーショックをきたす全身性アレルギーがある．ヒトインスリン特異的 IgE が陽性になる[4]．

3 強化インスリン療法の治療目標

- 糖尿病治療の目標は，糖尿病合併症の発症・進展を抑制して QOL を維持することであり，1型糖尿病でも変わらない．
- 1型糖尿病においても，強化インスリン療法による厳格な血糖コントロールにより，細小血管合併症の発症や進展が阻止されることが示されている（DCCT 研究[3]）．
- 強化インスリン療法による厳格な血糖コントロールは，1型糖尿病発症後の内因性インスリン分泌低下を緩やかにし，膵 β 細胞保護につながる可能性があることが，DCCT 研究のサブ解析で示唆されている．

B 治療方針の立て方

1 治療方針の概要

- 1型糖尿病での食事・運動療法は，血糖変動を抑えるだけでなく，強化インスリン療法における体重増加を抑制するためにも重要である．
- 強化インスリン療法を基本として，MDI による基礎-追加インスリン療法により生理的な内因性インスリン分泌パターンを模倣する．
- MDI で管理困難な場合や，妊婦などのより厳格な血糖コントロールを必要とする場合

に，インスリンポンプ療法を考慮する．従来のインスリンポンプ（CSII）とSMBGを併用した方法だけでなく，現在では持続グルコース測定（continuous glucose monitoring：CGM）を利用したhybrid closed loop（HCL）療法，さらに追加インスリンの自動補正・投与機能を加えたadvanced hybrid closed loop（AHCL）療法が保険診療で使用可能である．

> **Topics**
> **hybrid closed loop（HCL）療法**
> インスリンポンプと連動したリアルタイムCGMから5分ごとに得られるセンサーグルコース値に基づき，システムが基礎インスリン注入量を自動調整し，高・低血糖を軽減，血糖値を目標範囲に維持するためのサポートを行うテクノロジー（メドトロニック社製ミニメド™770G，780G）．

2 強化インスリン療法とCGMの位置づけ

- テクノロジーの進歩は著しく，将来的にインスリンポンプ療法は完全型closed loopシステムによる全自動型デバイス（人工膵臓（artificial pancreas））に置き換わることが期待されている[5]．
- ペン型注入器によるMDIは，インスリンポンプ（CSII）と比較して，インスリンの投与時間や量の微細な調整ができず，予期せぬ高血糖や重症低血糖のリスクがある．CGMの導入は，このような患者の血糖コントロール改善に大いに寄与することが期待できる．
- CGMの継続使用が考慮される患者像としては，①インスリン療法でも血糖変動幅が大きい患者，②生活が不規則で血糖が不安定な患者，③スポーツや肉体作業など活動量が多く血糖が動揺しやすい患者，④低血糖対策の必要度が高い患者などが挙げられる．
- リアルタイムCGMの使用について記された「持続グルコースモニタリングデバイス適正使用指針」が，日本糖尿病学会のウェブサイトで公開されている．リアルタイムCGMの実際の使用開始に際しては，学会が提供するeラーニングの受講が必須である．

3 強化インスリン療法の注意点

- MDIまたはCSIIのいずれの治療法を行う場合でも，患者にはインスリン自己注射とSMBGやCGMに関する指導だけではなく，インスリン治療全般に関する教育が必須である．

> **Pitfall**
> CGM使用者には，SMBGで血糖値を確認すべき状況について，適切に指導がなされていることが重要である．

C 糖尿病治療薬の選択法

1 ペン型注入器による MDI

- 基礎インスリン分泌を中間型または持効型溶解インスリンで，追加インスリン分泌を速効型または超速効型インスリンで補う．超速効型や持効型溶解インスリンの開発により，多様な組み合わせが可能になった．
- インスリンの初期投与量は，一般的には現体重を基準に計算する．インスリン依存状態にある 1 型糖尿病における開始時の 1 日総インスリン量は，体重 1 kg あたり 0.4 ～ 1.0 単位とされており，体重 1 kg あたり 0.5 単位程度から開始する[1]．基礎インスリンの比率は，炭水化物摂取量の多い日本人では 1 日の総インスリン量の 30 ～ 40 % とされている．
- 過去数日の血糖変動パターンを参考に，責任インスリンの単位数を調節する（責任インスリン法）．

> **Advise**
> 上記はあくまで目安であり，インスリン導入時の単位数は急激な血糖正常化や低血糖をきたさないよう個別に判断する．患者の状態が許せば，より少量から開始した方が安全である．体重 1 kg あたり 0.2 ～ 0.3 単位を開始量にできるケースも多い．

> **Memo**
> **責任インスリン**
> ある時点の血糖値に最も影響を及ぼしているインスリンのこと．昼食前，夕食前，眠前血糖の責任インスリンは，それぞれ朝食前，昼食前，夕食前に注射した追加インスリンであり，朝食前血糖の責任インスリンは前日に注射した基礎インスリンである．

2 インスリンポンプを用いた CSII

- インスリンポンプから超速効型インスリンを持続的に皮下投与する．1 時間ごとのインスリン投与量（基礎レート）を事前にプログラミングして，24 時間投与する．
- MDI よりも CSII の方がより生理的なインスリン分泌パターンを再現できる．例えば，暁現象を抑えるための早朝の基礎レートは日中の約 1.5 倍であるが，CSII では必要な基礎インスリン投与量を設定できる．
- 追加インスリンは，ボタン操作により食事の都度投与する．目標血糖，糖質・インスリン比（carbohydrate to insulin ratio : CIR），インスリン効果値（insulin sensitivity factor : ISF），インスリン作用時間を設定し，食事の糖質（カーボ）量に基づいて追加インスリン投与量を決める．
- HCL は，CGM から送信されたセンサーグルコース値に応じて，基礎インスリンの投与量を自動で調節するオートモード機能を有する（ミニメド™770G）．最新型の AHCL（ミニメド™780G）は，追加インスリンの自動補正・投与機能が加わることで，time in range（血糖 70 ～ 180 mg/dL）が 85.3 % と非常に高く，良好な血糖コントロールを達成

できたとの報告がある[5].

> **Memo**
> **暁現象**
> 夜間睡眠中に，インスリン拮抗ホルモンである成長ホルモンやコルチゾールの分泌が増加することで，明け方にかけて血糖値が上昇すること．

> **Memo**
> **糖質・インスリン比（CIR），インスリン効果値（ISF）**
> CIR とは，インスリン 1 単位で処理できる糖質量のことであり，10 g/単位前後になる．ISF とは，インスリン 1 単位で得られる血糖降下量であり，50〜100 mg/dL/単位と幅がある．

D その他考慮するべき点への対応

- 強化インスリン療法を行う場合に，患者が自身のインスリン治療をどのように自己管理していけばよいかを習得するためには，継続した教育やカウンセリング，医療スタッフを含めた支援体制が重要である．
- 治療への理解が十分にあり，低血糖に正しく対処できることが必要となる．
- インスリンポンプ療法を行う場合には，ポンプ本体の動作不良やルート閉塞，穿刺不十分などのトラブルにより，インスリン注入が予期せずに中断されることがある．そのため，緊急時用にペン型注入器を常備する必要がある．

（土屋天文）

文献

1) 荒木栄一ほか 編：糖尿病 最新の治療 2022-2024，南江堂，2021
2) 日本糖尿病学会 編・著：糖尿病治療ガイド 2024，文光堂，2024
3) Diabetes Control and Complications Trial Research Group：The effect of intensive treatment of diabetes on the development and progression of long-term complications in insulin-dependent diabetes mellitus. N Engl J Med 329：977-986, 1993
4) 坪井美樹ほか：持効型インスリンアナログを用いた減感作療法でアレルギー症状の軽減とともに血糖コントロールが改善したインスリンアレルギーの 1 例．日内会誌 99：133-135，2010
5) 廣田勇士：インスリンポンプ療法の進歩．医のあゆみ 281：619-622, 2022

Ⅲ 病態・状況別の薬物療法

12 2型糖尿病へのインスリン治療
―経口糖尿病治療薬とインスリン注射との併用―

ポイント

- 食事・運動療法と経口糖尿病治療薬による治療では十分な血糖コントロールが得られない場合に，インスリン治療との併用を行う．
- 経口糖尿病治療薬とインスリンとの併用療法とは，経口糖尿病治療薬に持効型溶解インスリンの1日1回注射を加えた治療法である．
- 2型糖尿病では，著しい高血糖の場合，まず強化インスリン療法で糖毒性を解除する．その後，インスリンの投与量や注射回数を減らして経口糖尿病治療薬を併用する．

Keyword

経口糖尿病治療薬とインスリンとの併用療法，基礎インスリン，持効型溶解インスリン，糖毒性解除

A 病態・状況の把握と治療目標

1 2型糖尿病の病態（インスリン分泌不全とインスリン抵抗性）

- 2型糖尿病の病態には，インスリン分泌不全とインスリン抵抗性がさまざまな割合で存在する．
- 2型糖尿病は進行性の疾患であり，経過とともにインスリン分泌能が低下する．食事・運動療法のみで血糖コントロールが可能な時期から，経口糖尿病治療薬やGLP-1受容体作動薬が必要な時期，血糖コントロールにインスリン治療を必要とする時期を経て，インスリン依存状態へと進行する．
- 高血糖そのものがインスリン分泌能を低下させる（糖毒性）．
- 内因性インスリン分泌が相対的に保たれている時期に，高血糖を十分に改善できれば，インスリン分泌能が回復することが期待できる．

Memo
糖毒性
高血糖状態が持続することによって，インスリン分泌不全とインスリン抵抗性が惹起される．これを糖毒性と呼ぶ[1]．強化インスリン療法により血糖値を正常化することで，糖毒性が解除されることが期待できる．

2 2型糖尿病へのインスリン治療の必要性の把握

- 経口糖尿病治療薬またはGLP-1受容体作動薬，GIP/GLP-1受容体作動薬の使用で十分

> **表Ⅲ-12-1 ● 2型糖尿病へのインスリン治療の適応**
>
> ・経口糖尿病治療薬を服用しているのに血糖コントロールが良好でない
> ・薬の副作用・相互作用や内臓疾患などで経口糖尿病治療薬を服用できない
> ・著しい高血糖で，すぐに血糖値を下げる必要がある
> ・糖尿病以外の疾患の合併時（手術の前後や感染症など）
> ・妊娠中（または妊娠希望時）・授乳中

な血糖コントロールが得られないときは，インスリン治療の導入を検討する（Ⅱ章-11「インスリン」参照）．

- 血糖コントロールにおけるインスリン治療の必要性は，内因性インスリン分泌の残存量におおむね依存する．インスリン治療の必要性を予測する指標の一つに，Cペプチドインデックス（C-peptide index：CPI）がある．空腹時CPI＜0.8の場合に，血糖コントロールにインスリン治療が必要となることが多い（Ⅰ章-2「糖尿病の診断，分類，検査」参照）．CPI＜0.3の場合は，インスリン依存状態（生命の維持にインスリン治療が必要な状態）であることが多く，1型糖尿病に対するインスリン治療に準ずる治療法が必要になる（Ⅱ章-11「インスリン」，Ⅲ章-11「1型糖尿病へのインスリン治療」参照）．

B 治療方針の立て方

1 インスリン治療の導入

- 2型糖尿病は進行性の疾患である．経過とともにインスリン分泌不全状態に至った場合に，血糖コントロールまたは生命の維持にインスリン治療が必要になることがある（表Ⅲ-12-1）．
- 患者ごとに個々の目標を設定し，治療の個別化を行う．
- 基本治療（食事療法，運動療法）では良好な血糖コントロールが得られない場合は，薬物療法を単剤より開始する．管理目標値に到達できない場合には，経口糖尿病治療薬の併用へとステップアップする（Ⅰ章-3「糖尿病の治療戦略」図Ⅰ-3-6参照）．
- 経口糖尿病治療薬を2～3剤併用しても管理目標値に到達できない場合には，通常は基礎インスリン1日1回注射によるインスリン治療を導入する．その際，血糖自己測定（self-monitoring of blood glucose：SMBG）を併用する．
- インスリン治療には，低血糖や体重増加のリスクがある．また，経済的な負担も増加する．

> **📝 Memo**
>
> **週1回持効型溶解インスリン注射**
>
> 2024年6月24日，週1回投与のインスリンアナログ製剤であるインスリン イコデク（アウィクリ®注フレックスタッチ®）が製造販売承認を得た．今後，1日1回の基礎インスリンに代わり2型糖尿病の経口薬への併用にも広く使用されることが予想される．

2　欧米のガイドラインにおけるインスリン治療の位置づけ

- 米国糖尿病学会（ADA）と欧州糖尿病会議（EASD）のアルゴリズムでは，経口糖尿病治療薬を2～3剤併用してもHbA1cが管理目標値に到達できない場合，注射療法の開始薬剤としてはGLP-1受容体作動薬，GIP/GLP-1受容体作動薬が選択されるとしている．ただし，明らかな代謝障害（HbA1c 10%以上，血糖300 mg/dL以上，体重減少など）がある場合には，最初からインスリン治療を行うことを推奨している（図Ⅲ-12-1）[2]．
- 基礎インスリンの1日1回注射でHbA1cの目標値に達しない場合は，GLP-1受容体作動薬，GIP/GLP-1受容体作動薬の追加，もしくはインスリン/GLP-1受容体作動薬の配合注射薬への変更を検討したのち，食前インスリンを1日1回から追加する．さらに食前インスリンを2回，3回と段階的に追加し，最終的には完全な基礎-追加インスリン療法へ移行する．
- ADAとEASDのアルゴリズムでは，患者ごとのニーズにあわせて，中間型インスリンの1日2回注射，self-mixedインスリン/分割インスリン療法，1日2回の混合型インスリン療法などを選択可能としている．ただし，日本でこれらの注射法が選択されることは少ない（図Ⅲ-12-1）．

> **Advise**
> インスリン導入のコツ：多くの2型糖尿病患者は，インスリン治療に心理的な抵抗を示す．対処法として，①糖尿病は進行する疾患であり，インスリン治療が必要であること，②ペン型のデバイスの使い方が簡単であること，③針が細く痛みが少ないことなどを丁寧に説明し，患者がもつ先入観，恐怖感を取り払うことが重要である．

C インスリンと経口糖尿病治療薬の併用方法

1　経口糖尿病治療薬にインスリン治療を追加する方法

- 経口糖尿病治療薬で十分な血糖コントロールが得られない場合には，経口糖尿病治療薬を残したまま，1日1回の基礎（持効型溶解）インスリンを追加する（表Ⅲ-12-2）．
- 経口糖尿病治療薬と持効型溶解インスリンの併用療法の特徴を以下に挙げる．
  ①インスリン分泌能が比較的残存している症例に適している．
  ②外来でのインスリン導入にも適している．
  ③追加インスリン（ボーラス）や混合型インスリンと比較して，低血糖のリスクが低い．
  ④開始時のインスリン投与量：ADAとEASDのアルゴリズムでは，基礎インスリンは10単位または0.2単位/kgを目安としている．日本では，低血糖を起こさない投与量として4単位または0.1単位/kg程度で開始するのが無難である．その後は空腹時血糖を目安に1回2単位前後で用量調整をする．インスリン投与量の増減は，用量調整後3日程度で再評価する．
  ⑤SMBGはインスリン治療の導入により保険適用が認められるので，積極的に導入する．

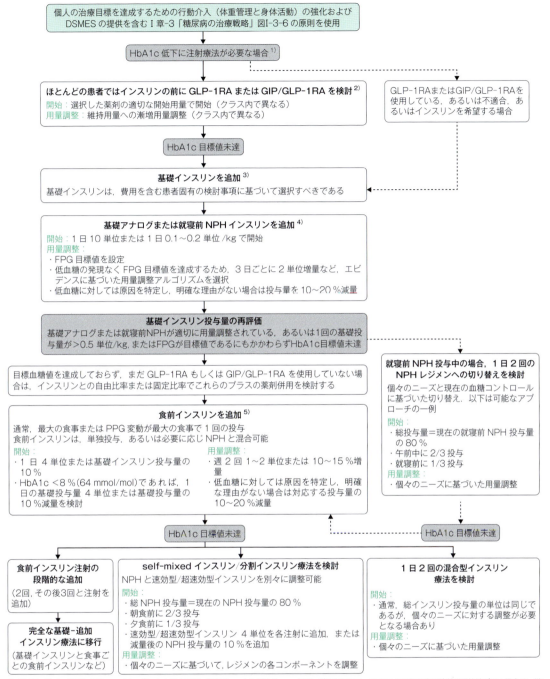

1) HbA1c 値（＞10 %［86 mmol/mol］）または血糖値（≧300 mg/dL［16.7 mmol/L］）が非常に高い，または 1 型糖尿病の診断の可能性がある場合は，継続的な異化の徴候や高血糖の症状があれば，最初の注射薬としてインスリンを検討．
2) GLP-1RA は，患者の嗜好，HbA1c 低下効果，体重減少効果，または注射頻度を考慮して選択．CVD の場合は，CVD に対する有用性が示されている GLP-1RA を検討．
3) GLP-1RA，基礎インスリン併用患者には，固定用量配合薬（IDegLira または iGlarLixi）の使用を検討．
4) 低血糖が発現したり，夜間 NPH の投与を頻繁に忘れるため，持効型溶解基礎インスリンの午前中投与による管理の方がしやすい場合は，夜間 NPH から基礎アナログへの切り替えを検討．
5) NPH に食前インスリンを追加する場合は，必要な注射回数を減らすために，自己混合または混合型インスリン療法の開始を検討．

図Ⅲ-12-1 ● 米国糖尿病学会（ADA）と欧州糖尿病会議（EASD）のガイドラインにおける注射療法の位置づけ

DSMES：糖尿病患者への自己管理教育および支援，HbA1c：ヘモグロビン A1c，GLP-1RA：GLP-1 受容体作動薬，NPH：中間型，FPG：空腹時血漿血糖，PPG：食後血糖，CVD：心血管疾患，IDegLira：インスリン デグルデク/リラグルチド，iGlarLixi：インスリン グラルギン/リキシセナチド．

（American Diabetes Association Professional Practice Committee：Diabetes Care 47：S158-S178, 2024 より作成）

表Ⅲ-12-2 ● 持効型溶解インスリン

分類名	商品名	単位数/容量	インスリン注入量（単位刻み）	発現時間	最大作用時間	持続時間
持効型溶解	レベミル®注フレックスペン®	300/3 mL	1〜60 U（1 U）	約1時間	3〜14時間	約24時間
	トレシーバ®注フレックスタッチ®		1〜80 U（1 U）	定常状態で作用持続	明らかなピークなし	42時間超（反復投与時）
	ランタス®注ソロスター®		1〜80 U（1 U）	1〜2時間	明らかなピークなし	約24時間
	インスリン グラルギンBS注ミリオペン®「リリー」		1〜60 U（1 U）			
	インスリン グラルギンBS注キット「FFP」		1〜80 U（1 U）			
	ランタス®XR注ソロスター®	450/1.5 mL	1〜80 U（1 U）	1〜2時間	明らかなピークなし	24時間超
持効型溶解＋GLP-1受容体作動薬	ゾルトファイ®配合注フレックスタッチ®	300 U+10.8 mg/3 mL	1〜50ドーズ（1ドーズ）	―	明らかなピークなし	約42時間
	ソリクア®配合注ソロスター®	300 U+300 µg/3mL	1〜20ドーズ（1ドーズ）	―	ピークなし	約24時間

（日本糖尿病学会 編・著：糖尿病治療ガイド 2024，文光堂，p.137, 139，2024 より改変）

- 経口糖尿病治療薬と持効型溶解インスリンの併用療法で血糖コントロールが不十分の場合の対応を以下に挙げる．
  ① 追加インスリンを加える．食後血糖の最も高い食事の前に，追加インスリンをまず1回投与する．管理目標値に到達できない場合には，追加インスリンを1日2〜3回食前に注射する方法に移行する．
  ② 基礎インスリン1日1回注射を配合溶解インスリン（ライゾデグ®），混合型インスリン（ヒューマログ®ミックス50等），二相性インスリン（ノボラピッド®30ミックス等）の1日2回注射に変更する．
  ③ GLP-1受容体作動薬やGIP/GLP-1受容体作動薬を使用していない症例では，それらを併用する．
  ④ 持効型溶解インスリンにインクレチン関連薬（GLP-1受容体作動薬）を配合した注射製剤に切り替える（表Ⅲ-12-2）．肥満を伴う2型糖尿病で良い適応である．基礎インスリンの代わりに用いることで，治療強化に加え，アドヒアランスの改善も期待される（Ⅱ章-9「配合薬，配合注射薬」参照）．

Memo
BOTの呼称
以前は，経口糖尿病治療薬に1日1回の基礎（持効型溶解）インスリンを併用する方法をbasal supported oral therapy（BOT）と呼称していた．しかし，インスリンとGLP-1受容体作動薬の配合注射薬などが上市され，また正式名称ではないことから，BOTの呼称は避けられるようになっている．

2 インスリン治療に経口糖尿病治療薬を追加する方法

- 高用量のインスリン治療により血糖コントロールが改善しない場合は，ビグアナイド薬やSGLT2阻害薬を併用することで，インスリン投与量の減量や肥満の軽減が期待できる．
- 経口糖尿病治療薬の追加によって低血糖のリスクが高まることがあり，注意が必要である．少量の経口糖尿病治療薬から併用を開始し，適宜インスリンも減量する．
- 罹病期間が短く，内因性インスリン分泌能が保持されている2型糖尿病では，一時的に強化インスリン療法を行うことになっても，糖毒性解除後にはインスリンを減量または離脱できることがある．

（城島輝雄）

文献

1) 日本糖尿病学会 編・著：糖尿病治療ガイド2024，文光堂，35，2024
2) American Diabetes Association Professional Practice Committee：9. Pharmacologic approaches to glycemic treatment：Standards of Care in Diabetes-2024. Diabetes Care 47：S158-S178, 2024

Ⅲ 病態・状況別の薬物療法

13 薬剤費や錠数を軽減したい場合

ポイント
- ポリファーマシーとは，多剤服用による弊害が生じる状態を指す．
- 後発医薬品（ジェネリック医薬品）やバイオ後続品（バイオシミラー）の使用は，薬剤費の軽減になる．
- 配合薬や配合注射薬の選択は，幾分かではあるが，薬剤費の軽減につながる．
- 薬剤費の軽減により，服薬アドヒアランスの改善や治療中断の抑制が期待される．
- 働き世代の患者では，費用対効果を考慮して薬剤を選択することが重要である．

Keyword
ポリファーマシー，後発医薬品（ジェネリック医薬品），先行バイオ医薬品，バイオ後続品（バイオシミラー），配合薬，費用対効果，質調整生存年（QALY），増分費用効果比（ICER）

A 病態・状況の把握と治療目標

1 糖尿病治療薬の薬価

- 糖尿病治療薬の価格は，薬剤ごとに大きく異なる（Ⅴ章-「糖尿病治療薬一覧表」参照）．概して古くからある経口血糖降下薬（ビグアナイド薬，スルホニル尿素（SU）薬，チアゾリジン薬など）と比べて，新規に開発された薬剤（DPP-4阻害薬，SGLT2阻害薬，GLP-1受容体作動薬など）は価格が高い．
- 先発医薬品と同等の効果でありながら廉価にしたものに，後発医薬品（ジェネリック医薬品）とバイオ後続品（バイオシミラー）がある．
- 配合薬や配合注射薬は，それぞれの薬剤価格の合計よりも安くなる．
- 注射薬（インスリン，GLP-1受容体作動薬）による治療では，薬剤費に加え，在宅自己注射指導管理料や血糖自己測定器加算などが必要になり，経口薬と比較して自己負担が増加する．

2 薬剤費と治療効果

- ポリファーマシーとは，単に服用する薬剤が多いことではなく，それに関連して薬物有害事象のリスクの上昇，服薬アドヒアランスの低下や服薬過誤などの問題につながる状態を指す．服用する錠数を減らすことは，薬剤費の軽減だけでなく，さまざまなリスクの低下にもつながる．
- 薬剤費の負担が，服薬アドヒアランスの低下や治療中断の原因の一つとなる[1]．
- 薬剤費を軽減することに主眼を置きすぎて，治療効果や安全性が損なわれることがない

ように注意が必要である．
- 自己負担額が大きい薬剤を開始する場合，患者側のみならず医療者側も決断できずに治療強化が遅れることがある（クリニカルイナーシア）（Ⅱ章-9「配合薬，配合注射薬」参照）．合併症の予防・進展阻止のためには，適切な時期に，適切な薬剤を投与することが重要であることを忘れてはならない．
- 心血管疾患，心不全，糖尿病関連腎臓病を合併している場合は，薬価を優先するのではなく，心腎保護作用を有する糖尿病治療薬の選択を優先する（本項D「その他考慮するべき点への対応」参照）．

B 治療方針の立て方

1 食事・運動療法の重要性

- 多くの場合，最も安価な治療法が基本治療である食事・運動療法である．しかしながらこれらは，遵守率，継続率を高く維持するのが最も困難な治療法でもある．

2 薬物療法の位置づけ

- 米国糖尿病学会（ADA）と欧州糖尿病会議（EASD）のアルゴリズムでは，「血糖コントロール・体重管理目標の達成と維持」を重視する患者において，血糖コントロールの有効な選択肢としてメトホルミンを推奨している[2]．安価であり，コストの面からも理にかなっている．ただし，「高リスク2型糖尿病患者におけるリスク低減」を重視するべき患者においては，その限りではない（Ⅲ章-6「CKD・腎機能障害合併糖尿病」，Ⅲ章-7「心疾患合併糖尿病」参照）．
- 薬剤費を軽減させるためには，①先発医薬品でも価格の低い薬剤，②後発医薬品やバイオ後続品，③配合薬を選択するなどの方法がある．現在処方している薬剤が本当に必要であるのかを定期的に見直し，不必要な投薬を漫然と続けないことは，薬剤費軽減の面からもきわめて重要である．

C 糖尿病治療薬の処方例

- 以下に例を示す（薬価は2024年11月時点のもの）．

1 先発医薬品のなかから価格の低い薬剤を選ぶ

【インスリン抵抗性優位型の患者】
- ビグアナイド薬：メトグルコ®250 mg錠は1錠10.1円を1日3回服用で30.3円（約909円/月）．
- チアゾリジン薬：アクトス®15 mg錠は26.4円（約792円/月）．
- SGLT2阻害薬：約180円（約5,400円/月）．
- 前二者の併用を選ぶことで，SGLT2阻害薬と比較して，1ヵ月あたりの薬剤費は約3,700円，3割負担では約1,110円の負担減となる．

【インスリン分泌不全優位型の患者】
- SU薬：アマリール®1 mg錠は1錠11.0円であり，1日1回服用した場合は11.0円（約330円/月）．
- 速効型インスリン分泌促進薬（グリニド薬）：グルファスト®5 mg錠は1錠13.2円を1日3回服用で39.6円（約1,188円/月）．
- 前者を選べば，1ヵ月あたりの薬剤費は約850円，3割負担で約250円の負担減となる．

2 後発医薬品，バイオ後続品，配合薬，配合注射薬を選ぶ

- α-グルコシダーゼ阻害薬：先発医薬品のセイブル®50 mg錠（1錠22.3円）1日3回内服を，後発医薬品のミグリトール50 mg錠（1錠10.1円）1日3回内服に変更すると，1ヵ月あたりの薬剤費は約366円，3割負担で約110円の負担減となる．
- チアゾリジン薬：先発医薬品のアクトス®15 mg錠（1錠26.4円）を，後発医薬品のピオグリタゾン15 mg錠（1錠12.7円）に変更すると，1ヵ月あたりの薬剤費は約411円，3割負担で約123円の負担減となる．
- 超速効型インスリン＋持効型溶解インスリンによる強化インスリン療法：
  ①ヒューマログ®注ミリオペン®（朝8単位・昼8単位・夕8単位を使用の場合）＋ランタス®XR注ソロスター®（朝12単位使用の場合）を，バイオ後続品のインスリン リスプロBS注ソロスター®＋インスリン グラルギンBS注ミリオペン®に変更すると，1ヵ月あたり1,238円の薬剤費が抑えられる（表Ⅲ-13-1）．
  ②ヒューマログ®注ミリオペン®（1,184円/本）を，カートリッジ製剤のヒューマログ®注カート（993円/本）に変更すると，1本あたり191円の費用が抑えられる（表Ⅲ-13-2）．

> **Pitfall**
> カートリッジ製剤の処方の際は，別に注入器が必要となる．注入器として例えばヒューマペン®サビオ®を処方したときには，注入器加算300点（3,000円）が追加される．しかし，注入器の耐用年数は3～5年であるため，通常その額は回収できる（表Ⅲ-13-2）．

- DPP-4阻害薬＋メトホルミン併用：ネシーナ®25 mg錠（1錠162.4円）1錠とメトグルコ®250 mg錠（1錠10.1円）2錠500 mgを，同量の薬物を含むイニシンク®配合錠（1錠135.5円）にまとめると，1ヵ月あたりの薬剤費は約1,400円，3割負担では約420円の負担減となる．
- DPP-4阻害薬＋SGLT2阻害薬併用：トラゼンタ®5 mg錠（1錠122.0円）1錠とジャディアンス®10 mg錠（1錠188.9円）1錠を，同量の薬物を含むトラディアンス®配合錠AP（1錠241.5円）にまとめると，1ヵ月あたりの薬剤費は約2,080円，3割負担では約620円の負担減となる．

D その他考慮するべき点への対応

1 費用対効果を勘案した薬剤選択

- 薬剤の「費用対効果」を示す指標に，質調整生存年（quality-adjusted life years：

表Ⅲ-13-1 ● インスリンを安価な製剤（バイオ後続品）に変更した場合 （1ヵ月＝30日で計算）

処方例1

	1ヵ月の必要量	薬価（1本）	薬価（1ヵ月）
ヒューマログ®注ミリオペン®	3本	1,184円	5,639円
ランタス®XR注ソロスター®	1本	2,087円	

処方例2

	1ヵ月の必要量	薬価（1本）	薬価（1ヵ月）
インスリン リスプロ BS 注ソロスター®	3本	956円	4,401円
インスリン グラルギン BS 注ミリオペン®	1.4本	1,095円	

処方例1と処方例2の薬価の差額は1,238円/月.
実際の患者負担は上記金額の1～3割.
（薬価は2024年11月現在）

表Ⅲ-13-2 ● インスリンをプレフィルド/キット製剤からカートリッジ製剤に変更した場合 （1ヵ月＝30日で計算）

処方例1

	1ヵ月の必要量	薬価（1本）	薬価（1ヵ月）	薬価（12ヵ月）
ヒューマログ®注ミリオペン®	3本	1,184円	3,552円	42,624円

処方例2

	1ヵ月の必要量	薬価（1本）	薬価（1ヵ月）	薬価（12ヵ月）	合計
ヒューマログ®注カート	3本	993円	2,979円	35,748円	38,748円
注入器（ヒューマペン®サビオ®）	注入器処方時のみ注入器加算 300点（3,000円）				

30単位/日（900単位/月）使用する患者の場合.
実際の患者負担は上記金額の1～3割.
注入器の耐用年数は，種類によって異なるが3～5年である.
（薬価は2024年11月現在）

QALY）と，増分費用効果比（incremental cost-effectiveness ratio：ICER）がある．QALYは，完全な健康状態を「1」，死亡を「0」としてQOLを数値化し，そこに生存年を乗じて算出する．いわゆる健康寿命のような概念である．QALY「1」を得るために，従来の治療に薬剤の追加で必要になるコストがICERである[3].

- 心疾患や慢性腎臓病などを合併する2型糖尿病患者において，SGLT2阻害薬を内服することは，その後にかかる医療費の削減につながる．すなわち，SGLT2阻害薬は合併症リスクのある患者において，費用対効果に優れている[4].
- GLP-1受容体作動薬についても，費用対効果に優れるとの研究報告がある．英国の報告では，メトホルミンとSGLT2阻害薬を併用しているコントロール不良の2型糖尿病患者において，比較的高価な経口セマグルチドを追加投与する方が費用対効果に優れていた[5].
- 価格の低い薬剤を選択する方が，当然1ヵ月あたりの薬剤費の自己負担は低くなる．しかしながら，毎月の支払額が増えることを理由に，QALYを損なう薬剤選択をすることは，コストの面からも避けなければならない．
- 費用対効果のデータは，「コストを重視する」薬剤選択の際にも重要な判断基準になる．

2 後発医薬品とバイオ後続品

- 表Ⅲ-13-3 に，後発医薬品とバイオ後続品の一覧を示す．

表Ⅲ-13-3 ● 後発医薬品，バイオ後続品一覧

後発医薬品	スルホニル尿素（SU）薬	グリクラジド錠（20 mg, 40 mg） グリベンクラミド錠（1.25 mg, 2.5 mg） グリメピリド（OD）錠（0.5 mg, 1 mg, 3 mg）
	速効型インスリン分泌促進薬 （グリニド薬）	ナテグリニド錠（30 mg, 90 mg） ミチグリニド Ca・OD 錠（5 mg, 10 mg） レパグリニド錠（0.25 mg, 0.5 mg）
	ビグアナイド薬	メトホルミン塩酸塩錠（250 mg, 500 mg）
	チアゾリジン薬	ピオグリタゾン（OD）錠（15 mg, 30 mg）
	α-グルコシダーゼ阻害薬	アカルボース（OD）錠（50 mg, 100 mg） ボグリボース（OD）錠（フィルム）（0.2 mg, 0.3 mg） ミグリトール（OD）錠（25 mg, 50 mg, 75 mg）
バイオ後続品	速効型インスリン	インスリン リスプロ BS 注カート HU インスリン リスプロ BS 注ソロスター® HU インスリン リスプロ BS 注 100 単位/mL HU インスリン アスパルト BS 注カート NR インスリン アスパルト BS 注ソロスター® NR インスリン アスパルト BS 注 100 単位/mL NR
	持効型溶解インスリン	インスリン グラルギン BS 注カート インスリン グラルギン BS 注ミリオペン® インスリン グラルギン BS 注キット

> **Memo**
>
> **後発医薬品（ジェネリック医薬品）とは**
>
> 新規に開発・販売される先発医薬品に対して，先発医薬品の特許権の存続期間が満了し特許権が消滅した後，同じ有効成分を同量含み，他の製薬会社から製造・販売されるのが後発医薬品である．先発医薬品は研究，開発により生じた費用が薬価に反映されているのに対し，後発医薬品ではそれらのコストがあまりかからないため，先発医薬品と比較して薬価を抑えることができる．

> **Memo**
>
> **バイオ後続品（バイオシミラー）**
>
> バイオ後続品とは，化学合成ではなくバイオテクノロジーを用いた製造過程を経て生成され，先行バイオ医薬品と高い類似性を示す製剤である．後発医薬品と異なり，臨床試験が必要ではあるが，先に発売された同成分の薬剤と比較して安価である．

（櫻井慎太郎）

文 献

1) Alfian, SD et al：Medication adherence contributes to an improved quality of life in type 2 diabetes mellitus patients：a cross-sectional study. Diabetes Ther 7：755-764, 2016
2) American Diabetes Association Professional Practice Committee：9. Pharmacologic approaches to glycemic treatment：Standards of Care in Diabetes-2024. Diabetes Care 47：S158-S178, 2024
3) Weinstein, M et al：Critical ratios and efficient allocation. J Pub Econ 2：147-157, 1973
4) Scheen AJ：The current role of SGLT2 inhibitors in type 2 diabetes and beyond：a narrative review. Expert Rev Endocrinol Metab 18：271-282, 2023
5) Ren, H et al：Early use of oral semaglutide in the UK：a cost-effectiveness analysis versus continuing metformin and SGLT-2 inhibitor therapy. BMJ Open 13：e070473, 2023

III 病態・状況別の薬物療法

14 周術期・絶食検査時の薬剤中止と再開

ポイント

- コントロール不良の糖尿病は，周術期における感染症や心血管疾患などの合併症発症，死亡率上昇の明白な危険因子である．これらの合併症を予防するために，糖尿病患者では，周術期に厳格な血糖コントロールを行うことが重要である．
- 手術の大小にかかわらず，周術期には経口血糖降下薬やGLP-1受容体作動薬はすべて中止し，強化インスリン療法で血糖コントロールを行うことが原則である．
- 全身麻酔中や鎮静薬，鎮痛薬が投与されている間は，低血糖の症状を感知したり，表出したりすることができない．低血糖を防ぐために，適時の血糖測定が必要である．
- 手術後は，手術侵襲や全身麻酔のストレスによりインスリン拮抗ホルモンの分泌が促進され，血糖値が上昇する「外科的糖尿病」といわれる状態となる．
- 手術後の食事摂取が不安定な時期も，受動的なスライディングスケール法のみによるインスリン投与はなるべく短期間とし，早期に強化インスリン療法を再開する．
- 術後は全身状態や合併症，日常生活活動度（ADL）を再評価し，副作用に十分留意しながら経口血糖降下薬やGLP-1受容体作動薬を徐々に再開していく．

🔑 Keyword

周術期，絶食，インスリン，経口血糖降下薬，GLP-1受容体作動薬，スライディングスケール

A 病態・状況の把握と治療目標

1 糖尿病と周術期合併症

- 糖尿病患者は非糖尿病患者と比べ，心臓，腎臓をはじめ全身の臓器障害を合併していることが多い．
- コントロール不良の糖尿病を合併すると，周術期の感染症や，術後の心血管疾患発症や死亡リスクが有意に上昇する[1]．

2 周術期における血糖変動の要因とリスク

- 手術侵襲や全身麻酔によるストレスにより，インスリン拮抗ホルモン（カテコラミンやコルチゾール，グルカゴン，成長ホルモン）や炎症性サイトカイン（腫瘍壊死因子（tumor necrosis factor：TNF）-αやインターロイキン（interleukin：IL）-6）の分泌が促進される．これらの液性因子は，膵β細胞でのインスリン分泌低下や末梢組織でのインスリン抵抗性を惹起し，血糖上昇に働く．この状態は，外科的糖尿病と呼ばれる．
- 術後に感染症を併発すると，さらに高血糖をきたしやすくなる．

- カテコラミンやグルカゴン，成長ホルモンには，脂肪分解を促進する作用もある．周術期にはインスリン作用も低下していることから，糖尿病性ケトアシドーシスの発症リスクが高い状態となる．

> **Advise**
> 1型糖尿病などのインスリン依存状態では，絶食中も必ず基礎インスリンを投与しつづける必要がある．

- 術後の完全静脈栄養や経腸栄養は血糖上昇をきたしやすく，適切なモニタリングを怠ると，高浸透圧高血糖状態に至る例もある．
- 外科的糖尿病の状態は3日～1週間で改善するが，その後インスリン必要量が急激に低下するため，同じ用量でインスリンを投与しつづけると低血糖を起こすリスクが高くなる．
- 全身麻酔中や鎮静薬，鎮痛薬が投与されている間は，患者は低血糖を感知したり，症状を訴えたりすることができない．重篤な低血糖は，不整脈や心血管疾患，けいれん，遷延性意識障害などの合併症の原因となる．

3 糖尿病の病態や治療状況，合併症の把握

- 周術期の血糖コントロールを開始する前に，糖尿病の病態や治療状況，合併症などを把握しておく．
  ①病型は1型か2型か，その他の原因による糖尿病か
  ②インスリン依存状態か非依存状態か
  ③糖尿病の慢性合併症（糖尿病網膜症，糖尿病性腎症，糖尿病性神経障害，冠動脈疾患，末梢動脈疾患など）の把握
  ④経口血糖降下薬や注射薬の種類と用量
  ⑤直近のHbA1c（過去1ヵ月以内に検査していなければ測定）
  ⑥尿ケトン体，尿糖の有無
  ⑦血糖自己測定の記録
  ⑧低血糖の既往や頻度，重症度

4 手術内容や麻酔方法の把握

- 術式や手術時間，絶飲食期間などを確認しておく．糖尿病患者の手術は，絶飲食の時間を最小限に抑えるために，午前中のなるべく早い時間に予定するのが望ましい．
- 全身麻酔，硬膜外麻酔，局所麻酔など，麻酔方法についても確認しておく．

5 周術期における血糖コントロールの目標

- 周術期の血糖コントロールの目的は，低血糖および著明な高血糖を回避し，適切な血糖値を維持することにより，感染症などの術後合併症や糖尿病性ケトアシドーシス，高浸透圧高血糖状態の発症を防ぐことである．
- 米国糖尿病学会（ADA）では，待機手術の場合はHbA1c 8％未満を目標としている[2]．ただし，HbA1cが示しているのは過去1～2ヵ月の血糖コントロール状況であることに

留意する必要がある.
- 日本糖尿病学会は，術前血糖コントロールの目標を，①空腹時血糖値140 mg/dL 未満，随時血糖値180 mg/dL 未満，②尿糖1＋以下，または尿糖排泄率が1日の糖質摂取量の10 ％以下，③尿ケトン体陰性としている．一方で，①尿ケトン体陽性，②食前血糖200 mg/dL 以上，食後血糖300 mg/dL 以上のいずれかの場合には，手術の延期を勧めている[3]．
- 術中は，血糖値140〜180 mg/dL を目標とする．術後は，術前に準じて空腹時血糖値140 mg/dL 未満，随時血糖値180 mg/dL 未満を目標とする．
- ADA のガイドラインでは，周術期の目標血糖値を100〜180 mg/dL と定めている[2]．

B 治療方針の立て方

- 手術の大小にかかわらず，周術期には経口血糖降下薬やGLP-1 受容体作動薬をすべて中止し，強化インスリン療法に変更することが原則である[3]．
- 待機手術で，血糖コントロールが不良の場合には，手術に先行して内科での教育入院を行うことが望ましい．
- 手術当日から術後経口摂取開始となるまでは，原則的に経静脈的に速効型インスリンを投与し，血糖コントロールを行う．
- 経口摂取再開後は，なるべく早期に強化インスリン療法を再開する．
- 食事摂取が安定してきたら，術後合併症や日常生活活動度（activities of daily living：ADL）を再評価し，退院に向け徐々に経口血糖降下薬などに切り替えていく．

C 糖尿病治療薬の選択法

1 術前血糖コントロール

- 原則として，経口血糖降下薬やGLP-1 受容体作動薬はすべて中止し，体重1 kg あたり0.1〜0.2 単位/日のインスリンを皮下注射で投与開始する．（超）速効型インスリンを中心とし，中間型インスリンまたは持効型溶解インスリンを適宜追加する．
- 経口血糖降下薬を多剤服用中の場合，血糖コントロールが良好であっても，インスリンへの切り替えによって血糖が不安定になることがある．インスリンへの切り替えは，少なくとも手術予定日の1週間以上前から余裕をもって行う．
- 周術期は，低酸素血症や腎血流量低下に伴う腎機能障害などが原因で，血中乳酸濃度の上昇をきたしやすくなる．メトホルミンは外科手術の前後では禁忌であり[4]，遅くとも手術2日前には休薬することが望ましい．
- SGLT2 阻害薬は，脱水や正常血糖ケトアシドーシスを誘発するおそれがある．遅くとも手術の3〜4日前には中止する[2,3]．
- 手術前日の夜を最後に，（超）速効型インスリンの投与は終了する．持効型溶解インスリンは，原則として手術当日朝までは投与を継続する．ただし高用量を用いている場合は，低血糖のおそれがあるため，80 ％程度に減量するなどの対応が必要である．

> **Advise**
>
> 持効型溶解インスリンは，作用時間が比較的短いインスリン デテミルやインスリン グラルギン U100 が，①短期間でタイトレーションができること，②手術日以降への持ち越しが少ないことなどから，使用しやすい．混合型インスリンを使用している場合も，強化インスリン療法に変更することが望ましい．

- 食事療法のみで血糖コントロールが良好である場合は，術前の薬物治療は必要ない．

2 術中血糖コントロール

- 小手術の場合には，術中・術後を通して，5％ブドウ糖添加の輸液が基本となる．手術時間が長い大手術の場合は，1日あたり150〜250gのブドウ糖輸液が必要となる．
- 安定した血糖値を維持するために，別ルートから速効型インスリンを持続静注する．術前のインスリン投与量を参考に，ブドウ糖5〜10gあたり速効型インスリン1単位の割合で投与開始する．
- 1〜2時間ごとに血糖測定を行い，目標血糖値（140〜180 mg/dL）を維持できるように，別ルートからのインスリン投与速度を調節する．
- カリウムはブドウ糖50gに対して10 mmolを目安に投与し，適宜モニタリングしながら調節を行う．

3 術後血糖コントロール

- 術後も輸液を継続する場合は，術中のインスリン必要量を参考にして，持続静脈内インスリン注入を行う．一般病棟で，持続静脈内インスリン注入による管理が困難な場合は，輸液バッグ内に速効型インスリンを混注する．
- 食事が再開されたら，インスリンの皮下注射を再開する．

> **Pitfall**
>
> 一般外科手術後の2型糖尿病患者を対象に行われた無作為コントロール試験により，受動的なスライディングスケール法単独に比べて，強化インスリン療法は術後の血糖値をより改善し，合併症も抑制することが示された[5]．食事摂取が不安定な場合も，スライディングスケール法単独によるインスリン投与は最小限にとどめ，できるかぎり早期に強化インスリン療法を再開する．

- 食事摂取が安定してきたら，全身状態や術後合併症，ADLを再評価し，徐々に経口血糖降下薬やGLP-1受容体作動薬に変更していく（表Ⅲ-14-1）．その方法を以下に挙げる．
  ① ビグアナイド薬（メトホルミン）は，術後3日目以降，食事が十分に摂取できれば，腎機能（eGFR）の確認後に内服を再開する．心不全や呼吸不全，著明な腎機能障害や肝機能障害を合併している場合は再開しない．また，消化器系の副作用を避けるため，少量から再開する．
  ② チアゾリジン薬は，体液貯留をきたしやすく，心不全を悪化させる可能性がある．術後の心機能を確認して，内服を再開する．

表Ⅲ-14-1 ● 周術期における経口血糖降下薬および GLP-1 受容体作動薬の注意するべき副作用と再開の目安

分類	注意するべき副作用	再開の目安
ビグアナイド薬	乳酸アシドーシス 悪心・嘔吐・下痢など消化器症状	術後3日目以降,十分な食事摂取が可能になってから再開.腎機能障害や心不全,呼吸不全,重篤な肝機能障害がないことを確認し,消化器系の副作用を避けるため少量より再開する
チアゾリジン薬	体液貯留,浮腫	十分な食事摂取が可能となってから再開.心不全のリスクがある場合は再開しない
スルホニル尿素(SU)薬	(遷延性)低血糖	十分な食事摂取が可能となってから再開
速効型インスリン分泌促進薬(グリニド薬)	低血糖	十分な食事摂取が可能となってから再開
DPP-4阻害薬	一部薬剤(サキサグリプチン,アログリプチン)で心不全増悪リスク上昇の可能性あり.頻度はきわめて低いが,急性膵炎リスク上昇の報告あり	十分な食事摂取が可能となってから再開
イメグリミン	悪心・下痢・便秘など消化器症状	十分な食事摂取が可能となってから再開
α-グルコシダーゼ阻害薬	腹部膨満,放屁増加,下痢,便秘,腸閉塞様症状	十分な食事摂取が可能となってから再開
SGLT2阻害薬	脱水,糖尿病性ケトアシドーシス,尿路感染症,性器感染症	十分な食事摂取が可能となってから再開
GLP-1受容体作動薬 長時間作用型GLP-1受容体作動薬	悪心・嘔吐,下痢など消化器症状	十分な食事摂取が可能となってから再開.開腹手術後は少量から慎重に再開する.特に長時間作用型の再開は慎重を要する
長時間作用型GIP/GLP-1受容体作動薬	悪心・嘔吐・下痢など消化器症状	十分な食事摂取が可能となってから再開.開腹手術後は少量から慎重に再開する.特に長時間作用型の再開は慎重を要する

③スルホニル尿素(SU)薬は,作用時間が長く,血糖非依存性にインスリン分泌を促進するため,遷延性低血糖を起こすおそれがある.術後,安定した食事摂取ができることを確認し,少量から内服を再開する.

④速効型インスリン分泌促進薬(グリニド薬)は,低血糖を起こす可能性があり,安定した食事摂取ができるようになってから再開する.

⑤DPP-4阻害薬は,単独では低血糖のリスクは低い.しかし,一部の薬剤(サキサグリプチン,アログリプチン)は心不全増悪のリスクを高める可能性があることが報告されており,注意を要する.頻度はきわめて低いが,急性膵炎のリスクを高める可能性も指摘されている.

⑥イメグリミンは,悪心や下痢,便秘などの消化器症状の副作用がある.また,イメグリミンはメトホルミンと類似した構造を有しており,作用機序の一部が共通している可能性がある.臨床試験では乳酸アシドーシスの発現は認められていない.

⑦α-グルコシダーゼ阻害薬は,腹部膨満や放屁増加,下痢,便秘などの消化器症状の副作用がある.まれではあるが,腸閉塞も報告されており,開腹手術後は原則として再開しない.

⑧SGLT2阻害薬は,脱水や正常血糖ケトアシドーシス,尿路・性器感染症のリスクがある.これらを考慮したうえで慎重に内服を再開する.

⑨GLP-1受容体作動薬やGIP/GLP-1受容体作動薬は,消化管運動を抑制する作用があ

り，消化管手術後の回復を妨げるおそれがある．食事摂取が十分に改善した後，少量から開始する．特に weekly 製剤（長時間作用型）の再開には慎重を要する．

D その他考慮するべき点への対応

1 完全静脈栄養への対応

- 周術期に完全静脈栄養を行う際は，1号液から開始し，徐々に必要量までカロリーを増やしていく．インスリンは輸液バッグに混注するのが簡便であるが，輸液バッグやルート，フィルター内にインスリンが一部吸着することがあるため，別ルートから投与する方が血糖値は安定する．完全静脈栄養の開始時やカロリーアップを行う場合には，6～8時間ごとに血糖測定を行い，適切な血糖値が維持できるようにインスリン投与量を調節する．血糖値が落ち着いても，1日1回は血糖値を確認する．

2 経管栄養への対応

- 経管栄養は，経口摂取に比べ，急激な血糖上昇をきたしやすいので注意を要する．血糖上昇が軽度の場合は，経口血糖降下薬でも対応可能であるが，血糖コントロールが不良の場合はインスリンを用いる．経管栄養を間欠的に投与する場合は，投与開始前に速効型あるいは超速効型インスリンを使用する．持続投与の場合は，持効型溶解インスリンの1日1回注射でもよい．

E 絶食検査時の薬剤中止と再開

- 表Ⅲ-14-2 に絶食検査時の薬剤中止と再開の目安を示す．

> **Memo**
>
> **腎機能低下（eGFR 30～60 mL/分/1.73 m^2）症例における**
> **ヨード系造影剤投与時のメトホルミンの扱い**
>
> 造影 CT や血管造影などでヨード系造影剤を使用する検査を行う際，腎機能低下（eGFR 30～60 mL/分/1.73 m^2）を合併している患者では，ヨード系造影剤投与後 48 時間はメトホルミンを再開せず，腎機能悪化が懸念される場合には eGFR を測定し腎機能を評価した後に再開する[4]．

（登丸琢也）

表Ⅲ-14-2 ● 絶食検査時の糖尿病治療薬の中止と再開の目安

分類	検査前日まで	検査当日の朝	再開の目安
ビグアナイド薬	通常通り内服	内服しない	食事開始後（昼以降）に再開．ヨード系造影剤を使用する場合は中止と再開に注意する
チアゾリジン薬	通常通り内服	内服しない	食事開始後（昼以降）に再開．朝の分を昼に内服も可
スルホニル尿素（SU）薬	通常通り内服	内服しない	食事開始後（昼以降）に再開
速効型インスリン分泌促進薬（グリニド薬）	通常通り内服	内服しない	食事開始後（昼以降）に再開
DPP-4阻害薬	通常通り内服	内服しない	食事開始後（昼以降）に再開．朝の分を昼に内服も可
α-グルコシダーゼ阻害薬	通常通り内服	内服しない	食事開始後（昼以降）に再開
SGLT2阻害薬	通常通り内服	内服しない	食事開始後（昼以降）に再開．朝の分を昼に内服も可
GLP-1受容体作動薬 長時間作用型GLP-1受容体作動薬	通常通り注射	注射しない	食事開始後（昼以降）に再開．朝の分を昼に注射も可
長時間作用型GIP/GLP-1受容体作動薬	通常通り注射	注射しない	食事開始後に再開
持効型溶解インスリン（朝）	通常通り注射	20％減量し注射	翌日から通常通り再開
持効型溶解インスリン（夕または眠前）	20％減量し注射	注射しない	翌日から通常通り再開
超速効型インスリン 速効型インスリン	通常通り注射	注射しない	食事開始後（昼以降）に再開
混合型インスリン（1日3回）	通常通り注射	注射しない	食事開始後（昼以降）に再開
混合型インスリン（1日2回）	通常通り注射	注射しない	食事開始後（昼以降）に再開．昼に朝の分を半量注射も可

文献

1) Khan, NA et a：Perioperative management of blood glucose in adults with diabetes mellitus. UpToDate, Nathan, DM et al eds, last updated in Apr 15, 2024, https://www.uptodate.com/contents/perioperative-management-of-blood-glucose-in-adults-with-diabetes-mellitus（2024年11月閲覧）
2) American Diabetes Association Professional Practice Committee：16. Diabetes care in the hospital：Standards of Care in Diabetes-2024. Diabetes Care 47：S295-S306, 2024
3) 日本糖尿病学会 編・著：糖尿病専門医研修ガイドブック 日本糖尿病学会専門医取得のための研修必携ガイド，改訂第9版，診断と治療社，2023
4) 日本糖尿病学会ビグアナイド薬の適正使用に関する委員会：メトホルミンの適正使用に関するRecommendation，2020年3月18日改訂，https://www.jds.or.jp/modules/education/index.php?content_id=132（2024年8月閲覧）
5) Umpierrez, GE et al：Randomized study of basal-bolus insulin therapy in the inpatient management of patients with type 2 diabetes undergoing general surgery（RABBIT 2 surgery）. Diabetes Care 34：256-261, 2011

Ⅲ 病態・状況別の薬物療法

15 シックデイ時の薬剤調整

ポイント

- シックデイの対応は，患者教育がきわめて重要である．
- 頻回インスリン注射中にある1型糖尿病では，糖尿病性ケトアシドーシス（DKA）の発症を阻止するため，シックデイにあっても基礎インスリンを中止してはならない．
- シックデイでは，血糖値や食事摂取量に応じて，インスリン投与量をフレキシブルに調節する．
- メトホルミンおよび同薬を含有する配合薬は，乳酸アシドーシスを引き起こすおそれがあるため，シックデイでは原則として服薬を中止する．
- SGLT2阻害薬および同薬を含有する配合薬は，正常血糖ケトアシドーシス発症のリスクがあり，シックデイでは原則として服薬を中止とする．

Keyword

シックデイルール，患者教育，糖尿病性ケトアシドーシス（DKA），正常血糖ケトアシドーシス，高浸透圧高血糖状態（HHS），低血糖，乳酸アシドーシス

A 病態・状況の把握と治療目標

1 シックデイの病態

- シックデイとは，種々の急性感染症や胃腸炎（嘔吐，下痢），外傷，疼痛などにより，患者が急性の身体的・精神的なストレスにさらされた状態を指す．
- ストレスに反応した生体内では，コルチゾールやカテコラミンなどのインスリン拮抗ホルモンおよび炎症性サイトカインの産生が亢進する．その結果，インスリン抵抗性が増大し，血糖値が上昇する[1]．
- シックデイでは，上記のインスリン拮抗ホルモンの作用や糖質摂取量の減少により，グルコースの利用が低下する．その結果，脂肪分解が亢進し，血中遊離脂肪酸が増加する．
- 1型糖尿病患者やインスリン依存性2型糖尿病患者が，シックデイの際にインスリンを不適切に中止すると，インスリン作用の極度の低下とインスリン拮抗ホルモンの過剰により，高血糖と高遊離脂肪酸血症をきたす．インスリン欠乏下では，遊離脂肪酸は肝臓で急激な酸化を受け，ケトン体が生成されて糖尿病性ケトアシドーシス（diabetic ketoacidosis：DKA）発症の危険性が高まる．
- シックデイでSGLT2阻害薬を中止しない場合に，血糖上昇を伴わない（血糖250 mg/dL未満）正常血糖ケトアシドーシス（euglycemic ketoacidosis）を発症する可能性がある[2]（本項C「糖尿病治療薬の調整法」参照）．これは1型糖尿病，2型糖尿病のいず

れにも生じうる．
- 高齢の2型糖尿病患者がシックデイに陥ると，口渇の自覚症状に乏しく，飲水行動が減少していることから，著しい脱水に陥りやすい．脱水による著しい腎血流量の低下がグルコース排泄を低下させ，さらに高血糖を増悪させ，高浸透圧高血糖状態（hyperosmolar hyperglycemic state：HHS）を引き起こす危険がある[1]．
- メトホルミンによる乳酸アシドーシスの発症例では，シックデイの急激な脱水に起因する急性腎不全や，心不全，呼吸不全に伴う低酸素などの関与が知られている．
- シックデイでは，嘔吐や下痢，食欲不振などにより必要なエネルギーが摂取できないことがある．その場合，スルホニル尿素（SU）薬や速効型インスリン分泌促進薬（グリニド薬）などの経口血糖降下薬の減量や中止，およびインスリン投与量の調整などの適切な対応がなされないと，低血糖を生じることがある．
- 高血糖状態では逆に，シックデイの原因疾患の病態にも悪影響を及ぼす．例えば，感染症や創傷の治癒が遅れ，炎症が持続することで，両者は悪循環を形成する．

2 治療目標

- 適切な薬剤調整を行い，高血糖や低血糖を避け，できるだけ良好な血糖コントロールを得ることで，シックデイと原因疾患との悪循環を断つ．
- シックデイの究極の治療目標は，1型糖尿病患者では DKA を阻止することである．また，2型糖尿病患者では，HHS やメトホルミンによる乳酸アシドーシス，SGLT2 阻害薬による正常血糖ケトアシドーシスの発症を阻止することである．

B 治療方針の立て方

1 患者教育

- シックデイの最も重要な対応法は，患者教育である．
- 十分な水分摂取（1日 1.5〜2 L 以上）により，脱水を防ぐ．ただし，糖類の濃度が高い清涼飲料水の多飲は，ケトーシスや DKA の誘因となるため注意が必要である．
- 粥やうどん，スープ，ジュース，アイスクリームなど，食べやすく消化の良いものを少しずつ摂取することにより，糖質や電解質を補充する．
- 強化インスリン療法中の1型糖尿病患者には，①食事が摂れなくても基礎インスリンを中断しないこと，②血糖自己測定（self-monitoring of blood glucose：SMBG）により血糖値を3〜4時間ごとに測定し，その都度，速効型または超速効型インスリンの投与量を調節すること，③可能であれば尿ケトン体や血中ケトン体をチェックすることなどを，シックデイルールとして普段から伝えておく．食事摂取量が少なくても血糖値が上昇する場合があることも，患者にとって重要な情報である（本項 A-1「シックデイの病態」参照）．

シックデイ時の血中ケトン体自己測定

2022年4月より、インスリンにSGLT2阻害薬を併用している1型糖尿病患者の血中ケトン体自己測定が可能となり、DKA防止に役立てられるようになった。SMBG機器のなかには、血中ケトン体測定が可能な機種もある。

- 2型糖尿病患者では、糖尿病治療薬は多種多様であり、薬剤の種類ごとに対応が異なることを注意深く伝える（本項C「糖尿病治療薬の調整法」参照）。

シックデイ時の生活上の注意点や薬剤調整、緊急時の連絡先などについて、あらかじめ文書にして患者や家族に渡しておくとよい。教育入院終了時などは、シックデイルールについて説明する良い機会である。

2 シックデイ時の情報収集と指示

- シックデイ時の対応で相談を受けた医師は、患者の全身状態や治療内容、血糖値などの情報を把握するように努める。特に、意識障害や脱水症状の有無、食事や水分の摂取が可能か否かなどの情報が重要である。
- 1型糖尿病患者では、使用中のインスリンの種類や投与量、SGLT2阻害薬服用の有無について確認する。
- 2型糖尿病患者では、糖尿病治療薬の種類や投与量を聴き取る。SMBGを使用できる患者には、こまめな血糖値の測定を指示する。
- これらの情報を総合的に判断し、薬剤投与量の調整や中止などを指示する（本項C「糖尿病治療薬の調整法」参照）。必要に応じて、医療機関を受診するように勧める（本項D「その他考慮するべき点への対応」参照）。

C 糖尿病治療薬の調整法

- 現在、日本にはシックデイ時の対応に関する詳細なガイドラインはない。「糖尿病専門医研修ガイドブック」[1]や「糖尿病診療ガイドライン」[3]の内容を踏まえた薬剤ごとの用量調整ないし休薬法を表Ⅲ-15-1に示す。
- インスリン治療中の患者において、シックデイ対応で最も重要なことは、安易なインスリン中止によるDKAの発症を阻止することである。
- 経口血糖降下薬を服用中の場合は、ビグアナイド薬による乳酸アシドーシス、あるいはSGLT2阻害薬による正常血糖ケトアシドーシス、SU薬やインスリンによる低血糖にも注意する。
- 経口血糖降下薬の休薬中に血糖値が上昇する場合は、原則としてインスリンを用いた血糖コントロールが必要となる。
- シックデイの原因疾患が治癒し、代謝異常が改善して食事摂取が可能となった時点で、シックデイ前の糖尿病治療薬を再開する。

表Ⅲ-15-1 ● シックデイ時の経口血糖降下薬およびGLP-1受容体作動薬の減量・中止の目安

薬剤の種類	〈通常時と比較した食事摂取量〉薬剤の内服・注射量		
	〈2/3以上〉	〈1/2以上〉	〈0〜1/2〉
スルホニル尿素（SU）薬	通常量	半量	中止
速効型インスリン分泌促進薬（グリニド薬）	通常量	半量	中止
α-グルコシダーゼ阻害薬	食欲不振・消化器症状があれば中止（食欲があり消化器症状がなければ通常量を内服）		
ビグアナイド薬	中止		
チアゾリジン薬	通常量	通常量でも可	中止
DPP-4阻害薬	通常量	通常量でも可	中止
SGLT2阻害薬	中止		
イメグリミン	食事が摂れず脱水の懸念がある場合は中止		
配合薬（経口薬）	各配合薬の成分による．特にメトホルミン，SGLT2阻害薬の配合薬は注意が必要		
GLP-1受容体作動薬（経口薬，注射薬）	通常量	通常量でも可	中止
GIP/GLP-1受容体作動薬	通常量	通常量でも可	中止

1 SU薬，グリニド薬

● 食事摂取量が不足した状態で通常量を服用すると，低血糖を起こす可能性がある．食事摂取量が通常の半分程度の場合は，通常の半量を内服し，食事摂取量がそれ以下になる場合は内服中止を指示する．

2 α-グルコシダーゼ阻害薬

● 食欲不振や嘔吐・下痢・腹痛などの消化器症状を認める際は，中止を指示する．
● 食欲があり，消化器症状がなければ，通常量を内服する．

3 ビグアナイド薬（メトホルミン）

● シックデイ時には必ず中止するように指導する．
● シックデイでは，脱水によってeGFRが低下すると，ビグアナイド薬の血中濃度が急速に上昇する．乳酸アシドーシス（血清乳酸値45 mg/dL以上，pH 7.35未満）は，致死率約25％と報告される重篤な副作用であり，特に注意が必要である[3]．eGFRが60 mL/分/1.73 m^{2}以上であっても，シックデイ時にはビグアナイド薬は中止しなくてはならない[4]．

4 チアゾリジン薬

● 単独投与では低血糖をきたしにくいが，食事摂取量が通常の半分未満の場合は中止してよい．薬剤中止後も作用はしばらく持続するため，数日間中止しても血糖値に大きな影響はない．

5 DPP-4阻害薬

● 単独投与では低血糖をきたしにくいため，シックデイ時も投与しやすい．食事摂取量が

通常の半分未満の場合は，中止する．

6 SGLT2 阻害薬

- シックデイの際は必ず中止するように指導を行う．
- SGLT2 阻害薬は，尿中へのグルコース排泄亢進による浸透圧利尿作用を有するため，脱水をきたしやすい．また，グルコース不足により脂肪分解と遊離脂肪酸の β 酸化が促進され，血中ケトン体が上昇しやすい．シックデイに伴う食事（糖質）摂取不足や脱水は，さらに血中ケトン体の上昇を促進する．
- インスリン作用不足によるケトアシドーシスは高血糖を伴うが，SGLT2 阻害薬使用患者では血糖上昇を伴わなくても（血糖 250 mg/dL 未満でも）ケトアシドーシスに陥る可能性があり（正常血糖ケトアシドーシス），注意を要する[2]．

7 イメグリミン

- メトホルミンと類似した構造を有しており，ミトコンドリアを一部介して，膵 β 細胞における血糖依存性インスリン分泌促進作用や，肝臓や骨格筋におけるインスリン抵抗性改善作用を発揮する．臨床試験では乳酸アシドーシスの副作用は報告されていないが，食事が摂れず，脱水の懸念がある場合は中止する[1,3]．

8 配合薬（経口薬）

- メトホルミンや SGLT2 阻害薬を含有している配合薬は，シックデイ時に中止が必要である．

9 GLP-1 受容体作動薬（経口薬・注射薬）

- DPP-4 阻害薬と同様に，単独では低血糖を起こしにくいが，DPP-4 阻害薬よりも消化器症状を起こしやすい．食欲不振や嘔吐・下痢などの消化器症状が強い場合は中止する．

10 GIP/GLP-1 受容体作動薬

- GLP-1 受容体作動薬と同様に，単独では低血糖を起こしにくいが，食欲不振や嘔吐・下痢などの消化器症状が強い場合は中止する．

11 インスリン（表Ⅲ-15-2）

【超速効型インスリン・速効型インスリン】

- SMBG を適切に行い，血糖値に応じたインスリン投与量の調整法を指示する．シックデイ時は種々の要因により血糖上昇をきたしやすい．そのため，食事摂取量にかかわらず，通常より多いインスリン投与量が必要になることもある．
- （超）速効型インスリンは，主に食後の血糖上昇を抑制するために用いる．食事摂取量が安定しない場合には，食事摂取量に応じて食後に注射することもある．食事摂取量が半分であれば，インスリン投与量も半分にするなどの指示をする．血糖とインスリン作用のピークがずれると低血糖の原因となるため，注意が必要である．
- 食事が摂れないにもかかわらず高血糖の場合は，補正のため少量のインスリンを追加する．

表Ⅲ-15-2 ● 強化インスリン療法中の患者における食事摂取量に基づくインスリン投与量の調整例

注射時間帯		超速効型インスリン（単位）			持効型溶解インスリン（単位）
		朝	昼	夕	朝
インスリン		インスリン アスパルト	インスリン アスパルト	インスリン アスパルト	インスリン デグルデグ
通常時と比べた食事摂取量	全量	10	8	8	12
	2/3以上	8〜10	6〜8	6〜8	12
	1/2以上	6〜8	4〜6	4〜6	12
	1/3以下	4〜6	2〜4	2〜4	10
	0	0〜4	0〜2	0〜2	10

食事摂取量に加えて，血糖自己測定（SMBG）による血糖値も参考にインスリン投与量を決める．

【持効型溶解インスリン・中間型インスリン】
- 持効型溶解インスリンや中間型インスリンは基本的には中止しない．食事摂取量が極端に少ないとき，低血糖が出現するときは，通常使用量の6〜8割に減らす．特に1型糖尿病患者には，基礎インスリンを中止しないように，普段から繰り返し指導をしておくことが重要である．

【混合型インスリン】
- （超）速効型インスリンの比率が50％以上のインスリン製剤では，（超）速効型インスリンと同じように，食事摂取量あるいは血糖値にあわせた投与量の調整を行う．一方，（超）速効型インスリンの比率が低い製剤（25，30％）では，低血糖に注意しながら，持効型溶解インスリン・中間型インスリンに準じた減量を行う．

12 持効型溶解インスリン/GLP-1受容体作動薬配合注射薬

- GLP-1受容体作動薬を配合しているため，食欲不振，嘔吐，下痢などの消化器症状が強い場合は，減量や中止が必要となる．中止する場合には，基礎インスリンが途絶えてしまうため，患者の状況により個別の対応が必要である．持効型溶解インスリンに変更し，必要量を投与するなどの対応が望ましい．

D その他考慮するべき点への対応

1 受診の判断と入院の適応

- 以下のような場合は，医療機関の受診を指示する[1]．
  - ①発熱や嘔吐・下痢，疼痛などの症状が強く，改善の傾向がみられないとき
  - ②食事摂取が困難なとき
  - ③脱水の症状が強いとき
  - ④意識レベルの低下があるとき
  - ⑤高血糖（血糖値＞350 mg/dL）が続くとき
  - ⑥血中ケトン体高値，または尿中ケトン体陽性のとき
- 受診した際は，バイタルサインや意識障害，脱水の程度などを確認する．次いで血糖値と尿ケトン体（可能であれば血中ケトン体），一般血液生化学検査と，必要に応じて血

液ガス検査を行う．
- 検査結果を待つ間に十分な補液を行う．血糖値が高い場合は，生理食塩水に少量の速効型インスリンを混注し，高血糖と脱水を補正する．経口摂取が不十分な場合は，高血糖がなければ（血糖値＜250 mg/dL），ブドウ糖を配合した等張電解質輸液に速効型インスリンを混注し，補液を行う．
- 以下のような場合は，入院治療が必要である[1,3]．
  ①DKA
  ②HHS
  ③重症感染症を伴うとき
  ④脱水が高度で，経口摂取が困難なとき
  ⑤小児や高齢者で，経口摂取が困難なとき

（登丸琢也）

文献

1) 日本糖尿病学会 編・著：糖尿病専門医研修ガイドブック 日本糖尿病学会専門医取得のための研修必携ガイド，改訂第9版，診断と治療社，2023
2) 日本糖尿病学会SGLT2阻害薬の適正使用に関する委員会：糖尿病治療におけるSGLT2阻害薬の適正使用に関するRecommendation，2022年7月26日改訂，https://www.jds.or.jp/modules/education/index.php?content_id=132（2024年8月閲覧）
3) 日本糖尿病学会 編・著：糖尿病診療ガイドライン2024，南江堂，2024
4) 日本糖尿病学会ビグアナイド薬の適正使用に関する委員会：メトホルミンの適正使用に関するRecommendation，2020年3月18日改訂，https://www.jds.or.jp/modules/education/index.php?content_id=132（2024年8月閲覧）

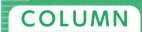

災害時の糖尿病治療薬の考え方

災害時に糖尿病患者は，食事・運動療法だけでなく薬物治療でも多くの制限を受ける．平時通りの治療が実践できないことで急性の代謝失調を引き起こすなど，糖尿病患者は災害弱者としての側面をもつ．

A．平時（災害前）の糖尿病治療薬の準備

災害時に治療薬を確保するためには，自治体レベルなど地域での準備が大切である．一方で，患者個人でも普段使用している薬品の備蓄を心がける必要がある．飲み忘れて余った薬なども加えて1〜2週間分を備蓄しておくとよい．インスリン使用者の場合，インスリンよりも注射針，血糖測定用チップ，穿刺針，アルコール綿などの消耗品が不足しやすい．普段から必要量をインスリンとともに備蓄しておく．

準備した薬を避難先で使い切ってしまった場合，被災地では医療ボランティア等の医療者に自分が使用している薬の内容を正しく伝える必要がある．そのためには，薬剤情報提供書やお薬手帳の最新ページのコピーなどを普段から携帯するとよい．インスリン使用者は，インスリンの単位も正しく伝えられるようメモしておく．

インスリンポンプなど特殊な機器を用いている場合，被災時には必要な品が入手しにくくなる．インスリンペン型注入器と注射針も準備し，平時から使用に慣れておく．

B．災害時の糖尿病治療

1．治療目標と治療方針の立て方

災害の急性期や亜急性期には，急性代謝障害や低血糖，脱水，感染症などの急性合併症を避けることが糖尿病の治療目標となる．血糖自己測定（self-monitoring of blood glucose：SMBG）や，持続グルコース測定（continuous glucose monitoring：CGM）などにより血糖値を把握できる場合には，普段よりやや高めの血糖値を管理目標とする．避難の状況が中長期的に続くときには，できる限り平時に近い血糖値を目指す．

災害時には，食事・運動療法も平時のようには実施できないことが多く，高血糖と低血糖がともに発症しやすくなる．平時に内服している薬物が入手できる場合には原則として継続するが，新規の薬物選択が必要なときには低血糖リスクや副作用が少ない薬物を選択する．糖尿病治療薬は種類により災害時に注意するべきことが異なるため，以下に記す．

2．糖尿病治療薬（経口血糖降下薬，GLP-1受容体作動薬）の使用法

DPP-4阻害薬は，単剤では低血糖のリスクが低い．急激に発症する副作用も少ないため，災害時の第一選択となりうる．スルホニル尿素（SU）薬などとの併用時には，重症低血糖の頻度が高まることに注意が必要である．

SU薬と速効型インスリン分泌促進薬（グリニド薬）は，血糖値に関係なくインスリン分泌を促進するため，低血糖への注意が重要である．食事量や食事時間が不規則な場合，普段の1/3〜1/2まで減薬し，食事量が平時の半分以下の場合には中止する．高齢者では特に重症低血糖に注意する．

ビグアナイド薬は，乳酸アシドーシスの発症予防に配慮することが，災害時には特に重要になる．脱水時やシックデイの際には早めの休薬が望ましく，新規の処方は避けた方がよい．

α-グルコシダーゼ阻害薬は，他剤との併用時に低血糖が生じた場合，ブドウ糖の経口摂取による対応が必要になる．中止しても急激に血糖値が上昇する可能性は低く，避難生活などでは休薬する方

が無難であろう．

　チアゾリジン薬は，避難生活での塩分過剰摂取による浮腫や，運動不足による体重増加などの徴候がある場合に休薬し，他剤への変更を検討する．

　SGLT2阻害薬は，災害時には避難生活に伴う脱水と，排泄や入浴の制限に伴う尿路・性器感染症のリスクに注意が必要である．**定期的な飲水と排尿**を促すとともに，**感染の徴候がある場合には速やかに休薬**する．

　GLP-1受容体作動薬は，近年，注射製剤ではweekly製剤が主体となっている．単剤での低血糖リスクが低いなど，**被災状態での使用にもメリット**がある．同薬の使用で血糖値が安定している場合には継続できる．一方，注射製剤の場合，**保管場所**や**医療廃棄物**の管理に注意が必要である．

3. インスリンの使用法

　1型糖尿病などインスリン依存状態の患者にとって最も大切なのは，被災により食事が摂れない場合でも，**基礎インスリンを絶対に中止しないこと**である（血糖値に応じて減量することはある）．一方，毎食前の追加インスリンは，例えば食後に注射するなど状況にあわせて臨機応変に注射する．2型糖尿病であってもインスリン依存状態が疑われる患者では，1型糖尿病に準じた注射法になる．安易にインスリンを中止し，経口血糖降下薬に切り替えることがあってはならない．インスリン非依存状態でインスリン使用中の患者には，超速効型インスリンが最も使い勝手がよい．1種類のインスリンしか準備できないような場合には，超速効型インスリンを選ぶ．

　注射針が不足する場合，自分で使用したものは繰り返し使用することもやむを得ない．ただし，他人の注射針やインスリンを使用してはならない．災害時には，インスリンの冷所保存に難渋することがある．冷蔵庫がない環境であっても，直射日光や高温，凍結を避ければ，室温保存で4週間は使用可能である．

C. 日本糖尿病学会と日本糖尿病協会の役割

　日本糖尿病学会と日本糖尿病協会は，東日本大震災の際に被災地にインスリンを届けるなど，精力的に貢献をしてきた．また，災害時に糖尿病の専門治療をサポートする糖尿病医療支援チーム（Diabetes Medical Assistance Team：DiaMAT）を組織し，被災地への派遣を行っている．さらに，「糖尿病医療者のための災害時糖尿病診療マニュアル」を作成し，災害時の糖尿病診療に必要な知識の普及に努めている[1]．

D. おわりに

　災害に向けての準備や，災害時の注意点は，医療従事者が知っているだけでは不十分である．糖尿病患者一人ひとりがそれらを理解し，実践して初めて役に立つ．しかし，日常の糖尿病診療では，医療従事者が災害について話をする時間が十分にとれないことが多い．そのため，災害時糖尿病医療に関するパンフレットを配布する，糖尿病患者会で災害対策について話題にするなど，通常診療とは別に災害時治療に関する知識の普及に努める工夫が必要であろう．

（薄井　勲）

文　献

1）　日本糖尿病学会ほか 編・著：糖尿病医療者のための災害時糖尿病診療マニュアル2024．文光堂，2024

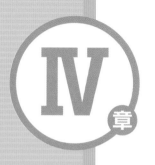

IV章 症例から考える薬物療法

IV 症例から考える薬物療法

1 健診で初めて糖尿病を指摘された症例

◆ 症例提示

▶ **60歳，女性．職業：主婦**

〈現病歴〉
58歳時，住民健診で空腹時血糖が高めであることを指摘されていたが，自己判断で医療機関を受診していなかった．60歳時，再度健診で空腹時血糖142 mg/dL，HbA1c 7.6 %を指摘された．糖尿病に対する精査加療を求め，A病院内科を受診した．

〈生活歴〉
喫煙歴：なし，飲酒：機会飲酒，運動習慣なし．

〈家族歴〉
父と姉：2型糖尿病．

〈現症〉
身長 155 cm，体重 67 kg（20歳時は69 kg），BMI 27.9（20歳時は28.7），ウエスト周囲長 91 cm，血圧 126/64 mmHg，脈拍 75/分．

〈初診時の検査結果〉
血液生化学検査：AST 26 U/L，ALT 35 U/L，γ-GTP 68 U/L，総タンパク 7.1 g/dL，BUN 18 mg/dL，クレアチニン 0.69 mg/dL，eGFR 66.4 mL/分/1.73 m^2，Na 137 mEq/L，K 4.3 mEq/L，尿酸 6.1 mg/dL，空腹時血糖 139 mg/dL，HbA1c 7.5 %，空腹時インスリン（免疫反応性インスリン（IRI））11.5 μU/mL，Cペプチド 4.1 ng/mL．

尿定性検査：糖（＋），タンパク（−），ケトン（−），尿中アルブミン定量 9 mg/gCr．

〈初診時診断〉
20歳の頃からの肥満歴と2型糖尿病の家族歴などから，2型糖尿病と診断した．初診時の血液検査では，Cペプチドインデックス（CPI）は2.9とインスリン分泌は比較的保持されており，HOMA-IRは3.9とインスリン抵抗性ありと診断した．

糖尿病性神経障害は簡易診断（表Ⅳ-1-1）では認めず，糖尿病性腎症はeGFR 66.4 mL/分/1.73 m^2，尿中アルブミン定量 9 mg/gCrからなし，または第1期であった．同院眼科を紹介受診し，糖尿病網膜症はなしと診断された．

> **Advise**
>
> HOMA-IR＝空腹時IRI×空腹時血糖÷405，2.5以上でインスリン抵抗性あり．
> CPI＝血清Cペプチド免疫活性（CPR）÷血糖値×100，0.8未満で治療にインスリン注射が必要．

表IV-1-1 ● 糖尿病性多発神経障害の簡易診断基準

必須項目（以下の2項目を満たす）
1. 糖尿病が存在する．
2. 糖尿病性神経障害以外の末梢神経障害を否定しうる．

条件項目（以下の3項目のうち2項目以上を満たす場合を"神経障害あり"とする）
1. 糖尿病性多発神経障害に基づくと思われる自覚症状
2. 両側アキレス腱反射の低下あるいは消失
3. 両側内踝の振動覚低下（C128音叉にて10秒以下）

注意事項
糖尿病性神経障害に基づくと思われる自覚症状とは
(1) 両側性
(2) 足趾先および足底の「しびれ」「疼痛」「異常感覚」
(3) 上肢のみの症状は取らない

参考項目（以下のいずれかを満たす場合は条件項目を満たさなくても神経障害ありとする）
1. 神経伝導検査で2つ以上の神経でそれぞれ1項目以上の検査項目（伝導速度，振幅，潜時）の異常を認める
2. 臨床的に明らかな糖尿病性自律神経障害がある（自律神経機能検査で異常を確認することが望ましい）

糖尿病性神経障害を考える会 2002年1月18日改訂

◆ 治療経過

　初診外来では，管理栄養士による1,600 kcal/日の食事療法と，医師による30分のウォーキングの指導を行った．その後，1ヵ月に一度の栄養指導と外来受診を指示した．

　2ヵ月後の再診時には，HbA1cは7.3 %，体重は66 kgと十分な改善が認められなかった．そこで，間食を控えるなど食事指導を再度徹底するとともに，インスリン抵抗性の改善を期待してメトホルミン250 mg錠を2錠/朝夕から開始した．

　メトホルミン服用開始2ヵ月後には，空腹時血糖112 mg/dL，HbA1c 6.9 %と血糖コントロールが改善し，体重は64 kgまで減少した．消化器症状などメトホルミンの副作用は認めず，同日にメトホルミンを500 mg錠2錠/朝夕まで増量した．初診から6ヵ月後には，HbA1c 6.5 %とさらなる改善を認めた．初診から3年後の現在に至るまで，投薬内容に変更なく，食事・運動療法も継続されている．体重は61〜63 kgに改善し，HbA1cは6.5〜6.9 %に維持されている．明らかな糖尿病合併症は認めていない．

◆ なぜこの薬が選ばれたのか？　他の治療選択はあったのか？

　糖尿病歴約2年，初回の治療介入を行った2型糖尿病の症例である．治療開始にあたり，2型糖尿病の病型診断と，治療方針の決定に必要な病態（インスリン分泌能とインスリン抵抗性）および糖尿病合併症の評価を行った．その結果，肥満とインスリン抵抗性を伴い（HOMA-IR 3.9），インスリン分泌は比較的保たれている（空腹時CPI 2.9）と判断された．薬剤選択に影響を与えるような糖尿病合併症は認めなかった．

　2型糖尿病の治療では，病態や合併症の状況に応じた食事療法と運動療法を継続的に行うことが重要である．本症例でも，最初の数回の食事・運動療法の指導だけでは十分な治療効果を得ることができなかった．しかし，その後も継続的に指導を行うことで，血糖と体重のコントロールを長く維持することができた．本症例の体重の減少は，メトホルミンによるものではなく，食事・運動療法の成果である．

日本糖尿病学会は2022年，2型糖尿病の薬物選択における新しいアルゴリズムを発表した（2023年には改訂版を発表）（I章-3「糖尿病の治療戦略」図I-3-7参照）．それに従い，本症例の薬剤選択を再度見直してみる．まず本症例は，空腹時CPIが2.9とインスリン分泌は保たれており，インスリン治療の適応はない（空腹時CPI＜0.8でインスリン治療の適応あり）．比較的若年であり，初回の治療介入であることから，目標のHbA1cは6.5%未満とした．Step 1の「病態に応じた薬剤選択」では，症例を非肥満（インスリン分泌不全を想定）と肥満（インスリン抵抗性を想定）に分けるとされている．肥満の基準はBMI≧25であるが，できればHOMA-IRを計算することが推奨されている．本症例の初診時BMIは27.9，HOMA-IRは3.9で2.5以上であることから肥満・インスリン抵抗性と判断した．肥満・インスリン抵抗性の群には，ビグアナイド薬（メトホルミン），SGLT2阻害薬，GLP-1受容体作動薬などの8種類の薬剤が挙げられており，Step 2以降の条件を勘案してそのなかから選択する．Step 2「安全性への配慮」では，低血糖，腎機能障害，心不全などのリスクや合併がある場合に避けるべき薬剤などが挙げられているが，本症例はそれらには該当しない．Step 3「Additional benefitsを考慮するべき併存疾患」では，慢性腎臓病，心不全，心血管疾患に該当する場合に，選択を考慮するべき薬剤を挙げている．これら3疾患を有意に改善させるエビデンスが存在する薬剤が，ここに含まれる．本症例は，これら3疾患の既往をもたず，また明らかなリスク因子ももたないため，選択の根拠にはならない．Step 4「考慮すべき患者背景」では，服薬継続率やコストを考慮する．本症例は専業主婦であるが，夫の収入により経済的な特別な配慮は必要ないと判断した．服薬継続率を考慮するならば，初めての内服開始として，理想的には1日1回の内服が望ましく，逆に毎食前の内服や注射剤などは避けるべきと思われる．以上を勘案し，Step 1の肥満群に挙げられた薬剤のなかから，第一選択薬としてメトホルミンを選択した．

　一方，米国糖尿病学会（ADA）と欧州糖尿病会議（EASD）のアルゴリズムでは，主な治療の目標を心腎保護に置くのか，血糖と体重の管理・維持に置くのかで，選択するべき薬剤が分けられる（I章-3「糖尿病の治療戦略」図I-3-6参照）．上記のStep 3でも述べた通り，本症例には配慮するべき心腎疾患の既往はなく，リスク因子もない．主な治療目標を血糖コントロールに置く場合にはメトホルミンが第一選択とされていることから，本症例で選択されたメトホルミンは欧米のガイドラインにも合致する．

本症例の管理上のポイント

- 2型糖尿病の治療には，基本治療である食事・運動療法が重要．
- 初回の第一選択薬の選び方には，日本糖尿病学会や，ADAとEASDのアルゴリズムが役に立つ．
- 糖尿病の病態，低血糖を含む安全性，併存疾患などを勘案して薬剤を選択する．
- 肥満合併のインスリン抵抗性症例には，メトホルミンが第一選択になることが多い．

（薄井　勲）

参考文献
1) 日本糖尿病学会 編・著：糖尿病治療ガイド2024，文光堂，2024

Ⅳ 症例から考える薬物療法

2 初診時より微量アルブミン尿を認めた症例

◆ 症例提示

▶ 55歳，男性．職業：コンピュータエンジニア

〈現病歴〉
　51歳時，健診で血圧 160/92 mmHg と血圧上昇を指摘された．血液検査では明らかな異常はなかった．A内科クリニックを受診し，高血圧症の診断でアムロジピン 5 mg 1錠/日の投与が開始された．同クリニックには6ヵ月間通院したが，自己判断で通院を中断した．
　55歳時，口渇と倦怠感が出現したため，A内科クリニックを再度受診．血圧 164/94 mmHg と高血圧のほか，血液検査で空腹時血糖 147 mg/dL，HbA1c 7.6 %を指摘されたため，B病院内分泌代謝内科に紹介受診となった．

〈生活歴〉
　喫煙 20本/日（31年間），飲酒：焼酎1合/日，運動習慣なし．

〈家族歴〉
　母：2型糖尿病（維持透析中），高血圧症，足壊疽．兄：2型糖尿病，狭心症．

〈現症〉
　身長 164 cm，体重 78.4 kg，BMI 29.1（20歳時は体重 55 kg，BMI 20.4），ウエスト周囲長 98 cm，血圧 168/98 mmHg，脈拍 68/分，心音・呼吸音に異常なし，下腿浮腫なし，神経障害の症状なし，アキレス腱反射（右/左：＋/＋），内踝振動覚（右/左：13秒/12秒）．

〈B病院初診時の検査結果〉
　血液生化学検査：AST 45 U/L，ALT 68 U/L，γ-GTP 83 U/L，総タンパク 7.4 g/dL，BUN 23.3 mg/dL，クレアチニン 0.98 mg/dL，eGFR 62.8 mL/分/1.73 m^2，LDLコレステロール 130 mg/dL，HDLコレステロール 42 mg/dL，中性脂肪 148 mg/dL，Na 139 mEq/L，K 4.1 mEq/L，尿酸 7.6 mg/dL，BNP 21.3 pg/mL，空腹時血糖 156 mg/dL，HbA1c 7.8 %，空腹時血清インスリン 12.8 μU/mL，空腹時血清Cペプチド 2.17 ng/mL．
　尿定性検査：糖（−），タンパク（±），ケトン（−），尿中アルブミン定量 81 mg/gCr．

〈初診時診断〉
　血液検査で HbA1c 7.8 %，空腹時血糖 156 mg/dL と糖尿病の診断基準を満たす．肥満歴と糖尿病の家族歴などから，2型糖尿病と診断した．初診時の検査では，Cペプチドインデックス（CPI）は 1.4 とインスリン分泌は比較的保持されており，HOMA-IR は 4.9 とインスリン抵抗性ありと診断した．ウエスト周囲長も 85 cm 以上であり，内臓脂肪の蓄積が示唆された．
　糖尿病性神経障害は簡易診断基準（Ⅳ章-1「健診で初めて糖尿病を指摘された症例」表Ⅳ-1-1 参照）でなし．糖尿病網膜症も認めなかった．糖尿病歴は4年以内であり，糖尿病性腎症もないことが予想されたが，eGFR 62.8 mL/分/1.73 m^2，尿中アルブミン定量 81 mg/gCr と微量アルブミン尿を認めた．

BNP：脳性ナトリウム利尿ペプチド．

◆ 治療経過

　初診外来では，1,800 kcal/日と食塩 6 mg/日未満の食事療法，および 1 日 30 分のウォーキングを指導した．また，高血圧症に対しアジルサルタン 20 mg 錠 1 錠/朝を開始した．3 ヵ月後の再診時には，体重は 77.0 kg と 1.4 kg 減少したが，血液検査では HbA1c 7.7 %と十分な改善を認めなかった．血圧は 138/78 mmHg と改善した．肥満症と高血圧症の合併，および微量アルブミン尿などから，ダパグリフロジン 5 mg 錠を 1 錠/朝で開始し，2 ヵ月後には 10 mg 1 錠に増量した．

　ダパグリフロジンの増量 2 ヵ月後には，体重75.5 kg, 空腹時血糖141 mg/dL, HbA1c 7.3 %と体重，検査値ともに改善した．尿路感染症などダパグリフロジンの副作用は認めなかった．さらなる改善を目指し，同日に経口セマグルチド（リベルサス®）3 mg 錠 1 錠/起床時を追加，1 ヵ月後には 7 mg 錠 1 錠/起床時まで増量した．初診から 6 ヵ月後には，体重 72.0 kg, HbA1c 6.3 %とさらに改善した．血圧も 126/62 mmHg と良好に経過している．

◆ なぜこの薬が選ばれたのか？ 他の治療選択はあったのか？

　糖尿病歴 4 年未満，初回の治療介入を行った 2 型糖尿病の症例である．糖尿病のほかに，肥満症，高血圧症，微量アルブミン尿を合併していた．病歴や他の糖尿病合併症の状況と照らし合わせ，微量アルブミン尿の原因として肥満関連腎症の可能性を疑った．HOMA-IR 4.9 と空腹時 CPI 1.4 の結果から，インスリン分泌は比較的保たれているものの，2 型糖尿病の主な病態はインスリン抵抗性であると考えた．食事・運動療法だけでは十分な治療効果が得られず，投薬治療を行った．薬物選択に際しては，血糖値の改善に加え，体重とインスリン抵抗性を改善し，低血糖が生じない薬物を優先的に選択したいと考えた．さらに，肥満症に加え，高血圧症，微量アルブミン尿などの併存症をもつことを考慮して，第一に SGLT2 阻害薬を，第二に経口 GLP-1 受容体作動薬を選択した．

　米国糖尿病学会（ADA）と欧州糖尿病会議（EASD）のアルゴリズムでは，2023 年以降，治療の主な目的を①併存する心腎リスク（動脈硬化性心血管疾患（atherosclerotic cardiovascular disease：ASCVD），心不全，慢性腎臓病（chronic kidney disease：CKD））の低減と，②血糖コントロール・体重管理目標の達成と維持に分けた．①の場合，第一選択薬として SGLT2 阻害薬または GLP-1 受容体作動薬が挙げられている[1]．特に ASCVD では，55 歳以上であり，肥満症，高血圧症，脂質異常症，喫煙，アルブミン尿のうち 2 つ以上に該当する者は，心血管イベントの既往をもたなくとも ASCVD の高リスク群として扱うものとしている．本症例はこれに該当する．

　また，わが国でも 2023 年に日本糖尿病学会より「2 型糖尿病の薬物療法のアルゴリズム（第 2 版）」が発表された[2]（Ⅰ章-3「糖尿病の治療戦略」図Ⅰ-3-7 参照）．このなかで，CKD・心不全・心血管疾患など additional benefits を考慮すべき併存疾患の有無が，薬剤選択の一つの Step に挙げられている．例えば CKD を考慮する際，尿アルブミン陽性 CKD では SGLT2 阻害薬が第一選択に，尿アルブミン陰性 CKD では SGLT2 阻害薬と GLP-1 受容体作動薬が同列に位置づけられた．また，心血管疾患を考慮する際にも，SGLT2 阻害薬と GLP-1 受容体作動薬は同列に位置づけられた．本症例は，心血管疾患の

既往はもたないものの高リスク群であり，CKD（微量アルブミン尿）を合併していたことから，上記の順に糖尿病治療薬を選択した．

さらに，肥満やインスリン抵抗性を伴う糖尿病患者は，脂質異常症や高血圧症など複数の代謝疾患を合併していることが多く，初期より包括的治療（血糖・血圧・脂質・体重の良好なコントロールや禁煙）を心がける必要がある．

本症例の管理上のポイント

- 肥満症，高血圧症と微量アルブミン尿を伴う2型糖尿病への初回治療介入である．
- ①低血糖のリスクが低いこと，②治療に伴う体重増加がないこと，③心腎保護作用を有することなどを理由に，SGLT2阻害薬とGLP-1受容体作動薬を選択した．

（加藤嘉奈子）

文献

1) American Diabetes Association Professional Practice Committee：9. Pharmacologic approaches to glycemic treatment：Standards of Care in Diabetes-2024. Diabetes Care 47：S158-S178, 2024
2) 日本糖尿病学会：コンセンサスステートメント策定に関する委員会「2型糖尿病の薬物療法のアルゴリズム（第2版）」．糖尿病 66（10）：715-733, 2023

IV 症例から考える薬物療法

3 長年放置された糖尿病症例

◆ 症例提示

▶ 52 歳，男性．職業：自営業

〈現病歴〉

38 歳時，発熱と咳嗽でAクリニックを受診した際に，血液検査での随時血糖 245 mg/dL，HbA1c 7.5 % から初めて 2 型糖尿病と診断された．食事療法と運動療法で経過をみることになったが，管理栄養士による栄養指導は受けず，独自に糖質制限を実施した．初診から 4 ヵ月後には HbA1c 6.0 % まで改善した．糖尿病が治ったと考え，それ以降は通院を自己中断し，糖質制限もやめた．その後は健診を受けていなかった．

52 歳時，徐々に増悪する視力の低下を自覚したため，B眼科クリニックを受診した．眼底所見では両眼に増殖前糖尿病網膜症を認めた．そこで糖尿病の通院中断が判明し，精査・加療を求め，C病院内分泌代謝内科を受診した．

〈家族歴〉

父：2 型糖尿病（インスリン治療中），姉：2 型糖尿病．

〈現症〉

身長 165 cm，体重 87 kg，BMI 31.9（最大体重 51 歳時 90 kg，BMI 33.0），ウエスト周囲長 108 cm，血圧 152/92 mmHg，アキレス腱反射（右/左：－/ －），内踝振動覚（右/左：8秒/9秒），両側足背・後脛骨動脈とも触知．

〈C 病院初診時の検査結果〉

血液生化学検査：総タンパク 7.3 g/dL，アルブミン 4.3 g/dL，BUN 28 mg/dL，クレアチニン 1.10 mg/dL，eGFR 56.2 mL/分/1.73 m^2，Na 138 mEq/L，K 4.1 mEq/L，LDL コレステロール 122 mg/dL，HDL コレステロール 44 mg/dL，中性脂肪 136 mg/dL，随時血糖 362 mg/dL，HbA1c 11.2 %，C ペプチド 2.5 ng/mL．

尿定性検査：糖（2+），タンパク（－），ケトン（－），尿中アルブミン量 255 mg/gCr．

◆ 治療経過

〈C 病院初診時対応〉

C病院の初診時に，糖尿病性腎症微量アルブミン尿期（第 2 期）（eGFR 56.2 mL/分/1.73 m^2，尿中アルブミン量 255 mg/gCr），末梢神経障害，増殖前糖尿病網膜症を認めた．HbA1c 10 % 以上の著明な高血糖であり，入院加療を勧めるも，仕事の都合という理由で拒否された．外来での治療となり，食事指導（1 日 1,800 kcal，塩分 6 g 以下）に加え，インスリン グラルギン朝 6 単位の自己注射と血糖自己測定を開始した．また，高血圧と微量アルブミン尿に対し，アンジオテンシンⅡ受容体拮抗薬のイルベサルタン（100 mg）

1錠/日を追加投与した．

〈その後の経過〉

　C病院の初診から2週間後には血糖自己測定における血糖値の改善を認めた．B眼科クリニックでは網膜光凝固術が開始された．初診から1ヵ月後の受診日には，空腹時血糖158 mg/dL，HbA1c 9.8 ％と改善傾向を認めた．さらなるHbA1c改善と腎保護効果，体重減少効果を期待して，ダパグリフロジン（10 mg）1錠を追加した．その3ヵ月後にはHbA1c 7.9 ％，体重2 kgの減少を認めた．体重減少を含めた治療強化を目的として，セマグルチド注0.25 mg/週を追加した．今後は，セマグルチドの忍容性を見極めながら徐々に増量しつつ，インスリン グラルギンを減量し，最終的にはインスリン グラルギン離脱に向けていく方針である．

◆ なぜこの薬が選ばれたのか？　他の治療選択はあったのか？

　14年間にわたり，糖尿病の治療が中断された症例である．HbA1c 11.2 ％の著明な高血糖状態に加え，糖尿病性腎症第2期，末梢神経障害（アキレス腱反射消失，内踝振動覚低下）および増殖前網膜症と糖尿病三大合併症を認めた．HbA1c 10 ％以上であり入院加療の適応であるが，患者の強い希望により外来治療を余儀なくされた．

　臨床経過から2型糖尿病と考えられた．受診時に尿ケトン体を認めなかったが，随時血糖350 mg/dL以上と著明な高血糖（インスリン治療の相対的適応）を認めた．そのため，入院による強化インスリン療法と比べると，期待される効果は部分的であると思われたが，高血糖緊急症の回避ならびに糖毒性の解除を目的に持効型溶解インスリンを導入した．本症例では，管理不十分な糖尿病網膜症と末梢神経障害の合併もあり，急激な血糖低下や重症低血糖を避ける必要があった．そのため，高血糖状態ではあったがインスリンの単位数を少量から開始した．

> **Pitfall**
> 長期に高血糖に曝露され進行した糖尿病合併症を有する症例では，急激に血糖を低下させると，糖尿病網膜症の悪化や有痛性神経障害を誘発することがある．治療後の治療惹起性神経障害（treatment-induced neuropathy）は，治療開始後に1ヵ月で2 ％以上のHbA1cの低下があった場合に発症することが多い．

　インスリン治療によって高血糖緊急症の発生リスクを軽減した後に，腎保護効果と体重減少効果を期待してSGLT2阻害薬であるダパグリフロジンを，次いでGLP-1受容体作動薬であるセマグルチドを追加投与した．「糖尿病診療ガイドライン2024」[1]では，アルブミン尿を有する糖尿病性腎症の進行抑制において，SGLT2阻害薬は推奨グレードAと強く推奨されている．また，GLP-1受容体作動薬も，糖尿病性腎症の進行抑制に対しグレードBの推奨を得ている．米国糖尿病学会（ADA）と欧州糖尿病会議（EASD）のアルゴリズムでも，慢性腎臓病（chronic kidney disease：CKD）合併症例や肥満合併例には，これら2系統の薬剤の選択が勧められている[2]．本例も，SGLT2阻害薬とGLP-1受容体作動薬を併用することにより，糖尿病性腎症進展を予防しつつ体重減少をねらった．体重，特に内臓脂肪を減らしてインスリン抵抗性を改善させることにより，インスリン治療の離

脱を図った．

　一方で，持効型溶解インスリン導入だけでは血糖改善が得られない症例もある．その場合は，超速効型インスリンを追加して頻回インスリン注射（multiple daily injection：MDI）に切り替える必要があろう．MDIの調整で血糖が改善した後に，漫然とインスリン投与を継続すると，肥満を助長するおそれがある．そのため，前述のような追加投薬を検討し，血糖を良好に維持できれば徐々にインスリン投与量を減量していくことが，肥満対策としては理想である．

　また，多くの施設において外来でのインスリン導入が必ずしも可能なわけではない．本来であればインスリン導入には専門医への紹介が望ましい．何らかの理由によりインスリン導入が難しい場合には，第一選択薬として経口血糖降下薬やGLP-1受容体作動薬から治療を開始することになる．

　他の選択肢として，以下が挙げられる．

　①メトホルミン：2023年版以降のADAとEASDのアルゴリズムでは，CKDや心不全，動脈硬化性心血管疾患合併例ではメトホルミンが第一選択薬から外された（Ⅲ章-6「CKD・腎機能障害合併糖尿病」，Ⅲ章-7「心疾患合併糖尿病」参照）．しかし，腎機能低下（eGFR 30 mL/分/1.73 m^2 未満）をはじめとする乳酸アシドーシスのリスクに十分に配慮したうえで，選択肢として挙げることはできる．本症例においても，SGLT2阻害薬とGLP-1受容体作動薬でのコントロールが不十分である場合は，追加投薬の候補になりうる．経済的負担が最も小さい点も選択の理由となりうる．

　②イメグリミン：インスリン抵抗性改善と，血糖依存性インスリン分泌促進作用を有する薬剤である（Ⅱ章-6「イメグリミン塩酸塩」参照）．メトホルミンと似た構造を有するが，動物での前臨床試験により，メトホルミンと比して乳酸アシドーシスのリスクが低いことが示されている．しかし，eGFR 45 mL/分/1.73 m^2 未満の症例は腎機能を定期的に評価しながら投与するのが望ましいことに注意したい．

　③DPP-4阻害薬：本例のように糖尿病合併症を認める場合は，急激な血糖低下によって糖尿病合併症の増悪を認めることがある．DPP-4阻害薬は緩徐に血糖を低下させることができるため，比較的安全に使用できる．また，体重への影響は増減ともに認めず，肥満症例でも使用が推奨される．GLP-1受容体作動薬との併用はできないため，本症例の追加投与に用いることはできない．

本症例の管理上の ポイント

- 治療が長期間中断した症例では，治療薬を選択するにあたり，糖尿病合併症の評価が必要である．
- インスリン治療の適応かどうかを確認し，初期から持効型溶解インスリン治療を行うことで，その後の高血糖緊急症への増悪を予防できる．治療強化は，持効型溶解インスリン投与単位数の増量だけではなく，必要であればMDIへの切り替えも検討する．しかし，外来でのインスリン導入が可能な施設は限られていることが最大の問題である．
- SGLT2阻害薬やGLP-1受容体作動薬の一部は，糖尿病性腎症の発症・進展抑制のエビデンスがあることから，初期より積極的に選択する．一方で，高度腎機能障害（eGFR 20 mL/分/1.73 m^{2}未満）を合併した糖尿病患者に対するSGLT2阻害薬の腎保護効果のエビデンスはなく，さらに血糖降下作用についても期待できない．
- 末梢神経障害や進行性の糖尿病網膜症がある場合は，急激な血糖低下によりこれらが急性増悪することがあるため，やや緩徐な低下を目指す．

（相良匡昭）

文献
1) 日本糖尿病学会 編・著：糖尿病診療ガイドライン2024，南江堂，85-114，2024
2) American Diabetes Association Professional Practice Committee：9. Pharmacologic approaches to glycemic treatment：Standards of Care in Diabetes-2024. Diabetes Care 47：S158-S178, 2024

Ⅳ 症例から考える薬物療法

4 シフトワーカー 服薬アドヒアランス不良の症例

◆ 症例提示

▶ 38歳，男性．職業：警備員

〈現病歴〉

　32歳時，事務員として勤務していた会社の職場健診で高血糖を指摘された．A病院内分泌代謝内科を受診し，随時血糖288 mg/dL，HbA1c 9.2 %，GAD抗体陰性などから2型糖尿病と診断された．教育入院においてインスリン治療が導入され，退院となった．退院後はかかりつけ医のBクリニックに通院した．退院1年後には血糖値が改善したため，インスリン治療を離脱，シタグリプチン50 mg/朝，メトホルミン250 mg 3錠/各食後でHbA1c 7 %台の血糖コントロールとなった．

　36歳時，警備員に転職．その後徐々に体重が増加，血糖コントロールも悪化した．シタグリプチンを中止し，グリメピリド1 mg 2錠/朝食後，経口セマグルチド7 mg/起床時，ミグリトール50 mg 3錠/各食直前を追加するも，HbA1cは9～10 %台と改善を認めなかった．治療の見直しが必要と判断され，A病院内分泌代謝内科に再受診となった．

〈家族歴〉

　父：高血圧，脳梗塞，母：2型糖尿病，狭心症．

〈現症〉

　身長178 cm，体重96 kg（夜勤開始前と比較し15 kgの増加あり），BMI 30.3，胸・腹部に異常なし，ウエスト周囲長95 cm，血圧148/88 mmHg，脈拍70/分/整，アキレス腱反射（右/左：＋/＋），内踝振動覚（右/左：12秒/11秒）．

〈A病院再診時の検査結果〉

　血液生化学検査：AST 48 U/L，ALT 102 U/L，γ-GTP 188 U/L，BUN 14.8 mg/dL，クレアチニン0.62 mg/dL，eGFR 114 mL/分/1.73 m^2，尿酸6.7 mg/dL，LDLコレステロール164 mg/dL，HDLコレステロール36 mg/dL，中性脂肪245 mg/dL，随時血糖244 mg/dL，HbA1c 9.8 %，NT-proBNP 112 pg/mL.

　尿定性検査：糖（3＋），タンパク（±），ケトン（－），尿中アルブミン量173.6 mg/gCr.

〈Bクリニック処方〉

　グリメピリド1 mg 2錠/朝食後，セマグルチド7 mg 1錠/起床時，メトホルミン250 mg 3錠/各食後，ミグリトール50 mg 3錠/各食直前，アジルサルタン20 mg 1錠/朝食後，アムロジピン5 mg 1錠/朝食後，アトルバスタチン10 mg 1錠/夕食後．

〈A病院再診時の勤務形態〉

　週4日勤務．日勤帯（8～17時）と夜勤帯（20時～翌5時）にそれぞれ週2日ずつ勤務する（表Ⅳ-4-1）．

NT-proBNP：N末端プロ脳性ナトリウム利尿ペプチド．

表IV-4-1 ● 週間勤務形態

月曜	火曜	水曜	木曜	金曜	土曜	日曜
日勤	夜勤	夜勤明け休日	日勤	夜勤	夜勤明け休日	休日

表IV-4-2 ● 勤務内容による食事と服薬

曜日		月曜，木曜，日曜	火曜，金曜	水曜，土曜
勤務内容		日勤（8時～17時） 日曜：終日休日	夜勤（20時～翌5時）	夜勤明け休日
前医 （Bクリニック）	食事時間	7時, 12時, 19時	14時, 22時, 翌4時	16時
	服薬状況	グリメピリド 1 mg 2 錠/朝食後 セマグルチド 7 mg/起床時 メトホルミン 250 mg 3 錠/各食後 ミグリトール 50 mg 3 錠/各食直前 アジルサルタン 20 mg 1 錠/朝食後 アムロジピン 5 mg 1 錠/朝食後 アトルバスタチン 10 mg 1 錠/夕食後	メトホルミン 250 mg 1 錠/14時食後 ミグリトール 50 mg 1 錠/14時食後 アジルサルタン 20 mg 1 錠/14時食後 アムロジピン 5 mg 1 錠/14時食後	メトホルミン 250 mg 1 錠/16時食後 ミグリトール 50 mg 1 錠/16時食後 アジルサルタン 20 mg 1 錠/16時食後 アムロジピン 5 mg 1 錠/16時食後
現医 （A病院）	食事時間	7時, 12時, 19時	14時, 22時, 翌4時	14時, 20時
	処方	エンパグリフロジン 10 mg 1 錠/昼食後* メトホルミン 500 mg 2 錠/昼夕食後* アジルサルタン 20 mg 1 錠/昼食後* アムロジピン 5 mg＋アトルバスタチン 10 mg 配合錠 1 錠/昼食後* チルゼパチド 5 mg/週1回皮下注射		

*現医処方の昼食後は 12～14 時, 夕食後は 19～22 時.

◆ 治療経過

〈服薬状況の確認〉

　最初に患者の勤務形態と食事時間, 服薬状況の確認を行った（表IV-4-2）. その結果, 月曜, 木曜の日勤と日曜の休日は, 食事を1日3回決められた時間（7時, 12時, 19時）に摂り, 服薬も指示通り行われていた. 火曜と金曜の夜勤日は, 午前11時に起床し, 出勤前の14時に一度だけ食事を摂取し, その後夜勤の休憩時間である22時と翌4時には軽食として菓子パンやカップラーメンを摂取していた. 朝食前に内服を指示したセマグルチド, および朝食後指示のグリメピリドは飲んでおらず, メトホルミン, ミグリトール, アジルサルタン, アムロジピンは, 夜勤日には14時に食後にまとめて内服していた. 夜勤明けの休日は, 8時に就寝し15時に起床, 16時に1日の食事をまとめて摂取していた. ここでもセマグルチドとグリメピリドは飲まずに, 朝食前後のその他の薬1回分をすべてまとめて16時に内服していた.

〈服薬指導〉

　問診により, 日勤日, 夜勤日, 夜勤明けで, 起床時間と食事時間および回数が違うことが明らかになった. 起床時間が日により異なることで, 朝食前後内服と指示されていた薬剤を何時に内服したらよいかわからないとの発言があった. そこで夜勤明けの休日につい

て，今までより2時間ほど早く起床してもらい，14時と20時の2回食事を摂るように指導した．その結果，すべての曜日で12～14時の間に昼食を摂ることとなったため，この時間にほとんどの薬を内服することにした．勤務時の運動強度によりグリメピリドによる低血糖と思われる症状を認めていたため，グリメピリドは中止し，食前の服薬タイミングや錠数を考えミグリトールとセマグルチドも中止とし，代わりにチルゼパチド週1回の皮下注射を導入した．糖尿病治療以外にも，錠数減少による服薬アドヒアランス改善を期待し，アムロジピン5 mgとアトルバスタチン10 mgは配合薬とした．当院受診1ヵ月後にエンパグリフロジン10 mgも追加投与した（表Ⅳ-4-2）．

当院受診6ヵ月後には，体重は5 kg減少し，HbA1c 6.9 %，空腹時血糖130 mg/dL，血圧130/80 mmHg程度，LDLコレステロール87 mg/dLまで改善を認めた．

◆ なぜこの薬が選ばれたのか？　他の治療選択はあったのか？

シフトワーク勤務のため，服薬アドヒアランスが低下し，血糖コントロールが悪化した症例である．診察時に勤務体制，勤務時間，服薬状況などを問診することで，本症例の問題点が明らかとなった．本症例は内服調整により服薬アドヒアランスが改善し，血糖コントロールが改善した．

シフトワーク従事者は，糖尿病，肥満，心血管疾患の発症・増悪のリスクが高い[1,2]．シフトワークで血糖コントロールが悪化する理由として，炭水化物や脂質の摂取量が多いこと，起床時間をはじめ生活リズムのずれにより運動の時間が確保しにくくなること，概日リズムの乱れによるインスリン抵抗性や副腎皮質ホルモンを中心とした内分泌代謝系統の乱れ[3]，睡眠のリズムの乱れや不足による代謝異常などが知られる[4,5]．さらには食事や睡眠のタイミングが不規則となり，服薬アドヒアランスも悪化しやすい．

このような不規則な勤務形態をもつ患者の糖尿病治療において重要なことは，勤務形態を含めた生活パターンの把握である．問診で血糖コントロール悪化の誘因が認められた場合，可能なかぎりその是正を試みる．

シフトワークでは，決まった時間にバランスの良い食事を3回摂れないことが多く，それが正しいタイミングでの服薬を妨げる．そのような場合は服薬を極力簡略化することが重要である．具体的には，服薬回数を減らす，服薬錠数を減らす，服薬のタイミングを食後にまとめるなどである．

本症例では，ほとんどの内服を昼食後にまとめた．また，配合薬を導入し，経口セマグルチドをGIP/GLP-1受容体作動薬のweekly製剤であるチルゼパチドに変更した．

本症例の管理上の ポイント

- シフトワーカーの糖尿病治療では，患者の生活習慣（職種，勤務形態，家族構成など）の聴取が重要である．
- 決まった時間に食事や服薬が難しい場合は，服薬アドヒアランス改善を目指し，よりシンプルな治療法を選択する．
- シンプルな処方として，服薬の回数を減らす，薬の錠数を減らす，服薬のタイミング（食事の前後など）を合わせる配合薬やweekly製剤を利用するなどの方法がある．
- スルホニル尿素（SU）薬のような低血糖を引き起こす可能性のある薬剤は，極力使用しない．

（中谷祐己）

文献

1) Osaki, Y et al：Shift work and the onset of type 2 diabetes：results from a large-scale cohort among Japanese workers. Acta Diabetol 58：1659-1664, 2021
2) Sooriyaarachchi, P et al：Shiftwork and the risk of metabolic syndrome among health care workers：a comparative cross-sectional study. J Occup Environ Med 64：e397-e402, 2022
3) Kelly, MR et al：Endogenous diurnal patterns of adrenal and gonadal hormones during a 24-hour constant routine after simulated shift work. J Endocr Soc 6：bvac153, 2022
4) Chellappa, SL et al：Impact of circadian disruption on cardiovascular function and disease. Trends Endocrinol Metab 30：767-779, 2019
5) Cappuccio, FP et al：Sleep and cardio-metabolic disease. Curr Cardiol Rep 19：110, 2017

Ⅳ 症例から考える薬物療法

5 高齢者でサルコペニアと認知症を合併した症例

◆ 症例提示

▶ 84 歳，男性．無職．

〈現病歴〉
　57 歳時，勤務する会社の健診で糖尿病と高血圧を指摘された．A クリニックで内服加療が開始され，以降も定期通院していた．もともとやせ型であったが，77 歳頃からさらに体重が減り，よく転倒していた．
　81 歳頃より，予約受診を忘れてしまうなど，物忘れが多くなった．また，食前の低血糖症状と歩行時のふらつきが出現した．精査を求めて，同居の長男の妻とともに B 病院内分泌代謝内科を紹介受診した．

〈既往歴〉
　72 歳時，増殖前糖尿病網膜症．網膜光凝固術を受けた．
　82 歳時，第 5 腰椎圧迫骨折．保存加療を受けた．

〈現症〉
　身長 161.6 cm，体重 52.5 kg，BMI 20.1（過去最大体重は 60 歳時 60 kg，BMI 23.0），血圧 142/82 mmHg，脈拍 82/分，アキレス腱反射（右/左：－/－），内踝振動覚（右/左：7 秒/6 秒）．

〈B 病院初診時の検査結果〉
　血算：赤血球数 4.46×10^{12}/L，ヘモグロビン濃度 13.0 g/dL，ヘマトクリット値 38.8 %．
　血液生化学検査：AST 15 U/L，ALT 18 U/L，γ-GTP 16 U/L，総タンパク 6.1 g/dL，アルブミン 2.9 g/dL，BUN 17.5 mg/dL，クレアチニン 0.89 mg/dL，eGFR 62 mL/分/1.73 m²，Na 139 mEq/L，Cl 103 mEq/L，K 4.8 mEq/L，尿酸 6.2 mg/dL，随時血糖 102 mg/dL，HbA1c 6.1 %．
　尿定性検査：糖（4＋），タンパク（±），ケトン（－），尿中アルブミン量 88 mg/gCr．

〈A クリニック処方〉
　グリメピリド（1 mg）1 錠/朝食後，リナグリプチン（5 mg）1 錠/朝食後，エンパグリフロジン（10 mg）1 錠/朝食後，メトホルミン（250 mg）2 錠/朝夕食後，ロスバスタチン（2.5 mg）1 錠/夕食後，エゼチミブ（10 mg）1 錠/朝食後，アムロジピン（5 mg）1 錠/朝食後．

◆ 治療経過

〈B 病院初診時対応〉
　B 病院の初診時検査では，随時血糖 102 mg/dL，HbA1c 6.1 % と低値であった．食前低血糖のエピソードもあったため，グリメピリドを中止した．また，歩行の不安定さと頻回の転倒，および身体診察から下肢の筋力低下が疑われたため，Asian Working Group for Sarcopenia（AWGS）2019 のサルコペニア診断基準に従い，診療を進めた（Ⅲ章-2「や

せ，インスリン分泌不全を伴う2型糖尿病」図Ⅲ-2-2参照）．握力14 kg，6 m歩行速度0.5 m/秒，生体電気インピーダンス法（bioelectrical impedance analysis：BIA）による骨格筋量 5.3 kg/m² という結果より，重度サルコペニアと診断し，エンパグリフロジンを中止した．また，改訂長谷川式簡易認知機能評価スケール（revised Hasegawa dementia scale：HDS-R）は 14/30 点であった．手段的日常生活活動度（activities of daily living：ADL）と基本的ADLの両方の低下を認め，認知・生活機能質問票（Dementia Assessment Sheet for Community-based Integrated Care System 8-items：DASC-8）は21点でカテゴリーⅢと分類した．以後の血糖管理目標はHbA1c 8.0 %未満とした．

〈その後の経過〉

グリメピリドとエンパグリフロジンを中止して3ヵ月後には，空腹時血糖136 mg/dL，HbA1c 7.4 %と上昇し，食前の低血糖のエピソードはなくなった．体重は54.0 kgとやや増加を認め，デイサービスへ積極的に行くようになった．認知・生活機能はDASC-8で19点と軽度改善するも，カテゴリーⅢのままであった．

初診からしばらくはHbA1c 7.2〜7.9 %と安定していたが，1年が過ぎた頃よりHbA1c 9 %台に上昇した．付き添いの家族に処方薬の内服状況を問診したところ，残薬が多量にあることがわかった．服薬アドヒアランスの向上目的に，①メトホルミン（250 mg）2錠/朝夕食後を，メトホルミン（500 mg）1錠/朝食後に，②ロスバスタチン（2.5 mg）1錠/夕食後とエゼチミブ（10 mg）1錠/朝食後を，エゼチミブ・ロスバスタチン配合薬（ロスーゼット®配合錠LD）1錠/朝食後に変更した．また，すべての薬剤を一包化とし，お薬カレンダーを使った服薬管理への協力を家族へ依頼した．

◆ なぜこの薬が選ばれたのか？　他の治療選択はあったのか？

高齢者2型糖尿病の症例である．薬物治療に伴う低血糖と，進行する認知症とADLの低下，およびサルコペニアに対する対応が必要であった．

B病院の初診時は，自覚症状およびHbA1c 6.1 %，随時血糖102 mg/dLという検査結果から，低血糖を頻発していた可能性を疑った．Aクリニックの処方にはグリメピリドが含まれ，これが低血糖の主因であると考えた．グリメピリドを中止したところ，低血糖のエピソードはなくなった．

重症低血糖は，認知機能の低下[1]や頻脈性不整脈のリスクを上昇させる可能性があり，高齢者では極力避ける必要がある．2023年5月，日本老年医学会と日本糖尿病学会が共同で作成した「高齢者糖尿病診療ガイドライン2023」では，低血糖・高血糖自体が，フレイル，サルコペニアの危険因子であると記載されている．また，その他の多様な併存疾患（multimorbidity）に対するポリファーマシー（多剤投与）も，新たな問題として提起されている．

同ガイドラインでは，高齢者糖尿病の治療目標として，認知機能，ADL低下，併存疾患，低血糖が危惧される薬剤の有無などを指標に，患者個々に目標HbA1c値を設定するよう述べられている（Ⅰ章-3「糖尿病の治療戦略」図Ⅰ-3-4参照）．認知機能とADLの評価には，DASC-8を用いる．本症例の治療前のDASC-8は，記憶・見当識5点，手段的ADL 9点，基本的ADL 7点の合計21点であり，カテゴリーⅢの中等度以上の認知症または基本的ADL低下に該当した．

一方，本症例ではサルコペニアも生活機能の低下に関与していた．既往の腰椎圧迫骨折に伴う慢性疼痛と運動不足がサルコペニアの重要な原因であった．また，増悪因子としてSGLT2阻害薬の影響が考えられた．SGLT2阻害薬は，脂肪量と同時に骨格筋などの除脂肪体重（lean body mass）も減少させるため，サルコペニアを含む老年症候群では特に注意が必要である[2]．本症例では，サルコペニアの進行防止のためにSGLT2阻害薬を中止し，通所リハビリテーションの利用を勧めた．

　その後，低血糖の減少とリハビリテーションへの参加などによる活動量の増加を通じて，DASC-8は記憶・見当識4点，手段的ADL 9点，基本的ADL 6点の合計19点と改善した．また，歩行の不安定さと転倒が減り，一人で移動できる範囲が広がった．

　さらに，本症例では認知機能低下に伴う服薬アドヒアランスの低下を認めた．同様の症例では，薬剤数や服薬回数を減らすことでアドヒアランスが向上する可能性がある．本症例では初診時に2剤を中止したほか，配合薬への変更を行い，薬剤数と服薬回数を減らすことができた．配合薬のほかにも，weekly製剤のDPP-4阻害薬（トレラグリプチン，オマリグリプチン）やweekly製剤のGLP-1受容体作動薬（デュラグルチド）への変更も選択肢の一つであったと考えられる．GLP-1受容体作動薬は，体重減少効果が強いため，一般にサルコペニアを合併する症例には適さない．ただし，デュラグルチドは0.75 mg/週と少量であり，食欲抑制効果が弱いため，本例にも使用できた可能性がある．さらには，薬剤の一包化やお薬カレンダーの利用など，服薬アドヒアランス向上のためにできることをいくつも実行した．処方の工夫に加え，家族の協力，訪問薬剤指導や訪問看護などの社会支援サービスを利用するなど，チームで診療にあたることも高齢者糖尿病診療ではきわめて重要である．

本症例の管理上のポイント

- 高齢者糖尿病では，血糖値やHbA1cだけでなく，認知機能，ADL，併存疾患，社会的環境，サポート体制などを考慮して，個別に血糖マネジメントの目標と治療薬を決定する．
- スルホニル尿素（SU）薬による低血糖，SGLT2阻害薬によるサルコペニアなど，高齢者にはときに注意が必要な副作用がある．
- 服薬アドヒアランスの低下には，服薬回数の減少，配合薬やweekly製剤の使用，薬剤の一包化が有効な手段となる．家族や訪問看護師などによる薬剤管理のサポートもきわめて有効である．

（松村美穂子）

文献

1) Yaffe, K et al：Association between hypoglycemia and dementia in a biracial cohort of older adults with diabetes mellitus. JAMA Intern Med 173：1300-1306, 2013
2) 日本糖尿病学会SGLT2阻害薬の適正使用に関する委員会：糖尿病治療におけるSGLT2阻害薬の適正使用に関するRecommendation，2022年7月26日改訂，https://www.jds.or.jp/modules/education/index.php?content_id=132（2024年8月閲覧）

Ⅳ 症例から考える薬物療法

6 糖尿病性腎症を合併する症例

◆ 症例提示

▶ 62歳，男性．職業：管理職

〈現病歴〉
　50歳時，健診で初めて空腹時血糖 140 mg/dL，HbA1c 7.3 %を指摘された．Aクリニックで2型糖尿病に対しリナグリプチン 5 mg 1 錠/日が開始された．さらにメトホルミンも追加投与され，1,500 mg/日まで増量された．血糖コントロールは一時改善したが，53歳時より通院が自己中断された．
　60歳時，自宅血圧が 166/92 mmHgと高値のため，Aクリニックを再度受診した．同日の検査でHbA1c 9.5 %を指摘され，リナグリプチン，メトホルミンが再開された．高血圧に対しては，アムロジピン 5 mg/日が開始され，さらにテルミサルタン 40 mg/日が追加された（のちに 80 mg/日に増量）．経口血糖降下薬再開後もHbA1c 7〜8 %であり，尿タンパク陽性も認めたため，ダパグリフロジン 5 mg 1 錠/日が追加された．その後，定期通院を継続したが血糖コントロールは不十分であり，尿タンパク陽性も続いたため，専門的な管理が必要とされ，B病院内分泌代謝内科に紹介受診となった．

〈現症〉
　身長 170 cm，体重 81 kg，BMI 28.0，ウエスト周囲長 92 cm，血圧 140/86 mmHg．

〈B病院初診時の検査結果〉
　血液生化学検査：総タンパク 6.1 g/dL，アルブミン 2.9 g/dL，BUN 28 mg/dL，クレアチニン 1.2 mg/dL，eGFR 48.6 mL/分/1.73 m^2，Na 139 mEq/L，K 4.4 mEq/L，随時血糖 198 mg/dL，HbA1c 7.6 %．
　尿定性検査：糖（4+），タンパク（+），ケトン（−），尿中アルブミン定量 510 mg/gCr．

〈Aクリニック処方〉
　リナグリプチン（5 mg）1 錠/朝食後，メトホルミン（500 mg）3 錠/朝昼夕食後，ダパグリフロジン（5 mg）1 錠/朝食後，アムロジピン（5 mg）1 錠/朝食後，テルミサルタン（80 mg）1 錠/朝食後．

◆ 治療経過

〈B病院初診時対応〉
　B病院の初診時検査では，eGFR 48.6 mL/分/1.73 m^2，尿中アルブミン定量 510 mg/gCrであり，糖尿病性腎症の顕性アルブミン尿期（第3期）と診断された．B病院の管理栄養士による減塩，タンパク質制限に関する食事・栄養指導を開始した．薬物治療では，eGFR値は許容範囲であったが安全性を考慮してメトホルミンを 1,500 mg/日から 750

mg/日に減量した．BMI 28.0 と肥満も合併しており，体重減少および腎保護作用を期待して，リナグリプチンから経口セマグルチド 3 mg/日へ変更した．

〈その後の経過〉

B病院内分泌代謝内科の初診から1ヵ月後の受診日には，随時血糖 166 mg/dL，HbA1c 7.4 %と改善を認めた．また，セマグルチド開始後も嘔気などの副作用は認めなかったため，7 mg/日へ増量した．さらに，尿中アルブミン定量の改善を期待して，フィネレノン（10 mg）1錠/日を追加投与した．6ヵ月後にはHbA1c 6.5 %に改善，体重 71 kg，BMI 24.6 と減量効果も得られた．尿中アルブミン定量は 280 mg/gCr へ改善し，血清 K 値の上昇や，クレアチニン，eGFR の増悪は認めなかった．

◆ なぜこの薬が選ばれたのか？　他の治療選択はあったのか？

約7年間の治療自己中断歴があり，未治療の高血圧症で再度受診したことを契機に，糖尿病性腎症の進行が発覚した症例である．軽症〜中等症の腎機能障害を有する糖尿病患者の場合，糖尿病性腎症の進展抑制のエビデンスがある薬剤の選択と，糖尿病治療薬の用量調整が重要である．

尿中アルブミン排泄量の増加は，腎不全の進行のみならず心血管死のリスクとも相関する．そのため，糖尿病性腎症の微量アルブミン尿期（第2期）〜第3期の症例では，特にアルブミン尿の改善や腎症進展抑制に注力すべきであり，次のようなエビデンスをもつ薬剤を積極的に併用していくことが推奨される．

Kidney Disease：Improving Global Outcomes（KDIGO）が 2022 年に改訂した慢性腎臓病（chronic kidney disease：CKD）患者の糖尿病管理のためのガイドライン[1]では，CKD を合併する2型糖尿病において，心腎保護作用が期待されることからSGLT2 阻害薬（エンパグリフロジン，カナグリフロジン，ダパグリフロジン）がメトホルミンと並んで第一選択薬となっている．また，同ガイドラインでは，「eGFR が 20 mL/分/1.73 m^2 以上の2型糖尿病またはCKD 患者への使用を推奨する」，および「SGLT2 阻害薬で治療中の患者の eGFR が 20 mL/分/1.73 m^2 未満に低下しても，忍容性がないか，または腎代替療法が開始されない限り，SGLT2 阻害薬を継続することが合理的である」とされている．本症例では，Aクリニックよりダパグリフロジンが処方されていたが，将来的に eGFR 低下が進行したとしても，腎代替療法が開始されるまでは継続することが望ましいといえる．

同ガイドライン[1]では，GLP-1 受容体作動薬（リラグルチド，セマグルチド）についても，心腎保護を目的に積極的な使用が推奨されている．本症例では，B病院初診時に目標 HbA1c 値に至っておらず，肥満の合併も認めたことから，腎保護作用に加えて強い体重減少効果が期待できるセマグルチドが選択された．

メトホルミンは腎排泄の薬剤であり，腎機能低下例では乳酸アシドーシスのリスクが高まることから，添付文書に eGFR 値に応じた最高投与量が明記されている．添付文書では eGFR 45〜60 mL/分/1.73 m^2 の最高投与量は 1,500 mg/日であるが，安全性を考慮して本症例では 750 mg/日まで減量した．

DPP-4 阻害薬は，薬剤ごとに腎排泄と胆汁排泄の割合に違いがある．リナグリプチンとテネリグリプチンは主に胆汁排泄型であり，腎機能障害の症例でも通常用量を投与する

ことができる．そのほかの主に腎排泄型の DPP-4 阻害薬では，中等度以上の腎機能障害の症例において，eGFR やクレアチニンクリアランス（creatinine clearance：CCr）値に応じて処方量の調整を行う必要がある．本症例では，腎機能の点からリナグリプチンの継続は可能であったが，GLP-1 受容体作動薬との併用は認められていないため，セマグルチドの開始に伴い中止とした．

　また，糖尿病では微量アルブミン尿またはタンパク尿を有する高血圧合併患者において，アンジオテンシン変換酵素（angiotensin converting enzyme：ACE）阻害薬/アンジオテンシンⅡ受容体拮抗薬（angiotensin Ⅱ receptor blocker：ARB）が第一選択となっている．一方で，前述の KDIGO のガイドライン[1]や日本腎臓学会が 2023 年に改訂した「エビデンスに基づく CKD 診療ガイドライン 2023」[2]では，FIDELIO-DKD 試験[3]などの結果を踏まえ，非ステロイド型ミネラルコルチコイド受容体拮抗薬の併用を積極的に推奨している．本症例では，血圧管理としてアムロジピン，テルミサルタンが投与されていたが，尿中アルブミン定量の改善を期待してフィネレノンを開始した．eGFR 値（60 mL/分/1.73 m² 未満），血清 K 値（4.8 mEq/L 未満）を考慮し，10 mg/日より開始したが，今後 20 mg/日への増量を検討していく．

本症例の管理上の ポイント

- 第 2～3 期の糖尿病性腎症を合併する 2 型糖尿病症例である．
- SGLT2 阻害薬，GLP-1 受容体作動薬および非ステロイド型ミネラルコルチコイド受容体拮抗薬の追加投与により腎保護作用が期待できる．
- メトホルミンなどの腎排泄型の薬剤は，腎機能に応じて減量が必要である．

（平尾菜々子）

文献

1) Kidney Disease: Improving Global Outcomes (KDIGO) Diabetes Work Group：KDIGO 2022 clinical practice guideline for diabetes management in chronic kidney disease. Kidney Int 102：S1-S127, 2022
2) 日本腎臓学会 編：エビデンスに基づく CKD 診療ガイドライン 2023，東京医学社，2023
3) Bakris, GL et al：Effect of finerenone on chronic kidney disease outcomes in type 2 diabetes. N Engl J Med 383：2219-2229, 2020

IV 症例から考える薬物療法

7 周術期に経口薬中断，インスリン管理，経口薬再開した症例

◆ 症例提示

▶ **68 歳，男性．無職．**

〈現病歴〉

52 歳時，会社の健診で，空腹時血糖 132 mg/dL，HbA1c 7.4 %を指摘された．A クリニックを受診し，2 型糖尿病と診断された．食事療法に加え，メトホルミン（250 mg）2 錠/朝夕食後が開始され，以後 HbA1c 6.5〜6.8 %で推移した．60 歳頃から HbA1c 7.0 %以上が続き，メトホルミン（500 mg）2 錠/朝夕食後へ増量，シタグリプチン（50 mg）1 錠/朝食後を追加投与した．65 歳頃から HbA1c は 8.5 %とさらに上昇したため，3 剤目の経口血糖降下薬ルセオグリフロジン（2.5 mg）1 錠/朝食後が開始された．

4 ヵ月前頃から便秘と体重減少が出現した．また，同期間でヘモグロビン濃度 13.6 g/dL から 10.7 g/dL と貧血の進行を認めた．専門的な精査・加療を求め，B 病院内分泌代謝内科へ紹介受診となった．

〈現症〉

身長 172.5 cm，体重 78.8 kg（受診前の 4 ヵ月間で 4 kg の体重減少あり），BMI 26.5，ウエスト周囲長 88 cm，血圧 142/78 mmHg，眼瞼結膜蒼白，腹部診察所見には異常なし．

〈B 病院初診時の検査結果〉

血算：白血球数 7,200/μL，赤血球数 3.28×10^{12}/L，ヘモグロビン濃度 9.4 g/dL，ヘマトクリット値 29.3 %，血小板数 27.6×10^{4}/L．

血液生化学検査：AST 34 U/L，ALT 48 U/L，総タンパク 6.7 g/dL，アルブミン 3.8 g/dL，BUN 28.1 mg/dL，クレアチニン 0.75 mg/dL，eGFR 79.2 mL/分/1.73 m^2，Na 140 mEq/L，K 4.0 mEq/L，Fe 11 μg/dL，総鉄結合能（TIBC）355 μg/dL，フェリチン 15 ng/mL，随時血糖 283 mg/dL，HbA1c 8.2 %，グリコアルブミン（GA）29.8 %，CEA 10.2 ng/mL．

尿定性検査：糖（2＋），タンパク（−），ケトン（−）．

〈A クリニック処方〉

メトホルミン（500 mg）2 錠/朝夕食後，シタグリプチン（50 mg）1 錠/朝食後，ルセオグリフロジン（2.5 mg）1 錠/朝食後．

◆ 治療経過

〈B 病院外来での対応〉

B 病院内分泌代謝内科の初診時検査で，便潜血陽性（2＋）を認めた．同病院消化器内科で上部・下部消化管内視鏡検査を行ったところ，直腸癌と診断された．CT では明らかなリンパ節転移を認めなかった（stage Ⅱ）．同病院消化器外科で手術（全身麻酔による直

腸低位前方切除術）を受ける方針となった．術前血糖マネジメント目的に，内分泌代謝内科に入院となった．

〈B病院入院中の血糖マネジメント〉
1．術前血糖マネジメント

術前検査および周術期血糖マネジメントのため，入院時から3つの経口血糖降下薬をすべて中止し，頻回インスリン注射に切り替えた．0.2単位/kg体重（16単位）を目安に，超速効型インスリン（インスリン アスパルト）を毎食直前4単位ずつ，持効型溶解インスリン（インスリン グラルギン）を就寝前4単位でインスリン治療を開始した．責任インスリン方式によりインスリン投与量を調節した．入院第7日目には，インスリン アスパルト朝8単位・昼4単位・夕6単位，インスリン グラルギン就寝前8単位により，食前血糖100〜120 mg/dL，食後2時間血糖140〜180 mg/dLと，手術可能なレベルまで血糖値の改善を得た．尿糖，尿ケトン体はともに陰性となった．

> **Memo**
> **責任インスリン方式**
> その時点の血糖値に最も影響を与えたインスリン（責任インスリン）の効果をみて，翌日のインスリンの投与量を決める方法のこと．例えば，昼食前の血糖値が高値であれば，翌日の朝食前の超速効型インスリン（責任インスリン）の量を増やし，低値であれば，翌日の朝食前の超速効型インスリン量を減らすという方法である．

2．術中の血糖マネジメント

手術前日の就寝前の持効型溶解インスリン（インスリン グラルギン）は，翌日への影響を加味し，4単位へ減量して注射した．手術当日朝からは，食事およびすべてのインスリンの皮下注射を中止した．速効型インスリン（ヒューマリン®R）を輸液に混注し，手術中のインスリン投与量の調節は麻酔科医が担当した．

3．術後の血糖マネジメント

手術後の禁食中には，メインの輸液に，ブドウ糖10 gに対してヒューマリン®R 1単位を目安にインスリンを混注した．同時に，ヒューマリン®Rの皮下注射によるスライディングスケールを併用した（図Ⅳ-7-1）．

術後3日目の昼食から三分粥で食事を再開し，五分粥，全粥食と食上げを行った．術後6日目には輸液とインスリンのスライディングスケールを中止した．インスリンは，スライディングスケールで用いた投与量を参考に，インスリン アスパルト1日総投与量12単位（朝4単位・昼4単位・夕4単位）固定打ちから開始した．術後9日目には，インスリン アスパルト朝6単位・昼6単位・夕6単位で食前血糖90〜120 mg/dL，食後2時間血糖140〜170 mg/dLの良好な血糖値が得られた．

4．退院に向けての治療薬の変更

手術侵襲などのストレスが軽減するのに伴い，徐々に血糖が改善したため，インスリン投与量を漸減した．術後12日目にはインスリンをすべて中止し，メトホルミン（500 mg）2錠/朝夕食後の内服を再開した．血糖マネジメントの悪化はみられず，術後15日目に退院となった．

術後1ヵ月の定期受診では，随時血糖140 mg/dL，HbA1c 7.2 %であった．ルセオグ

院内共通スライディングスケール

下記血糖値に応じてヒューマリン®R注100単位（バイアル）を皮下注射する
必ずインスリン用シリンジ（30単位/0.3 mL）を使う

血糖値（mg/dL）	Aスケール （増量スケール）	Bスケール （基本スケール）	Cスケール （減量スケール）
≦80	低血糖対応*		
81～150	—	—	—
151～200	2単位	—	—
201～250	4単位	2単位	—
251～300	6単位	4単位	2単位
301～350	8単位	6単位	4単位
351～400	10単位	8単位	6単位
401～450	12単位	10単位	8単位
≧451	ドクターコール		

- Bスケールを基本とし，A・Cスケールは主治医の判断で選択する．例えば，もとから高用量インスリンを使用している患者や肥満を伴うインスリン抵抗性患者などはAスケール，高齢者や小柄な患者，眠前血糖に対するスケール，基礎インスリンとの併用時などはCスケールを選択するなど
- スライディングスケールは漫然と使うものではなく，血糖値が安定してきたら責任インスリン方式による固定打ちに切り替える

*低血糖対応：血糖値≦80 mg/dLの場合

経口摂取可能時	経口摂取不可能時	経口摂取不可能時： 輸液ラインありの場合
①ブドウ糖10 g内服 ②内服15分後に再検査し，改善なければ，3回まで繰り返す ③それでも改善なければドクターコール	①50％ブドウ糖液20 mLを静注 ②静注15分後に再検査し，改善なければ，3回まで繰り返す ③それでも改善なければドクターコール	①5％ブドウ糖液50 mL＋50％ブドウ糖液20 mLを輸液ラインから投与 ②投与15分後に再検査し，改善なければ，3回まで繰り返す ③それでも改善なければドクターコール

図Ⅳ-7-1 ● スライディングスケール例

リフロジン（2.5 mg）1錠/朝食後を再開したところ，術後3ヵ月の定期受診では随時血糖126 mg/dL，HbA1c 6.9％となった．

◆ なぜこの薬が選ばれたのか？　他の治療選択はあったのか？

　本症例は，経口血糖降下薬による治療中に直腸癌を発症した2型糖尿病の症例である．経口血糖降下薬3剤による治療を行っていたが，血糖マネジメントは不十分であり，入院により周術期の血糖マネジメントを行った．周術期，特に術後は，外科的侵襲（ストレス）によるインスリン拮抗ホルモンの分泌亢進が生じ，血糖値が上昇する[1]．また，糖尿病患者は非糖尿病患者に比べ，手術に伴う合併症の頻度が高い[1]．その合併症予防には，周術期の十分かつ細やかな血糖マネジメントが必要となる．

　術前の血糖マネジメント目標は，表Ⅳ-7-1の通り，食前血糖140 mg/dL未満，随時血糖180 mg/dL未満，尿糖は1＋以下または尿糖排泄量が1日糖質摂取量の10％以下，尿

表Ⅳ-7-1 ● 周術期の糖尿病管理目標

1. 術前血糖コントロールの目標
尿ケトン体陰性 食前血糖 140 mg/dL 未満，随時血糖 180 mg/dL 未満 尿糖は 1 ＋以下，または尿糖排泄量が 1 日の糖質摂取量の 10 ％以下
2. 手術延期：以下のいずれかの場合
尿ケトン体陽性 空腹時血糖 200 mg/dL 以上，食後血糖 300 mg/dL 以上
3. 術前からインスリンによって血糖を管理する
速効型あるいは超速効型インスリンを主軸に
4. 手術はできるだけ午前中に計画する
5. 術当日，絶食の場合，当日のインスリン皮下注も中止
当日のインスリンは静脈内投与に統一

(日本糖尿病学会 編・著：糖尿病専門医研修ガイドブック，改訂第 9 版，診断と治療社，p.436-440，2019 より作成)

ケトン体陰性である[1]．空腹時血糖 200 mg/dL 以上，食後血糖 300 mg/dL 以上，尿ケトン体陽性のいずれかの場合には，緊急手術でなければ手術を延期し，血糖マネジメントを行う必要がある[1]（Ⅲ章-14「周術期・絶食検査時の薬剤中止と再開」参照）．

周術期は，糖尿病の病型にかかわらずインスリン治療が原則であり，本症例でも術前に入院による頻回インスリン注射を導入した．インスリン投与開始量は，通常のインスリン導入と同様に，実測体重 1 kg あたり 1 日 0.1〜0.2 単位で開始する[2]．体重 78.8 kg の本症例では，1 日 12 単位（0.15 単位/kg）より開始した．以降のインスリン調節については，責任インスリン方式を用いた（前述の Memo 参照）．必ずしも，周術期にある全症例が頻回インスリン注射を必須とするわけではなく，症例ごとに治療法は選択される．

術中は，輸液へのヒューマリン®R 混注と，速効型インスリンの皮下注射によるスライディングスケールを併用した（図Ⅳ-7-1）．周術期の厳格な血糖マネジメントの予後への影響を検討した Leuven I study では，強化インスリン療法群（目標血糖値 80〜110 mg/dL）は従来療法群（目標血糖値 180〜200 mg/dL）と比べ，集中治療室（intensive care unit：ICU）での死亡率と入院中の死亡率が低下し，術後の厳格な血糖マネジメントの重要性が示唆された[3]．一方で，NICE-SUGAR study では，強化インスリン療法群（目標血糖値 81〜108 mg/dL）の 90 日死亡率と重症低血糖の頻度が，従来療法群（目標血糖値 180 mg/dL 以下）と比較して高かった[4]．これらの結果から，術後の血糖マネジメントでは，高血糖と低血糖を起こさないよう注意しながら，できるだけ厳格にマネジメントすることが望ましく，24 時間にわたり目標血糖値として 140〜180 mg/dL が推奨されている．

手術のストレスは術後 3 日〜1 週間以降に軽減し，インスリン必要量は術後の経過とともに減少するため，低血糖に対する警戒が必要となる．術前の経口血糖降下薬に戻すのは，術後合併症がなく，食事摂取量と血糖マネジメントが安定していることを確認してからとなる．α-グルコシダーゼ阻害薬や GLP-1 受容体作動薬は，消化管運動に影響を与える可能性があり，特に腹部手術後の再開時には消化器症状を確認しながら慎重に行う．その他の薬剤にもそれぞれ注意点があるため，Ⅲ章-14「周術期・絶食検査時の薬剤中止と再開」を参照されたい．

本症例の管理上のポイント

- 全身麻酔を要する手術の周術期血糖マネジメントは，インスリン治療が原則である．
- 術前の血糖マネジメント目標は，食前血糖 140 mg/dL 未満，随時血糖 180 mg/dL 未満，尿糖 1＋以下，尿ケトン体陰性である．
- 外科的侵襲による血糖値の上昇は術後 3 日〜1 週間みられるが，その後はインスリン必要量が減少する．
- 術後のインスリン治療中の血糖マネジメント目標は 140〜180 mg/dL である．重症低血糖を起こさないように治療する．
- 経口血糖降下薬を再開するタイミングは，術後合併症のない状態で，食事摂取量と血糖値が安定していることを確認してからとする．

（松村美穂子）

文献

1) 日本糖尿病学会 編・著：糖尿病専門医研修ガイドブック 日本糖尿病学会専門医取得のための研修必携ガイド，改訂第 9 版，診断と治療社，2023
2) 日本糖尿病学会 編・著：糖尿病治療ガイド 2024，文光堂，2024
3) van den Berghe, G et al：Intensive insulin therapy in critically ill patients. N Engl J Med 345：1359-1367, 2001
4) Finfer, S et al：Intensive versus conventional glucose control in critically ill patients. N Engl J Med 360：1283-1297, 2009

8 高度肥満の合併症例

IV 症例から考える薬物療法

◆ 症例提示

▶ 57 歳，女性．職業：事務職（デスクワーク）

〈現病歴〉
　20 歳時の体重は 50 kg であった．22 歳で第 1 子妊娠をきっかけに過食となったが，妊娠糖尿病の指摘はなかった．出産後体重は元に戻らず，65〜70 kg で推移した．25 歳頃からは育児や仕事のストレスから過食が続き，3 年間で体重が 85 kg まで増加した．

　勤務先では毎年健診を受けており，50 歳時の健康診断で初めて空腹時血糖 130 mg/dL と HbA1c 7.0 % を指摘された．A 病院を受診し，2 型糖尿病と肥満症として食事・運動療法に関する指導が行われた．しかし，生活習慣の改善はなく，2 ヵ月後に血糖値と体重が減ることはなかった．メトホルミン 500 mg/日から投薬が開始され，のちにレパグリニド 1.5 mg/日が追加，メトホルミンも 2,000 mg/日に増量された．その後も血糖値および体重の改善は不十分であり，57 歳時には過去最大の HbA1c 9.1 %，体重 95 kg まで増加した．専門的な治療が必要と判断され，B 病院糖尿病専門外来を受診した．

〈現症〉
　身長 154.4 cm，体重 95.2 kg，BMI 39.9，ウエスト周囲長 110 cm，血圧 137/102 mmHg，脈拍 93/分/整．

〈B 病院初診時の検査結果〉
　血液生化学検査：AST 60 U/L，ALT 88 U/L，γ-GTP 161 U/L，BUN 17 mg/dL，クレアチニン 0.53 mg/dL，eGFR 90.0 mL/分/1.73 m^2，空腹時血糖 165 mg/dL，HbA1c 9.0 %，LDL コレステロール 101 mg/dL，HDL コレステロール 39 mg/dL，中性脂肪 209 mg/dL．
　尿定性検査：糖（＋），タンパク（－），ケトン（－）．

〈A 病院処方〉
　メトホルミン（500 mg）4 錠/朝夕食後，レパグリニド（0.5 mg）3 錠/各食直前．

〈食事内容〉
　1 日エネルギー摂取量 3,200 kcal（表Ⅳ-8-1）．

◆ 治療経過

〈B 病院での対応と治療経過〉
　管理栄養士による聴き取り調査で，間食習慣および各食事の過剰摂取が明らかとなった．1 日 1,300 kcal（炭水化物 50 %，タンパク質 25 %，脂質 25 %）の食事と間食の摂り方，30 回咀嚼法に関する食事栄養指導を行った．また，自家用車での通勤を徒歩に変更し，1 日 3,000 歩の歩数増加を指示した．

表IV-8-1 ● ある日の食事の一例（B病院受診時）

朝食 7時	昼食 12時	間食 17時	夕食 20時30分
菓子パンとご飯と鮭　大盛り	ご飯と焼きそばと野菜炒め　大盛り	醤油せんべい　2枚	定食（和食）　大盛り
900 kcal	1,200 kcal	100 kcal	1,000 kcal
	1日 3,200 kcal		

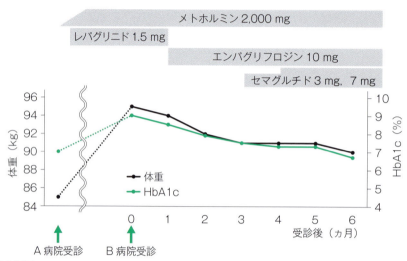

図IV-8-1 ● 臨床経過
B病院受診後に，生活習慣の見直しと，レパグリニドからエンパグリフロジンおよびセマグルチドへの治療変更を行った．体重減少とHbA1c低下を認めた．薬剤は1日あたりの投与量．

　初診から1ヵ月後はHbA1c 8.5 %，体重94.0 kg（BMI 39.4）と改善は不十分であった．そこで，レパグリニドを中止し，エンパグリフロジン（10 mg）1錠/日の投与を開始したところ，受診3ヵ月後にはHbA1c 7.5 %，体重91.0 kg（BMI 38.2）まで改善を認めた．さらなる減量と血糖値の改善を期待して，経口セマグルチド（3 mg）1錠/日を追加処方し，4ヵ月後には経口セマグルチド（7 mg）1錠/日に増量した．初診から6ヵ月後にはHbA1c 6.7 %，体重90 kg（BMI 37.8）と著明な改善を認めた（図IV-8-1）．また，AST 42 U/L，ALT 63 U/L，中性脂肪122 mg/dLと，肝機能指標と脂質の改善も認めた．

◆ なぜこの薬が選ばれたのか？　他の治療選択はあったのか？

　本症例は，高度肥満（BMI 35以上）を伴う2型糖尿病患者である．肥満を伴う糖尿病患者では，①インスリン抵抗性の改善による血糖降下作用と，②体重減少作用のいずれか一方，あるいは両方の効果を期待して薬剤を選択する．主に①の効果が期待される薬剤には，ビグアナイド薬（メトホルミン），チアゾリジン薬，グリミン薬がある．また，①②両方の特徴を併せ持つ薬剤には，SGLT2阻害薬とGLP-1受容体作動薬，GIP/GLP-1受容体作動薬がある．一方，インスリン分泌促進を主な作用機序とするスルホニル尿素（SU）薬，速効型インスリン分泌促進薬（グリニド薬），DPP-4阻害薬は，第一選択にはなりに

くい（Ⅲ章-1「肥満，インスリン抵抗性を伴う2型糖尿病」参照）．

B病院受診後は，基本治療である食事療法と運動療法の再指導に加え，上記の原則に従って糖尿病治療薬を変更した．A病院ではグリニド薬とメトホルミンが処方されていたが，このうちグリニド薬を中止し，メトホルミンを継続した．また，血糖降下作用および体重減少作用を期待し，エンパグリフロジン（SGLT2阻害薬）とセマグルチド（経口GLP-1受容体作動薬）の投与を追加した．

肥満症患者では，3％の体重減少で糖尿病・脂質異常症・高血圧などの生活習慣病が，5％の体重減少で有意な変形性膝関節症の疼痛・機能改善が期待できるとの報告がある[1]．本症例では，経口セマグルチドとエンパグリフロジンの投与で5.2 kg（5.5％）の減量が得られ，HbA1cも6.7％まで改善した．しかし，現在の治療の継続では，体重が下げ止まりになる可能性があり（いわゆる「おどり場現象」），その場合にはさらなる減量を目的とした治療強化が必要となる．経口セマグルチドは最大14 mg/日までの増量が可能である．また，強い減量作用をもつweekly製剤の（高用量）GLP-1受容体作動薬（セマグルチド（オゼンピック®，ウゴービ®））やGIP/GLP-1受容体作動薬（チルゼパチド（マンジャロ®））への変更も良い選択肢となる．

> **Memo**
>
> **ウゴービ®―持続性GLP-1受容体作動薬セマグルチド**
>
> ● 効能または効果：肥満症
>   ただし，高血圧，脂質異常症または2型糖尿病のいずれかを有し，食事療法・運動療法を行っても十分な効果が得られず，以下に該当する場合に限る．
>   ・BMIが27 kg/m² 以上であり，2つ以上の肥満に関連する健康障害*を有する
>   ・BMIが35 kg/m² 以上
>   *肥満に関連する健康障害：①耐糖能障害（2型糖尿病・耐糖能異常など），②脂質異常症，③高血圧，④高尿酸血症・痛風，⑤冠動脈疾患，⑥脳梗塞，⑦非アルコール性脂肪性肝疾患，⑧月経異常・不妊，⑨閉塞性睡眠時無呼吸症候群・肥満低換気症候群，⑩運動器疾患，⑪肥満関連腎臓病
> ● 用法および用量：通常，成人には，セマグルチド（遺伝子組換え）として0.25 mgから投与を開始し，週1回皮下注射する．その後は4週間の間隔で，週1回0.5 mg，1.0 mg，1.7 mgおよび2.4 mgの順に増量し，以降は2.4 mgを週1回皮下注射する．なお，患者の状態に応じて適宜減量する．
> ● 投与期間：最長68週

SGLT2阻害薬とGLP-1受容体作動薬は，ともに心不全による入院，心血管イベント，腎イベントを有意に減少させるとのエビデンスがある[2~4]．肥満症を合併する糖尿病では血管合併症を生じやすく，糖尿病合併症の予防および進展阻止の観点からも，SGLT2阻害薬とGLP-1受容体作動薬の積極的な選択が勧められる．一方で，SGLT2阻害薬の副作用の一つに，尿路・性器感染症がある．本症例のような高度肥満を合併する女性では，排尿後に陰部をうまく拭くことができず，尿路・性器感染症や失禁関連皮膚炎を起こす可能性があり，注意が必要である．

チアゾリジン薬もインスリン抵抗性改善作用をもつ．本症例のような肥満症を合併する

8 高度肥満の合併症例

表Ⅳ-8-2 ● 減量・代謝改善手術の適応

適応年齢：18〜65歳 6ヵ月以上の内科的治療で有意な体重減少および肥満関連健康障害の改善が得られない患者	
BMI 35 以上	・糖尿病 ・高血圧症 ・脂質異常症 ・閉塞性睡眠時無呼吸症候群 ・非アルコール性脂肪肝炎を含めた非アルコール性脂肪性肝疾患 上記のうち，1つ以上を合併しているもの
BMI 32〜34.9	・HbA1c が 8.0 ％以上の糖尿病 ・高血圧症 ・脂質異常症 ・閉塞性睡眠時無呼吸症候群 ・非アルコール性脂肪肝炎を含めた非アルコール性脂肪性肝疾患 上記のうち，2つ以上を合併しているもの

患者では，インスリン抵抗性の改善による血糖降下作用が期待される．しかし，食事・運動療法が不十分な症例では肥満や浮腫の増悪が懸念され，注意が必要である．

本症例では，レパグリニドを中止した．SU 薬およびグリニド薬は，インスリン分泌促進により体重増加や低血糖を招きうる薬剤である．低血糖を経験した患者は，恐怖感から過食や間食を繰り返し，さらなる体重増加をきたすことがある．そのため，肥満症合併の糖尿病にこれらの薬物は積極的には選択されない．

また，本症例のような高度肥満を伴う糖尿病患者には，前述の高用量セマグルチドやチルゼパチドの weekly 製剤に加え，減量・代謝改善手術の優れた有効性が知られる．BMI 32 以上で，糖尿病・肥満症専門医による治療で 6 ヵ月以内に 5 ％以上の減量が得られないか，得られても HbA1c 8.0 ％以上の場合には，減量・代謝改善手術を選択肢の一つとして検討する[1]（表Ⅳ-8-2）．

本症例の管理上のポイント

・高度肥満および肥満症を合併した糖尿病症例である．
・食事・運動療法を見直した．
・体重増加をきたしやすいグリニド薬を中止し，減量効果が期待できる SGLT2 阻害薬と GLP-1 受容体作動薬を開始した．
・生活習慣の見直しと薬物療法で改善を認めない場合には，高用量セマグルチドやチルゼパチド，減量・代謝改善手術などの治療法を考慮する．

（齋藤昌大）

文献

1) 日本肥満学会 編：肥満症診療ガイドライン 2022，ライフサイエンス出版，2022
2) Zinman, B et al：Empagliflozin, cardiovascular outcomes, and mortality in type 2 diabetes. N Engl J Med 373：2117-2128, 2015
3) EMPA-KIDNEY Collaborative Group：Empagliflozin in patients with chronic kidney disease. N Engl J Med 388：117-127, 2023
4) Marso, SP et al：Liraglutide and cardiovascular outcomes in type 2 diabetes. N Engl J Med 375：311-322, 2016

Ⅳ 症例から考える薬物療法

9 心不全の合併症例

◆ 症例提示

▶ 75歳，男性．無職．

〈現病歴〉
　60歳時，大動脈弁閉鎖不全症に対する大動脈弁置換術（生体弁）を受けた際に，随時血糖208 mg/dL，HbA1c 6.8 %から初めて2型糖尿病と診断されたが，食事制限でコントロール可能と判断された．合併する慢性心不全と慢性腎臓病には，投薬治療が開始された．以降，HbA1cは6.2～6.9 %と糖尿病は安定した経過であったが，慢性心不全に対しては薬物治療に加え下記の侵襲的な治療も受けた．
　75歳時，再度労作時息切れの増強を認め，外来受診時の血液検査でBNP 751 pg/mL，HbA1c 7.1 %，随時血糖227 mg/dLといずれも上昇していたため，慢性心不全の増悪および糖尿病の治療を目的に入院となった．

〈心疾患に対する侵襲的治療歴〉
　60歳：大動脈弁閉鎖不全症に対し大動脈弁置換術（生体弁）施行
　69歳：発作性心房細動に対しカテーテルアブレーション施行
　73歳：生体弁機能不全に対し再大動脈弁置換術（生体弁）施行
　73歳：完全房室ブロックに対し恒久的ペースメーカ植込み術施行
　73歳：狭心症（左前下行枝）に対し薬剤溶出性ステント挿入

〈入院前内服薬〉
　アスピリン（100 mg）1錠/朝食後，エナラプリル（2.5 mg）1錠/朝食後，エプレレノン（25 mg）1錠/朝食後，ビソプロロール（2.5 mg）1錠/朝食後，アゾセミド（15 mg）1錠/朝食後，ピタバスタチン（1 mg）1錠/朝食後，ワルファリン 2.5 mg/朝食後．

〈生活歴〉
　喫煙：嗜好歴なし，飲酒：機会飲酒．

〈入院時現症〉
　身長157 cm，体重56 kg，BMI 22.7，血圧116/79 mmHg，脈拍70/分，胸部聴診上心雑音認めず，Ⅲ音聴取，肺ラ音認めず，頸静脈怒張認めず，下腿に軽度圧痕性浮腫あり．

〈入院時検査結果〉
　血液生化学検査：AST 19 U/L，ALT 11 U/L，γ-GTP 13 U/L，LDLコレステロール 77 mg/dL，HDLコレステロール 33 mg/dL，中性脂肪 121 mg/dL，ヘモグロビン濃度 12.6 g/dL，BNP 751 pg/mL，クレアチニン 1.2 mg/dL，eGFR 45.3 mL/分/1.73 m^2，空腹時血糖 103 mg/dL，随時血糖 227 mg/dL，HbA1c 7.1 %，インスリン 6.0 μU/mL，HOMA-IR 1.5，HOMA-β 54 %．
　尿定性検査：タンパク（−），ケトン（−）．
　心電図検査：ペーシングリズム，心拍数70/分．
　胸部X線検査：心胸郭比60 %，軽度肺うっ血あり．

BNP：脳性ナトリウム利尿ペプチド．

◆ 治療経過

〈入院後経過〉

　入院時経胸壁心エコー図検査で左室駆出率（left ventricular ejection fraction：LVEF）25 %と低下しており，左室のびまん性壁運動低下を認めた．生体弁機能不全は認められなかった．利尿薬の増量およびドブタミン投与によりその後利尿が得られ，心不全の改善を認めた．NYHA（New York Heart Association）心機能分類Ⅲ度，低左心機能および右室ペーシングであることから，両心室ペーシングの適応と判断し，両心室ペースメーカ植込み術を施行した．

　糖尿病に対しては，心不全・高齢・慢性腎臓病・狭心症という背景を考え，ダパグリフロジン（10 mg）1錠/朝食後を開始した．第10病日以降は，空腹時血糖 110～130 mg/dL，食後2時間血糖 145～170 mg/dLと安定して推移した．体重は 56.0 kgから 51.6 kgに減少し，第16病日に退院となった．

〈退院後経過〉

　退院3ヵ月後，自覚症状はNYHA心機能分類Ⅱ度で経過した．血液検査でBNP 238 pg/dL，HbA1c 6.4 %，随時血糖 158 mg/dLと改善した．クレアチニン 1.5 mg/dLと上昇傾向を認めたため，利尿薬のアゾセミドを 60 mgから 30 mgへ減量した．また，エナラプリルを 36時間休薬後にサクビトリルバルサルタンへと切り替えた．その後，BNP 135～190 pg/mL，HbA1c 6.2～6.8 %以下で推移し，クレアチニンの上昇や体重のさらなる減少は認めず，外来で安定した治療を継続している．

◆ なぜこの薬が選ばれたのか？ 他の治療選択はあったのか？

　本症例に対する糖尿病治療選択について，循環器内科の立場から述べる．

〈選択薬〉

1．SGLT2阻害薬

　SGLT2阻害薬は，これまで2015年にEMPA-REG OUTCOME試験，2017年にCANVAS Program試験，2018年にDECLARE-TIMI 58試験の3つの大規模臨床試験の結果が報告され，心不全をはじめとする心血管イベントの抑制効果が明らかとなっている．2019年にDAPA-HF試験[1]，さらに2020年にEMPEROR-Reduced試験[2]の結果が発表され，ダパグリフロジン 10 mgおよびエンパグリフロジン 10 mgは，駆出率の低下した心不全（heart failure with reduced ejection fraction：HFrEF）において，心血管イベント抑制効果があることを明らかにした．また，これまで明らかなエビデンスがなかった駆出率の保たれた心不全（heart failure with preserved ejection fraction：HFpEF），もしくは駆出率の軽度低下した心不全（heart failure with mildly reduced ejection fraction：HFmrEF）に関して，LVEF 40 %以上の心不全患者を対象としたEMPEROR-Preserved試験[3]（2021年），およびDELIVER試験[4]（2022年）においても，SGLT2阻害薬の心血管イベント抑制効果が初めて報告された．これらの試験を受けて，海外のガイドラインではHFpEF/HFmrEFに対するダパグリフロジンとエンパグリフロジンの慢性心不全治療薬としての推奨クラスがⅠもしくはⅡaとなっている．わが国でも今後のガイドライン改訂が待たれる．

本症例はHFrEF症例であり，SGLT2阻害薬の使用によりその後のループ利尿薬を減量することができた．さらには，心不全再入院をこれまでのところ抑制している．慢性心不全患者においては，ループ利尿薬の累積投与量が多ければ多いほど生命予後が悪化することもあり，SGLT2阻害薬のQOL改善効果とともに，予後改善効果にも期待が持たれる．

〈他の治療選択〉

1．ビグアナイド薬（メトホルミン）

　2型糖尿病治療薬において，ビグアナイド薬は長く第一選択薬に位置づけられてきた．心血管イベント発症予防効果がUKPDS 34研究で報告され，また心不全患者において予後改善効果も報告されている．しかしながら，乳酸アシドーシスの発症予防のため，日本糖尿病学会の「メトホルミンの適正使用に関するRecommendation」では，高齢者（特に75歳以上），腎機能障害患者（eGFR 30～45 mL/分/1.73 m^{2}の場合は慎重投与，30 mL/分/1.73 m^{2}未満の場合は禁忌），ショック，急性うっ血性心不全，急性心筋梗塞などで，投与を避けるとしている．本症例は心不全急性期で，腎機能障害もあり，ビグアナイド薬の投与を控えた．

2．DPP-4阻害薬

　本剤は，単剤ではその作用機序から低血糖を生じにくいため，高齢者や腎機能低下例にも比較的使用しやすい．しかしながら，これまでいずれの大規模臨床試験においても，DPP-4阻害薬が心血管イベントを抑制したという報告はない．また，一部の製剤では心不全による入院が増加することが報告されている．まれではあるが，水疱性類天疱瘡の重篤な副作用の報告がある．

3．GLP-1受容体作動薬

　本剤は，血糖上昇に応じたインスリン分泌促進，グルカゴン分泌抑制，胃内容排出遅延などの多面的な作用をもち，単剤では低血糖を起こしにくい．特に血管イベント抑制の点において優越性が証明され，米国糖尿病学会（ADA）と欧州糖尿病会議（EASD）のアルゴリズムでも，動脈硬化性心血管疾患患者において早期からの使用が推奨されている．心不全については，心血管安全性試験において非劣性は証明されたが，優越性は証明されなかった．なかでも，リラグルチドは心拍数を増加させる可能性があり，心不全患者に使用する際には十分な注意が必要と考える．

4．SU薬

　欧米人と比較して，日本人糖尿病患者ではインスリン分泌の低下を特徴とする症例が多い．そのため，血糖コントロールにインスリン分泌促進薬であるスルホニル尿素（SU）薬を用いることが比較的多くなる．現在主に用いられているのは，グリクラジドあるいはグリメピリドであるが，やはり低血糖と体重増加というリスクがある点から，心不全症例に対しては使用しにくい．

5．速効型インスリン分泌促進薬（グリニド薬）

　作用時間が短く，インスリン分泌促進効果はSU薬よりも穏やかであり，体重増加も比較的少ないが，やはり低血糖のリスクがある．さらに，1日3回・各食直前という内服方法はアドヒアランスの点から使用しにくい．

6．α-グルコシダーゼ阻害薬

　食後高血糖を改善し，単剤では低血糖のリスクも低い．しかし，その作用機序ゆえの消化管副作用や，さらに1日3回・各食直前という内服方法は，アドヒアランスの点から使

用しにくい．また，心不全合併糖尿病患者への本剤の有用性を示した臨床試験は，現時点では存在しない．

7．チアゾリジン薬

インスリン抵抗性を改善し，抗動脈硬化作用を有するが，腎臓でのナトリウムの再吸収を亢進させ浮腫をきたすことから，心不全患者には禁忌である．

本症例の管理上の ポイント

- 心血管疾患と慢性心不全の既往をもつ高齢の 2 型糖尿病患者である．
- SGLT2 阻害薬は，低血糖のリスクが低く，心血管イベントと腎イベントの抑制作用を期待できる．
- SU 薬などの低血糖の誘因となる薬剤は，死亡リスクの上昇にもつながることから使用を控えるべきである．
- DPP-4 阻害薬は，低血糖などの重篤な副作用が少なく，体重増加をきたさずに血糖変動を抑制する．比較的安全に使用できるため，わが国で最も多く処方されている糖尿病治療薬である．しかしながら，これまでの大規模臨床試験で心血管イベントを抑制するというエビデンスはない．

（豊田　茂）

文献

1) McMurray, JJV et al：Dapagliflozin in patients with heart failure and reduced ejection fraction. N Engl J Med 381：1995-2008, 2019
2) Packer, M et al：Cardiovascular and renal outcomes with empagliflozin in heart failure. N Engl J Med 383：1413-1424, 2020
3) Anker, SD et al：Empagliflozin in heart failure with a preserved ejection fraction. N Engl J Med 385：1451-1461, 2021
4) Solomon, SD et al：Dapagliflozin in heart failure with mildly reduced or preserved ejection fraction. N Engl J Med 387：1089-1098, 2022

V章 付録

糖尿病治療薬一覧表

● 経口血糖降下薬

分類	一般名	商品名	剤形・含有量 (mg)
インスリン抵抗性改善系			
ビグアナイド薬	メトホルミン塩酸塩*1	グリコラン®	錠 250
		メトグルコ®	錠 250, 500
チアゾリジン薬	ピオグリタゾン塩酸塩*1	アクトス®	錠 15, 錠 30
		アクトス®OD	錠 15, 錠 30
インスリン分泌促進系			
DPP-4 阻害薬	シタグリプチンリン酸塩水和物	グラクティブ®	錠 12.5, 25, 50, 100
		ジャヌビア®	錠 12.5, 25, 50, 100
	アログリプチン安息香酸塩	ネシーナ®	錠 6.25, 12.5, 25
	サキサグリプチン水和物*1	オングリザ®	錠 2.5, 5
	リナグリプチン	トラゼンタ®	錠 5
	テネリグリプチン臭化水素酸塩水和物	テネリア®	錠 20, 40
		テネリア®OD	錠 20, 40
	ビルダグリプチン*1	エクア®	錠 50
	アナグリプチン	スイニー®	錠 100
DPP-4 阻害薬 (長時間作用型)	トレラグリプチンコハク酸塩	ザファテック®	錠 25, 50, 100
	オマリグリプチン	マリゼブ®	錠 12.5, 25
GLP-1 受容体作動薬	セマグルチド (遺伝子組換え)	リベルサス®	錠 3, 7, 14
スルホニル尿素 (SU) 薬 第一世代	グリクロピラミド	デアメリン®S	錠 250
第二世代	グリベンクラミド*1	オイグルコン®	錠 1.25, 2.5
	グリクラジド*1	グリミクロン®	錠 40
		グリミクロン®HA	錠 20
第三世代	グリメピリド*1	アマリール®	錠 0.5, 1, 3
速効型インスリン分泌促進薬 (グリニド薬)	ナテグリニド*1	スターシス®	錠 30, 90
		ファスティック®	錠 30, 90
	ミチグリニドカルシウム水和物*1	グルファスト®	錠 5, 10
		グルファスト®OD	錠 5, 10
	レパグリニド*1	レパグリニド*2	錠 0.25, 0.5
グリミン薬	イメグリミン塩酸塩	ツイミーグ®	錠 500
グルコース吸収・排泄調節系			
α-グルコシダーゼ阻害薬	ボグリボース*1 (1 型糖尿病に適応あり)	ベイスン®	錠 0.2, 0.3
		ベイスン®OD	錠 0.2, 0.3
	アカルボース*1 (1 型糖尿病に適応あり)	アカルボース*2	錠 50, 100
		アカルボース OD*2	錠 50, 100
	ミグリトール*1 (1 型糖尿病に適応あり)	セイブル®	錠 25, 50, 75
		セイブル®OD	錠 25, 50, 75

用量・用法（mg/日）	製造業者[*3]	薬価（円/錠）[*3]
500〜750（最大 750），1 日 2〜3 回 食後	日本新薬	9.8
500〜1,500（最大 2,250, 10 歳以上の小児では最大 2,000），1 日 2〜3 回 食直前または食後	住友ファーマ	10.1, 10.1
15〜30（最大 45, インスリン製剤を併用する場合は最大 30），1 日 1 回 朝食前または朝食後	武田テバ薬品	26.4, 50.6
15〜30（最大 45, インスリン製剤を併用する場合は最大 30），1 日 1 回 朝食前または朝食後	武田テバ薬品	26.4, 50.6
50（最大 100），1 日 1 回	小野薬品工業	50.4, 61.7, 113.8, 167.2
50（最大 100），1 日 1 回	MSD	50.0, 60.1, 111.5, 164.6
25（最大 25），1 日 1 回	帝人ファーマ	47.1, 87.1, 162.4
5（最大 5），1 日 1 回（2.5 mg 1 日 1 回も可）	協和キリン	53.7, 80.5
5（最大 5），1 日 1 回	日本ベーリンガーインゲルハイム	122.0
20（最大 40），1 日 1 回	田辺三菱製薬	106.3, 159.3
20（最大 40），1 日 1 回	田辺三菱製薬	106.3, 159.3
100（最大 100），1 日 2 回 朝夕（50 mg 1 日 1 回も可）	ノバルティスファーマ	60.6
200（最大 400），1 日 2 回 朝夕	三和化学研究所	35.4
100（最大 100）/週，週 1 回	帝人ファーマ	234.7, 441.5, 837.3
25（最大 25）/週，週 1 回	キッセイ薬品工業	353.5, 660.6
3〜7（最大 14），1 日 1 回	ノボ ノルディスク ファーマ	139.6, 325.7, 488.5
125〜250（最大 500），1 日 1〜2 回 朝または朝夕の食前または食後	杏林製薬	26.7
1.25〜2.5（最大 10），1 日 1〜2 回 朝または朝夕の食前または食後	太陽ファルマ	5.9, 8.7
40〜120（最大 160），1 日 1〜2 回 朝または朝夕の食前または食後	住友ファーマ	10.2
40〜120（最大 160），1 日 1〜2 回 朝または朝夕の食前または食後	住友ファーマ	8.4
0.5〜4（最大 6），1 日 1〜2 回 朝または朝夕の食前または食後	サノフィ	10.1, 11.0, 20.5
270（最大 360），1 日 3 回 食直前	アステラス製薬	10.1, 24.6
270（最大 360），1 日 3 回 食直前	EA ファーマ	10.1, 25.2
30（最大 30），1 日 3 回 食直前	キッセイ薬品工業	13.2, 23.6
30（最大 30），1 日 3 回 食直前	キッセイ薬品工業	13.2, 23.6
0.75〜1.5（最大 3），1 日 3 回 食直前	沢井製薬	8.0, 13.7
2,000（最大 2,000），1 日 2 回 朝夕	住友ファーマ	34.1
0.6（最大 0.9, 耐糖能異常における 2 型糖尿病の発症抑制の場合は 0.6），1 日 3 回 食直前	武田テバ薬品	16.0, 16.7
0.6（最大 0.9, 耐糖能異常における 2 型糖尿病の発症抑制の場合は 0.6），1 日 3 回 食直前	武田テバ薬品	16.0, 16.7
150〜300（最大 300），1 日 3 回 食直前	沢井製薬, 日医工岐阜工場	8.0〜10.8, 13.8〜19.3
150〜300（最大 300），1 日 3 回 食直前	日医工岐阜工場	8.0, 13.8
150〜225（最大 225），1 日 3 回 食直前	三和化学研究所	13.0, 22.3, 30.0
150〜225（最大 225），1 日 3 回 食直前	三和化学研究所	13.0, 22.3, 30.0

（次ページにつづく）

分類	一般名	商品名	剤形・含有量 (mg)
SGLT2 阻害薬	カナグリフロジン水和物	カナグル®	錠 100
		カナグル®OD	錠 100
	エンパグリフロジン	ジャディアンス®	錠 10, 25
	イプラグリフロジン L-プロリン（1 型糖尿病に適応あり）	スーグラ®	錠 25, 50
	ダパグリフロジンプロピレングリコール水和物（1 型糖尿病に適応あり）	フォシーガ®	錠 5, 10
	ルセオグリフロジン水和物	ルセフィ®	錠 2.5, 5
		ルセフィ®OD フィルム	フィルム 2.5
	トホグリフロジン水和物	デベルザ®	錠 20
配合薬			
DPP-4 阻害薬/ビグアナイド薬	ビルダグリプチン/メトホルミン塩酸塩	エクメット® 配合錠 LD	錠 50/250
		エクメット® 配合錠 HD	錠 50/500
	アナグリプチン/メトホルミン塩酸塩	メトアナ® 配合錠 LD	錠 100/250
		メトアナ® 配合錠 HD	錠 100/500
	アログリプチン安息香酸塩/メトホルミン塩酸塩	イニシンク® 配合錠	錠 25/500
チアゾリジン薬/ビグアナイド薬	ピオグリタゾン塩酸塩/メトホルミン塩酸塩	メタクト® 配合錠 LD	錠 15/500
		メタクト® 配合錠 HD	錠 30/500
チアゾリジン薬/スルホニル尿素(SU) 薬	ピオグリタゾン塩酸塩/グリメピリド	ソニアス® 配合錠 LD	錠 15/1
		ソニアス® 配合錠 HD	錠 30/3
DPP-4 阻害薬/チアゾリジン薬	アログリプチン安息香酸塩/ピオグリタゾン塩酸塩	リオベル® 配合錠 LD	錠 25/15
		リオベル® 配合錠 HD	錠 25/30
SGLT2 阻害薬/DPP-4 阻害薬	シタグリプチンリン酸塩水和物/イプラグリフロジン L-プロリン	スージャヌ® 配合錠	錠 50/50
	エンパグリフロジン/リナグリプチン	トラディアンス® 配合錠 AP	錠 10/5
		トラディアンス® 配合錠 BP	錠 25/5
	テネリグリプチン臭化水素酸塩水和物/カナグリフロジン水和物	カナリア® 配合錠	錠 20/100
速効型インスリン分泌促進薬（グリニド薬）/α-グルコシダーゼ阻害薬	ミチグリニドカルシウム水和物/ボグリボース	グルベス® 配合錠	錠 10/0.2
		グルベス® 配合 OD 錠	錠 10/0.2

[1] 後発医薬品（ジェネリック医薬品）が存在する薬剤．[2] 先発医薬品は販売終了し，後発医薬品のみ流通している薬剤．
*[3] 製造業者および薬価は 2024 年 11 月時点．

● GLP-1 受容体作動薬（注射製剤）

一般名	商品名	規格 (/本)
GLP-1 受容体作動薬		
リラグルチド	ビクトーザ® 皮下注 18 mg	18 mg
持続性 GLP-1 受容体作動薬		
デュラグルチド	トルリシティ® 皮下注 0.75 mg アテオス®	0.75 mg
	トルリシティ® 皮下注 1.5 mg アテオス®	1.5 mg
セマグルチド	オゼンピック® 皮下注 2 mg	2.01 mg

用量・用法（mg/日）	製造業者[*3]	薬価（円/錠）[*3]
100（最大 100），1 日 1 回 朝食前または朝食後	田辺三菱製薬	158.5
100（最大 100），1 日 1 回 朝食前または朝食後	田辺三菱製薬	158.5
10（最大 25），1 日 1 回 朝食前または朝食後	日本ベーリンガーインゲルハイム	188.9, 322.6
50（最大 100），1 日 1 回 朝食前または朝食後	アステラス製薬	113.9, 170.4
5（最大 10），1 日 1 回	アストラゼネカ	169.9, 250.7
2.5（最大 5），1 日 1 回 朝食前または朝食後	大正製薬	149.0, 220.8
2.5（最大 5），1 日 1 回 朝食前または朝食後	大正製薬	149.0
20（最大 20），1 日 1 回 朝食前または朝食後	興和	164.1
1 日 2 回 朝夕	ノバルティスファーマ	51.0
1 日 2 回 朝夕	ノバルティスファーマ	50.2
1 日 2 回 朝夕	三和化学研究所	43.6
1 日 2 回 朝夕	三和化学研究所	43.3
1 日 1 回 食直前または食後	帝人ファーマ	135.5
1 日 1 回 朝食後	武田テバ薬品	37.3
1 日 1 回 朝食後	武田テバ薬品	63.6
1 日 1 回 朝食前または朝食後	武田テバ薬品	31.4
1 日 1 回 朝食前または朝食後	武田テバ薬品	50.8
1 日 1 回 朝食前または朝食後	帝人ファーマ	139.6
1 日 1 回 朝食前または朝食後	帝人ファーマ	169.3
1 日 1 回 朝食前または朝食後	MSD	191.7
1 日 1 回 朝食前または朝食後	日本ベーリンガーインゲルハイム	241.5
1 日 1 回 朝食前または朝食後	日本ベーリンガーインゲルハイム	338.0
1 日 1 回 朝食前または朝食後	田辺三菱製薬	220.0
1 日 3 回 食直前	キッセイ薬品工業	29.0
1 日 3 回 食直前	キッセイ薬品工業	29.0

用量・用法	製造業者[*1]	薬価（円/本）[*1]
0.3〜0.9 mg（最大 1.8 mg）/日，1 日 1 回 朝または夕	ノボ ノルディスク ファーマ	8,902
0.75 mg（最大 1.5 mg）/週，週 1 回	日本イーライリリー	2,749
0.75 mg（最大 1.5 mg）/週，週 1 回	日本イーライリリー	―
0.25〜1 mg（最大 1 mg）/週，週 1 回	ノボ ノルディスク ファーマ	10,879

（次ページにつづく）

糖尿病治療薬一覧表

一般名	商品名	規格（/本）
持続性 GIP/GLP-1 受容体作動薬		
チルゼパチド	マンジャロ® 皮下注 2.5 mg アテオス®	2.5 mg
	マンジャロ® 皮下注 5 mg アテオス®	5 mg
	マンジャロ® 皮下注 7.5 mg アテオス®	7.5 mg
	マンジャロ® 皮下注 10 mg アテオス®	10 mg
	マンジャロ® 皮下注 12.5 mg アテオス®	12.5 mg
	マンジャロ® 皮下注 15 mg アテオス®	15 mg
持効型溶解インスリン/GLP-1 受容体作動薬配合注射液		
インスリン デグルデク/リラグルチド配合剤キット	ゾルトファイ® 配合注フレックスタッチ®（1 ドーズにインスリン デグルデク 1 単位およびリラグルチド 0.036 mg が含まれる）	インスリン デグルデク 300 単位, リラグルチド 10.8 mg
インスリン グラルギン/リキシセナチド配合剤キット	ソリクア® 配合注ソロスター®（1 ドーズにインスリン グラルギン 1 単位およびリキシセナチド 1 µg が含まれる）	インスリン グラルギン 300 単位, リキシセナチド 300 µg

*[1] 製造業者および薬価は 2024 年 11 月時点.

● インスリン製剤

剤形	一般名	商品名	規格
超速効型インスリン			
プレフィルド/キット製剤	インスリン アスパルト	ノボラピッド® 注フレックスペン®	300 単位/3 mL
		フィアスプ® 注フレックスタッチ®	300 単位/3 mL
		インスリン アスパルト BS 注ソロスター®NR「サノフィ」*[1]	300 単位/3 mL
	インスリン リスプロ	ヒューマログ® 注ミリオペン®	300 単位/3 mL
		ヒューマログ® 注ミリオペン®HD	300 単位/3 mL
		ルムジェブ® 注ミリオペン®	300 単位/3 mL
		ルムジェブ® 注ミリオペン®HD	300 単位/3 mL
		インスリン リスプロ BS 注ソロスター®HU「サノフィ」*[1]	300 単位/3 mL
	インスリン グルリジン	アピドラ® 注ソロスター®	300 単位/3 mL
カートリッジ製剤	インスリン アスパルト	ノボラピッド® 注ペンフィル®	300 単位/3 mL
		フィアスプ® 注ペンフィル®	300 単位/3 mL
		インスリン アスパルト BS 注カート NR「サノフィ」*[1]	300 単位/3 mL
	インスリン リスプロ	ヒューマログ® 注カート	300 単位/3 mL
		ルムジェブ® 注カート	300 単位/3 mL
		インスリン リスプロ BS 注カート HU「サノフィ」*[1]	300 単位/3 mL
	インスリン グルリジン	アピドラ® 注カート	300 単位/3 mL

用量・用法	製造業者[*1]	薬価（円/本）[*1]
2.5～5 mg（最大 15 mg）/週，週 1 回	日本イーライリリー	1,924
2.5～5 mg（最大 15 mg）/週，週 1 回	日本イーライリリー	3,848
2.5～5 mg（最大 15 mg）/週，週 1 回	日本イーライリリー	5,772
2.5～5 mg（最大 15 mg）/週，週 1 回	日本イーライリリー	7,696
2.5～5 mg（最大 15 mg）/週，週 1 回	日本イーライリリー	9,620
2.5～5 mg（最大 15 mg）/週，週 1 回	日本イーライリリー	11,544
10～50 ドーズ（最大 50 ドーズ），1 日 1 回	ノボ ノルディスク ファーマ	4,531
5～20 ドーズ（最大 20 ドーズ），1 日 1 回 朝食前	サノフィ	5,315

Ⅴ 付録

製造業者[*2]	作用発現時間	最大作用時間	作用持続時間	薬価（円/本）[*2]
ノボ ノルディスク ファーマ	10～20 分	1～3 時間	3～5 時間	1,461
ノボ ノルディスク ファーマ	ノボラピッド®注の作用発現よりも 5 分速い	1～3 時間	3～5 時間	1,646
サノフィ	10～20 分	1～3 時間	3～5 時間	1,248
日本イーライリリー	15 分未満	30 分～1.5 時間	3～5 時間	1,184
日本イーライリリー	15 分未満	30 分～1.5 時間	3～5 時間	1,184
日本イーライリリー	ヒューマログ®注の作用発現よりも 6 分速い	1～3 時間	約 4 時間	1,305
日本イーライリリー	ヒューマログ®注の作用発現よりも 6 分速い	1～3 時間	約 4 時間	1,305
サノフィ	15 分未満	30 分～1.5 時間	3～5 時間	956
サノフィ	15 分未満	30 分～1.5 時間	3～5 時間	1,521
ノボ ノルディスク ファーマ	10～20 分	1～3 時間	3～5 時間	1,007
ノボ ノルディスク ファーマ	ノボラピッド®注の作用発現よりも 5 分速い	1～3 時間	3～5 時間	1,092
サノフィ	10～20 分	1～3 時間	3～5 時間	689
日本イーライリリー	15 分未満	30 分～1.5 時間	3～5 時間	993
日本イーライリリー	ヒューマログ®注の作用発現よりも 6 分速い	1～3 時間	約 4 時間	1,115
サノフィ	15 分未満	30 分～1.5 時間	3～5 時間	449
サノフィ	15 分未満	30 分～1.5 時間	3～5 時間	1,138

（次ページにつづく）

糖尿病治療薬一覧表

剤形	一般名	商品名	規格
バイアル製剤	インスリン アスパルト	ノボラピッド®注100単位/mL	1,000単位/10 mL
		フィアスプ®注100単位/mL	1,000単位/10 mL
		インスリン アスパルト BS 注100単位/mL NR「サノフィ」*1	1,000単位/10 mL
	インスリン リスプロ	ヒューマログ®注100単位/mL	1,000単位/10 mL
		ルムジェブ®注100単位/mL	1,000単位/10 mL
		インスリン リスプロ BS 注100単位/mL HU「サノフィ」*1	1,000単位/10 mL
	インスリン グルリジン	アピドラ®注100単位/mL	1,000単位/10 mL
速効型インスリン			
プレフィルド/キット製剤	インスリン ヒト	ノボリン®R注フレックスペン®	300単位/3 mL
		ヒューマリン®R注ミリオペン®	300単位/3 mL
カートリッジ製剤	インスリン ヒト	ヒューマリン®R注カート	300単位/3 mL
バイアル製剤	インスリン ヒト	ノボリン®R注100単位/mL	1,000単位/10 mL
		ヒューマリン®R注100単位/mL	1,000単位/10 mL
持効型溶解インスリン			
プレフィルド/キット製剤	インスリン デグルデク	トレシーバ®注フレックスタッチ®	300単位/3 mL
	インスリン デテミル	レベミル®注フレックスペン®	300単位/3 mL
	インスリン グラルギン	ランタス®XR注ソロスター®	450単位/1.5 mL
		ランタス®注ソロスター®	300単位/3 mL
		インスリン グラルギン BS 注ミリオペン®「リリー」*1	300単位/3 mL
		インスリン グラルギン BS 注キット「FFP」*1	300単位/3 mL
	インスリン イコデク	アウィクリ®注フレックスタッチ®	300単位/0.43 mL 700単位/1 m L
カートリッジ製剤	インスリン デグルデク	トレシーバ®注ペンフィル®	300単位/3 mL
	インスリン デテミル	レベミル®注ペンフィル®	300単位/3 mL
	インスリン グラルギン	ランタス®注カート	300単位/3 mL
		インスリン グラルギン BS 注カート「リリー」*1	300単位/3 mL
バイアル製剤	インスリン グラルギン	ランタス®注100単位/mL	1,000単位/10 mL
中間型インスリン			
プレフィルド/キット製剤	インスリン ヒト	ノボリン®N注フレックスペン®	300単位/3 mL
		ヒューマリン®N注ミリオペン®	300単位/3 mL
カートリッジ製剤	インスリン ヒト	ヒューマリン®N注カート	300単位/3 mL
バイアル製剤	インスリン ヒト	ヒューマリン®N注100単位/mL	1,000単位/10 mL

製造業者[*2]	作用発現時間	最大作用時間	作用持続時間	薬価（円/本）[*2]
ノボ ノルディスク ファーマ	10～20 分	1～3 時間	3～5 時間	2,300
ノボ ノルディスク ファーマ	ノボラピッド®注の作用発現よりも 5 分速い	1～3 時間	3～5 時間	2,780
サノフィ	10～20 分	1～3 時間	3～5 時間	2,130
日本イーライリリー	15 分未満	30 分～1.5 時間	3～5 時間	2,300
日本イーライリリー	ヒューマログ®注の作用発現よりも 6 分速い	1～3 時間	約 4 時間	2,580
サノフィ	15 分未満	30 分～1.5 時間	3～5 時間	1,520
サノフィ	15 分未満	30 分～1.5 時間	3～5 時間	2,520
ノボ ノルディスク ファーマ	約 30 分	1～3 時間	約 8 時間	1,296
日本イーライリリー	30 分～1 時間	1～3 時間	5～7 時間	1,242
日本イーライリリー	30 分～1 時間	1～3 時間	5～7 時間	933
ノボ ノルディスク ファーマ	約 30 分	1～3 時間	約 8 時間	2,640
日本イーライリリー	30 分～1 時間	1～3 時間	5～7 時間	2,390
ノボ ノルディスク ファーマ	定常状態で作用持続	明らかなピークなし	42 時間超	1,976
ノボ ノルディスク ファーマ	約 1 時間	3～14 時間	約 24 時間	1,541
サノフィ	1～2 時間	明らかなピークなし	24 時間超	2,078
サノフィ	1～2 時間	明らかなピークなし	約 24 時間	1,189
日本イーライリリー	1～2 時間	明らかなピークなし	約 24 時間	1,095
富士フイルム富山化学	1～2 時間	明らかなピークなし	約 24 時間	1,095
ノボ ノルディスク ファーマ	定常状態で作用発現する	1 週目 12 時間 8 週目 16 時間	164 時間（約 7 日）	2,081，―
ノボ ノルディスク ファーマ	定常状態で作用持続	明らかなピークなし	42 時間超	1,438
ノボ ノルディスク ファーマ	約 1 時間	3～14 時間	約 24 時間	1,219
サノフィ	1～2 時間	明らかなピークなし	約 24 時間	961
日本イーライリリー	1～2 時間	明らかなピークなし	約 24 時間	715
サノフィ	1～2 時間	明らかなピークなし	約 24 時間	2,710
ノボ ノルディスク ファーマ	約 1.5 時間	4～12 時間	約 24 時間	1,424
日本イーライリリー	1～3 時間	8～10 時間	18～24 時間	1,320
日本イーライリリー	1～3 時間	8～10 時間	18～24 時間	975
日本イーライリリー	1～3 時間	8～10 時間	18～24 時間	2,780

（次ページにつづく）

配合/混合/二相性インスリン

剤形	一般名	商品名	規格
プレフィルド/キット製剤	インスリン デグルデク/インスリン アスパルト	ライゾデグ®配合注フレックスタッチ® 　インスリン アスパルト：30 % 　インスリン デグルデク：70 %	300 単位/3 mL
	インスリン リスプロ	ヒューマログ®ミックス 25 注ミリオペン® 　超速効型インスリン リスプロ：25 % 　中間型インスリン リスプロ：75 %	300 単位/3 mL
		ヒューマログ®ミックス 50 注ミリオペン® 　超速効型インスリン リスプロ：50 % 　中間型インスリン リスプロ：50 %	300 単位/3 mL
	インスリン アスパルト	ノボラピッド®30 ミックス注フレックスペン® 　超速効型インスリン アスパルト：30 % 　中間型インスリン アスパルト：70 %	300 単位/3 mL
		ノボラピッド®50 ミックス注フレックスペン® 　超速効型インスリン アスパルト：50 % 　中間型インスリン アスパルト：50 %	300 単位/3 mL
	インスリン ヒト	ノボリン®30R 注フレックスペン® 　速効型インスリン：30 % 　中間型インスリン：70 %	300 単位/3 mL
		ヒューマリン®3/7 注ミリオペン® 　速効型インスリン：30 % 　中間型インスリン：70 %	300 単位/3 mL
カートリッジ製剤	インスリン リスプロ	ヒューマログ®ミックス 25 注カート 　超速効型インスリン リスプロ：25 % 　中間型インスリン リスプロ：75 %	300 単位/3 mL
		ヒューマログ®ミックス 50 注カート 　超速効型インスリン リスプロ：50 % 　中間型インスリン リスプロ：50 %	300 単位/3 mL
	インスリン アスパルト	ノボラピッド®30 ミックス注ペンフィル® 　超速効型インスリン アスパルト：30 % 　中間型インスリン アスパルト：70 %	300 単位/3 mL
	インスリン ヒト	ヒューマリン®3/7 注カート 　速効型インスリン：30 % 　中間型インスリン：70 %	300 単位/3 mL
バイアル製剤	インスリン ヒト	ヒューマリン®3/7 注 100 単位/mL 　速効型インスリン：30 % 　中間型インスリン：70 %	1,000 単位/10 mL

[*1] バイオ後続品． [*2] 製造業者および薬価は 2024 年 11 月時点．

製造業者[*2]	作用発現時間	最大作用時間	作用持続時間	薬価（円/本）[*2]
ノボ ノルディスク ファーマ	10～20分	1～3時間	42時間超	1,781
日本イーライリリー	15分未満	30分～6時間	18～24時間	1,251
日本イーライリリー	15分未満	30分～4時間	18～24時間	1,218
ノボ ノルディスク ファーマ	10～20分	1～4時間	約24時間	1,542
ノボ ノルディスク ファーマ	10～20分	1～4時間	約24時間	1,516
ノボ ノルディスク ファーマ	約30分	2～8時間	約24時間	1,451
日本イーライリリー	30分～1時間	2～12時間	18～24時間	1,362
日本イーライリリー	15分未満	30分～6時間	18～24時間	1,015
日本イーライリリー	15分未満	30分～4時間	18～24時間	1,024
ノボ ノルディスク ファーマ	10～20分	1～4時間	約24時間	1,153
日本イーライリリー	30分～1時間	2～12時間	18～24時間	961
日本イーライリリー	30分～1時間	2～12時間	18～24時間	3,070

（加藤嘉奈子）

糖尿病治療薬一覧表

INDEX

欧　文

α-グルコシダーゼ阻害薬 ……………… 73
ASCVD（atherosclerotic cardiovascular disease）
　………………………………………… 63, 91
BOT（basal supported oral therapy）………… 182
CGM（continuous glucose monitoring）
　………………………………… 15, 100, 122, 168
CKD（chronic kidney disease）………… 64, 82, 142
CPI（C-peptide index：Cペプチドインデックス）
　………………………………………… 13, 110, 114
CPR（C-peptide immunoreactivity：Cペプチド免疫活性）………………………………… 13, 107
CSII（continuous subcutaneous insulin infusion）
　………………………………………… 96, 173
CVOTs（cardiovascular outcome trials）…… 63
CYP2C8 …………………………………… 46
DASC-8（Dementia Assessment Sheet for Community-based Integrated Care System 8-items）………………………………… 137
diabetic nephropathy …………………… 142
DKA（diabetic ketoacidosis）…………… 196
DKD（diabetic kidney disease）………… 82, 143
DPP-4阻害薬 ……………………………… 47
euglycemic ketoacidosis ………………… 66, 196
Fournier壊疽 ……………………………… 66
GA（glycoalbumin）……………………… 15
GDM（gestational diabetes mellitus）……… 12, 119
GIP（glucose-dependent insulinotropic polypeptide）…………………………… 7, 87

GIP/GLP-1/グルカゴン受容体トリプルアゴニスト
　……………………………………………… 94
GIP/GLP-1受容体作動薬 ………………… 87
GLP-1（glucagon-like peptide-1）………… 7, 87
GLP-1/グルカゴン受容体デュアルアゴニスト
　……………………………………………… 94
GLP-1受容体作動薬 ……………………… 78, 87
GLUT4（glucose transporter type 4）……… 5
HbA1c（hemoglobin A1c）……………… 15
HCL（hybrid closed loop）療法 ………… 175
HHS（hyperosmolar hyperglycemic state）
　………………………………………… 134, 197
HOMA-β（homeostatic model assessment of β-cell function）………………………… 13, 114
HOMA-IR（homeostatic model assessment of insulin resistance）……………………… 14, 107
II（insulinogenic index）………………… 13, 114
IPMN（intraductal papillary mucinous neoplasm）
　……………………………………………… 91
IRI（immunoreactive insulin）…………… 13, 107
isCGM（intermittently scanned continuous glucose monitoring）…………………… 100
lipohypertrophy ………………………… 101
MASH（metabolic dysfunction-associated steatohepatitis）……………………… 46, 67, 157
MASLD（metabolic dysfunction-associated steatotic liver disease）………………… 66, 157
MDI（multiple daily injection）………… 96, 173
MODY（maturity-onset diabetes of the young）
　……………………………………………… 129

250

NAFLD（non-alcoholic fatty liver disease） … 64
NASH（non-alcoholic steatohepatitis） ……… 46
OGTT（oral glucose tolerance test） …………… 9
pp-C ペプチド（postprandial C-peptide） …… 114
PPAR-γ（peroxisome proliferator-activated receptor-γ）………………………………… 43
real-time continuous glucose monitoring …… 100
SGLT1（sodium-dependent glucose transporter 1）……………………………………………… 8
SGLT2（sodium-dependent glucose transporter 2）……………………………………………… 8
SGLT2 阻害薬 ………………………………… 61
SMBG（self-monitoring of blood glucose） ………………………………… 15, 122, 173, 179
SNAC（sodium N-(8-[2-hydroxybenzoyl] amino) caprylate）…………………………… 78
Standards of Care in Diabetes ………………… 36
Standards of Care in Diabetes-2024 ………… 29
STOP-NIDDM 試験 …………………………… 74
SU（スルホニル尿素）薬 …………………… 54
treatment-induced neuropathy ……………… 213
UCPCR（urinary C-peptide-creatinine ratio） ………………………………………………… 114
1 型糖尿病 ……………………………… 9, 167, 173
1,5-AG（1,5-anhydroglucitol：1,5-アンヒドログルシトール）…………………………………… 15
2 型糖尿病の薬物療法のアルゴリズム（第 2 版） ………………………………………………… 33
4 型糖輸送担体（GLUT4）…………………… 5
75 g OGTT（75 g oral glucose tolerance test：75 g 経口ブドウ糖負荷試験）……………… 9

あ 行

暁現象 …………………………………………… 177
アディポネクチン ………………………… 6, 44
アミロイド沈着 ……………………………… 101
胃腸障害 …………………………………… 70, 90
胃腸症状 ………………………………………… 80
イメグリミン（塩酸塩）………………… 68, 115
インクレチン …………………………………… 7
インスリン ……………………………… 96, 178
インスリン イコデク ……………………… 103
インスリン依存状態 ………………………… 168
インスリン効果値（ISF）…………………… 177
インスリン注射による皮下硬結 …………… 101
インスリン抵抗性 ………………… 2, 14, 28, 106
インスリン分泌指数（II）………………… 13, 114
インスリン分泌能 …………………………… 113
インスリン分泌不全 …………………… 28, 112
ウゴービ ……………………………………… 233
運動療法 ………………………………………… 21
壊死性筋膜炎 …………………………………… 66
炎症性サイトカイン …………………………… 7

か 行

肝機能障害 ……………………………………… 75
間歇スキャン式持続グルコース測定（isCGM） ………………………………………………… 100
肝硬変 ………………………………………… 156
患者一人ひとりを中心とした全人的かつ包括的（holistic）なアプローチ ………………… 19
関節炎 …………………………………………… 50
関節痛 …………………………………………… 50
完全静脈栄養 ………………………………… 194
肝糖産生 ………………………………………… 6
冠動脈疾患 …………………………………… 151
急性肝機能障害 ……………………………… 156
急性腎障害 ……………………………………… 66
急性膵炎 …………………………………… 49, 81, 91
強化インスリン療法 ………………………… 173
虚血性心疾患 ………………………………… 152
熊本宣言 2013 ………………………………… 23
グリコアルブミン（GA）…………………… 15
グリコーゲン分解 ……………………………… 6

クリニカルイナーシア	28, 85, 185
グリニド薬	54
グルカゴン様ペプチド-1（GLP-1）	87
グルコース依存性インスリン分泌刺激ポリペプチド（GIP）	87
グルココルチコイド	162
経管栄養	194
経口 GLP-1 受容体作動薬	78
経口セマグルチド	78
経口ブドウ糖負荷試験（OGTT）	9
血糖コントロール目標	22, 24
血糖自己測定（SMBG）	15, 122, 173, 179
減量・代謝改善手術	234
抗結核薬	46
甲状腺髄様癌	91
高浸透圧高血糖状態（HHS）	134, 197
後発医薬品	184, 188
高齢者	220
高齢者糖尿病	134
——の血糖コントロール目標	25
骨折	44

さ 行

災害時	203
サルコペニア	114, 116, 134, 220
ジェネリック医薬品	184, 188
持続グルコース測定（CGM）	15, 100, 122, 168
持続皮下インスリン注入（CSII）	96, 173
シックデイ	196
シフトワーカー	92, 216
シフトワーク	52
脂肪細胞	6
脂肪肥大	101
若年発症成人型糖尿病（MODY）	129
周術期	189, 226
消化器症状	41, 70, 75, 80, 90
小児糖尿病	128

小児メタボリックシンドローム	129
食後 2 時間血清 C ペプチド（pp-C ペプチド）	114
食事療法	20
心血管疾患アウトカム試験（CVOTs）	50, 63
心腎保護作用	110
心拍数増加	91
心不全	50, 63, 151, 235
膵 α 細胞	4
膵 β 細胞	2
膵癌	91
膵管内乳頭粘液性腫瘍（IPMN）	91
水疱性類天疱瘡	49
ステロイド	162
スマートインスリンペン	97
スライディングスケール	192, 228
スルホニル尿素（SU）薬	54
成因分類	9
性器感染症	65
正常血糖ケトアシドーシス	66, 196
責任インスリン方式	227
絶食	189
セマグルチド	78
線維化	101
造影剤	194
速効型インスリン分泌促進薬	54

た 行

代謝機能障害関連脂肪肝炎（MASH）	46, 67, 157
代謝機能障害関連脂肪性肝疾患（MASLD）	66, 157
体重増加	44, 57
ダイナペニア	135
脱水	66
多発性内分泌腫瘍症 2 型	91
チアゾリジン薬	43
腸管嚢胞性気腫症	75

腸閉塞……………………………………… 75
治療惹起性神経障害……………………… 213
低血糖…………… 50, 56, 66, 70, 76, 80, 91, 100, 152
糖質・インスリン比（CIR）…………… 177
糖新生……………………………………… 6
糖毒性……………………………………… 178
糖尿病型…………………………………… 9
糖尿病合併妊娠…………………………… 119
糖尿病関連腎臓病（DKD）………… 82, 143
糖尿病性ケトアシドーシス（DKA）… 196
糖尿病性神経障害………………………… 207
糖尿病性腎症………………………… 142, 223
動脈硬化性心血管疾患（ASCVD）… 63, 91

な 行

乳酸アシドーシス…………………… 40, 197
尿中Cペプチド・クレアチニン比（UCPCR）
　……………………………………… 114
尿路感染症………………………………… 65
妊娠糖尿病（GDM）………………… 12, 119
認知症……………………………………… 220
認知・生活機能質問票（DASC-8）…… 137

は 行

バイオ後続品………………………… 184, 188
バイオシミラー……………………… 184, 188
配合注射薬………………………………… 83
配合薬……………………………………… 83
非アルコール性脂肪肝炎（MASH）…… 46
非アルコール性脂肪性肝疾患（NAFLD）… 64
ビグアナイド薬…………………………… 38
ビタミンB_{12}低下症…………………… 41
肥満…………………………………… 106, 231
肥満症……………………………………… 107
病期分類…………………………………… 12
病態分類…………………………………… 12

頻回インスリン注射（MDI）……… 96, 173
服薬アドヒアランス………………… 84, 216
浮腫………………………………………… 44
フレイル……………………………… 114, 134
プレコンセプションケア………………… 123
ヘモグロビンA1c（HbA1c）…………… 15
ペルオキシソーム増殖因子活性化受容体γ
　（PPAR-γ）…………………………… 43
膀胱癌……………………………………… 45
母体の血糖コントロール目標…………… 124
ポリファーマシー………………… 52, 84, 184

ま 行

慢性肝炎…………………………………… 156
慢性腎臓病（CKD）……………… 64, 82, 142
メタボリックシンドローム……………… 107
免疫反応性インスリン（IRI）……… 13, 107

や 行

やせ（非肥満）…………………………… 112
遊離脂肪酸………………………………… 7

ら 行

リアルタイム持続グルコース測定（リアルタイム
　CGM）………………………………… 100
　──を併用したインスリンポンプ療法… 102
リファンピシン…………………………… 46
レプチン…………………………………… 7
老年症候群………………………………… 134

検印省略

徹底解説！
糖尿病治療薬 選び方・使い方
患者に応じた処方のポイント

定価（本体5,000円＋税）

2021年2月5日	第1版 第1刷発行
2025年2月2日	第2版 第1刷発行

編集者	麻生 好正・薄井 勲
発行者	浅井 麻紀
発行所	株式会社 文光堂
	〒113-0033　東京都文京区本郷7-2-7
	TEL（03）3813-5478（営業）
	（03）3813-5411（編集）

©麻生好正・薄井 勲, 2025　　　印刷・製本：三報社印刷

ISBN978-4-8306-6201-0　　　Printed in Japan

・本書の複製権，翻訳権・翻案権，上映権，譲渡権，公衆送信権（送信可能化権を含む），二次的著作物の利用に関する原著作者の権利は，株式会社文光堂が保有します．
・本書を無断で複製する行為（コピー，スキャン，デジタルデータ化など）は，私的使用のための複製など著作権法上の限られた例外を除き禁じられています．大学，病院，企業などにおいて，業務上使用する目的で上記の行為を行うことは，使用範囲が内部に限られるものであっても私的使用には該当せず，違法です．また私的使用に該当する場合であっても，代行業者等の第三者に依頼して上記の行為を行うことは違法となります．
・JCOPY〈出版者著作権管理機構 委託出版物〉
　本書を複製される場合は，そのつど事前に出版者著作権管理機構（電話03-5244-5088, FAX 03-5244-5089, e-mail: info@jcopy.or.jp）の許諾を得てください．